Gynäkologisch-operative Anatomie

Ein Atlas

Gynäkologisch-operative Anatomie

Einfache und erweiterte Hysterektomie
Ein Atlas

Anhang
Die Radioisotopen-Radikaloperation

Von

PROFESSOR DR. EDUARD GITSCH

Vorstand der I. Universitäts-Frauenklinik, Wien

und

PROFESSOR DR. ADOLF HANS PALMRICH

Oberarzt der I. Universitäts-Frauenklinik, Wien

Bildteil von **DR. HANS LANG** †, Innsbruck
mit 200, z. T. mehrfarbigen Abbildungen

mit Geleitworten von

PROFESSOR DR. H. HUSSLEIN

Vorstand der II. Universitäts-Frauenklinik, Wien

PROFESSOR DR. I. AMREICH

emer. Vorstand der I. u. II. Universitäts-Frauenklinik, Wien

WALTER DE GRUYTER · BERLIN · NEW YORK · 1972

ISBN 3 11 003480 8

Printed in Germany – Satz und Druck: H. Heenemann KG, Berlin

Geleitwort

Der vorliegende Atlas „Gynäkologisch-operative Anatomie“ schließt eine immer spürbar gewesene Lücke zwischen anatomischen Lehrbüchern und den Darstellungen gynäkologischer Operationen. Die durch Zug insbesondere bei der vaginalen Operation entstandenen Veränderungen in der topographischen Anatomie finden naturgemäß in den anatomischen Atlanten keine Berücksichtigung, wie auch in den meisten gynäkologischen Operationslehren — ausgenommen vielleicht die von Amreich und Martius — auf die veränderten anatomischen Details zu wenig Bedacht genommen wird. Nur wer sich mit der Anatomie des kleinen Beckens in besonderem Maße beschäftigt hat und gleichzeitig über ausreichende Erfahrung als Operateur insbesondere beim vaginalen Vorgehen verfügt, wird in der Lage sein, die entsprechenden, beim Operieren veränderten anatomischen Details darzustellen.

Den beiden Autoren Gitsch und Palmrich ist diese Darstellung in Wort und Bild hervorragend gelungen.

Dieser Atlas stellt keine Konkurrenzierung bereits bestehender Operationslehren dar, er ist vielmehr eine wertvolle Ergänzung und hilft insbesondere den jungen Operateuren, sich anatomisch zurechtzufinden. Es wäre zu wünschen, daß er durch seine minutiöse Darstellung besonders der vaginalen Hysterektomie dazu beiträgt, bei den Gynäkologen die Freude am vaginalen Operieren zu verstärken.

Bei der Darstellung der Wertheimschen Radikaloperation ist mit Recht der Anteil der Wiener gynäkologischen Schule an der Weiterentwicklung der Original-Wertheimmethode hervorgehoben worden. So wertvoll die Beiträge amerikanischer Autoren sind, so hat doch Latzko in Wien die ersten Schritte zur Weiterentwicklung unternommen. Es ist auch bei dieser Operation zu wünschen, daß dieser Atlas mit seiner detaillierten Darstellung den operierenden Gynäkologen vor Augen führt, wie diese Operation ausgeführt werden muß, damit sie den Ausdruck „Radikaloperation“ verdient und den Anforderungen bei der Behandlung des Zervix-Karzinoms entspricht.

H. Husslein

Zum Geleit

Für die großen, das ganze Genitalorgan entfernenden Operationen im kleinen Becken ist besonders die Struktur des Beckenbindegewebes, das zwischen den Beckenorganen und der muskulös-knöchernen Beckenwand eingelagert ist, von entscheidender Wichtigkeit. Denn in diesem Gewebe liegen sowohl die lymphatischen Ausbreitungswege des Kollumkarzinoms wie auch Arterien und Venen der Beckenorgane, und als besonders wichtiges Organ, der Harnleiter, dessen Schonung auf jeden Fall mit allen Mitteln und unter Erschöpfung aller Möglichkeiten anzustreben ist. Denn seine Verletzung trübt die Heilungsaussichten in hohem Maße. Zu diesem Zwecke muß man den Ureter freipräparieren und oft weit aus dem Operationsfeld abschieben. Dabei entstehen aber verhältnismäßig oft schwere Schädigungen bis zur Nekrose dieses wichtigen Gebildes. Das Beckenbindegewebe muß aus Sicherheitsgründen bei der Karzinomoperation möglichst radikal ausgeschnitten werden, weil damit die Heilungsaussichten des Karzinoms sich eindeutig und entscheidend bessern.

Am Beckenbindegewebe kann man sehr deutlich zweierlei Arten unterscheiden: 1. das straffe Bindegewebe, das die Verbindung von Beckenwandfaszie und Beckenwandhauptgefäßen darstellt und sich seitlich am Collum uteri und dem Scheidengewölbe ansetzt. Dieses straffe Bindegewebe heißt in der Anatomie Ligamentum transversum colli, in der chirurgischen Anatomie des Beckens führt es den Namen Ligamentum (cardinale) Mackenrodt. Es entspringt von der Seite des Collum uteri und des Scheidengewölbes jederseits und zieht nach hinten und außen zur Beckenwand rechts und links im Bereich des Foramen gluteum superius. Auf diese Weise werden Collum uteri und Scheidengewölbe sehr sicher und doch in einem gewissen Spielraum beweglich durch diese Gefäß-, Bindegewebs-, Fettbalken an ihren lateralen Seiten aufgehängt und darüber hinaus noch durch den Levator ani bei Überschreitung des normalen Maßes ihrer Exkursionen unterstützt und getragen. Dies bedeutet nichts anderes als eine Beschränkung der Exkursion des Genitales auf ein Maß, das die Elastizität des Ligamentum transversum colli (Ligamentum cardinale) nicht gefährdet. Nahe am Ansatz des Ligamentum transversum colli am Hals der Gebärmutter und Scheidengewölbe rechts und links zweigt der sagittale Blasenpfeiler nach vorne zur Blasenfaszie ab; nach hinten zieht sich beiderseits, an die Beckenwandfaszie anschließend und den Douglas'schen Raum zwingenartig subperitoneal umgreifend, der sagittale Rektumpfeiler. Das Genitale ist also gegen Dislokationen bestens gesichert und sorgt außerdem durch sagittale Ausstrahlung nach vorne zur Blase und nach hinten zum Rektum für deren Verbleib in natürlicher Lage und Höhe im Becken. 2. Das lockere Bindegewebe sorgt für die Verbindung der aneinanderliegenden Flächen von Blase und vorderer Zervix- und Vaginalwand, während zugleich auch deren nötige Verschieblichkeit gegeneinander durch die Lockerheit und Elastizität dieses Bindegewebes garantiert ist. Dieses lockere Bindegewebe kann bei richtiger Präparation auch durch großen Spateldruck entzweigetrennt werden. Auch das Verschieben des Ureters zur Gewinnung von möglichst viel Parametrium für die Exzision bei der Karzinomoperation ist mit bloßem Tupferdruck ausführbar. — Für die Gesunderhaltung des Ureters muß vor allem seine Adventitia unverletzt bleiben. Denn in diesem Bindegewebsüberzug des Ureters liegen Anastomosen all der vielen kleinen und kleinsten Gefäßchen, die der Ureter während seines Verlaufs von der Niere zur Blase erhält. Die Intakterhaltung der Ureterhülle ist das Wichtigste! Viel weniger schadet es, wenn eines der vielen Zweigchen von der Renalis, Spermatica, Iliaca communis, Hypogastrica bzw. Uterina, Vesicalis caudalis nicht erhalten bleibt. — Die Versorgung des Genitales durch die spermatikalen Gefäße ist einfach, weil diese zuerst in einem Strang (Ligamentum infundibulo-pelvicum) zusammengeschlossen liegen und dann im lokkeren Bindegewebe der Mesosalpinx verlaufen. Dort sind sie leicht auffindbar und ohne große Anstrengung zu unterbinden. In den meisten Fällen wird aber das Ligamentum infundibulo-pelvicum unterbunden.

Der Gefäßbindegewebsbalken (Ligamentum transversum colli, i. e. Ligamentum cardinale) muß immer scharf durchtrennt werden, weil es sich hierbei um ein straffes areoläres Bindegewebe handelt, das eine sehr große Zugfestigkeit besitzt. In den Lücken und Höhlen dieses Bindegewebes liegen Blut- und Lymphgefäße des Genitales mit dem sie umgebenden Fett. Den Ort, wo die Durchschneidung dieses Gefäßleitstranges vorgenommen werden soll, findet man leicht, wenn man das lockere spinnetzartige Bindegewebe vor und hinter dem utero-vaginalen Gefäßleitbalken aufsucht und einfach mit dem Stieltupfer eng an den straffen Bindegewebsstrang andrückt. Dabei reißt das zarte Gewebe ohne fühlbare Anstrengung an jeder beliebigen Stelle durch. — Man kann auch die Beckenwandgefäße (einschl. Glut. c.), aus denen die Gefäße für Uterus und Vagina entspringen, ganz leicht mitexstirpieren und am Operationspräparat belassen. Die genaue Kenntnis der Gewebsanatomie erleichtert und sichert also, wie man aus diesem Beispiel sieht, sehr wohl das operative Vorgehen bedeutend und gibt eine präzise Vorstellung über die Radikalität der Operation. Dies ist für den Vergleich der operativen Erfolge eine wichtige Prämisse. Außerdem kann man bei diesem anatomischen Vorgehen die Nachbarorgane am besten schonen und ihre Blutversorgung am sichersten intakt halten. Also einerseits besondere Radikalität der Operation, andererseits sicherer Schutz der syntopen Organe sind der Vorteil des anatomischen Vorgehens.

Gerade die im kleinen Becken liegenden Organe: Rektum, Genitale und Blase, müssen ihr Volumen bzw. ihren Füllungszustand oft und wesentlich verändern können. Deshalb weist das sog. lockere Bindegewebe, das zwischen den festeren Bindegewebssträngen liegt, eine besondere Bauart auf. Das lokkere und spinnwebig aussehende Bindegewebe bildet dabei die Hülle von Fettpolstern und -ballen, welche vor allem als Flüssigkeitsspeicher dienen. Wenn sich ein Nachbarorgan an dieses bindegewebig verpackte Baufett anlegt und gegen dasselbe preßt, dann entleeren sich die bindegewebigen Hüllen des Fettes ihrer Flüssigkeitsdepots, und die hochelastischen Druckfettballen erlauben und erleichtern eine lückenlose Anlagerung und formale Anpassung der gefüllten Nachbarorgane. Nach Aufhören der deformierenden Kräfte kehren Druckfett und ihre spinngewebigen Hüllen infolge ihrer Elastizität rasch und leicht wieder in ihre Ursprungsform und -länge zurück. Während ihrer Dehnungsphase erlangt dieser Anpassungsapparat beträchtliche formale Änderungen, die auch eine wesentliche Verschieblichkeit der Bekkenorgane gegeneinander möglich machen. Die geschilderte Konstruktion hat das lockere Bindegewebe und Baufett vor allem in der Fossa paravesicalis. Im besonderen besitzt das innere Genitale eine vorzügliche Beweglichkeit, was bei der vaginalen und abdominalen Hysterektomie in Erscheinung tritt. Die topographischen Veränderungen durch Zug nach oben oder unten wurden von den Autoren zur Grundlage ihrer Ausführungen und Illustrationen gemacht. Damit ist es ihnen gelungen, eine Brücke von der Anatomie zur Operationslehre zu bauen. Durch die Kenntnis der veränderten Topographie wird dem Operateur die Vermeidung von Präparierfehlern wesentlich erleichtert.

Es ist mir eine besondere Freude, daß die beiden Autoren, die seinerzeit als meine Schüler an der I. und II. Univ.-Frauenklinik tätig waren, meine operative Arbeitsrichtung fortsetzen und die Operationslehre auf einer anatomischen Grundlage aufbauen. Ihr nutzbringendes Bemühen wurde durch die hervorragende Darstellungskunst des Herrn Dr. Lang bestens realisiert.

Auch von der Möglichkeit, die Resultate der Operation durch Zusatzmaßnahmen zu verbessern, machen die Autoren dieses schönen und wertvollen Buches Gebrauch. Die Dokumentierung des Effektes der Lymphonodektomie ist mit Hilfe des Typ I der Radioisotopen-Radikaloperation (radioaktives Goldkolloid) zu erbringen. Durch s. c. Injektion von radioaktivem Goldkolloid können übersehene Karzinom enthaltende Lymphknoten gefunden und entfernt werden. Ob der Typ II (radioaktiver Phosphor) noch bessere Erfolge wird erbringen können, muß erst die Zukunft ergeben. Diese neue Idee der Autoren gibt also eine weitere Möglichkeit, die Wirksamkeit (Radikalität) der Operation zu verbessern. Ich halte dies für einen wichtigen Fortschritt, welchen die Autoren dieses Buches hier erstmalig ausführlich darstellen.

I. Amreich

Vorwort

Die operative Anatomie schließt eine Lücke zwischen der topographischen Anatomie und der Operationslehre. In der Gynäkologie gibt es nur wenige ausführliche Werke dieser Art: so den Atlas von TANDLER-HALBAN „Die Topographie des Ureters (Mit besonderer Berücksichtigung der pathologischen Zustände und der gynäkologischen Operationen)", „Der gynäkologische Operationskursus" von W. LIEPMANN sowie die vergriffene „Gynäkologische Operationslehre" von PEHAM—AMREICH. Dieses Standardwerk ist zwar, wie der Titel sagt, eine Operationslehre, enthält aber sehr viel operative Anatomie. Außerdem ist das in vielen Auflagen erschienene Lehrbuch „Die gynäkologischen Operationen und ihre topographischen Grundlagen" von H. MARTIUS zu erwähnen. Die letzte Auflage wurde von H. HUSSLEIN neu überarbeitet.

Wir haben Operationslehren, Atlanten und einschlägige Publikationen, die uns viele Anregungen gaben, sowie Lehrbücher der topographischen Anatomie besonders berücksichtigt. Sie sind im Schrifttum angegeben. Von einer vollständigen Bibliographie wurde Abstand genommen.

Wir trachteten, AMREICHS Werk fortzusetzen und die topographischen Veränderungen des hoch- und tiefgezogenen Genitales bei den einzelnen Operationsschritten sowie die feinere Anatomie zu schildern, wobei auch die modernen Operationsmethoden berücksichtigt wurden. Die Beschreibung und Illustration der durch die Operationsakte veränderten topographischen Anatomie soll die einzelnen technischen Schritte — wie sie in den Operationslehren dargestellt sind — besser verständlich machen.

Der Atlas soll nicht zuletzt eine Hilfe für den Operationszögling und somit eine Grundlage für Operationskurse sein.

Unser besonderer Dank gebührt Herrn Dr. Hans LANG, der Anatom und ein Schüler WEIBELS ist. Seine hervorragende bildliche Darstellungskunst, sein Einfühlungsvermögen und eigene schöpferische Arbeit waren Voraussetzung für das Zustandekommen des Werkes.

Im übrigen haben wir in erster Linie unseren Lehrern zu danken. Wenn wir nun deren Namen anführen, streifen wir auch kurz die historische Entwicklung, auf der unsere Arbeit aufgebaut ist.

An der Spitze steht I. AMREICH, bei dem beide Autoren an der I. bzw. II. Universitäts-Frauenklinik tätig waren. Er hat — wie es LATZKO bei der abdominalen Radikaloperation tat — die vaginale anatomisch feiner strukturiert und dadurch ihre Erweiterung ermöglicht. Ihm sind wir selbst persönlich zu besonderem Dank verpflichtet, da er mit Kritik und Rat die Verbesserung und Vollendung unserer Arbeit förderte.

T. ANTOINE setzte nach WEIBEL und WERNER die Tradition der Wertheimschule fort und ermöglichte die Modifikation der Wertheimoperation durch die Mesureterpräparationsmethode. G. HALTER, L. KRAUL, S. TAPFER und E. NAVRATIL führten das Erbe der Schauta- bzw. Schauta-Amreichtechnik fort. Die Vorstände der II. Universitäts-Frauenklinik, H. ZACHERL und H. HUSSLEIN, förderten die Wiedereinführung der erweiterten Radikaloperation nach LATZKO und deren Modifikation. Die Verfahren von MEIGS und seiner Schule sowie die von OKABAYASHI mit ihren Varianten lernten wir aus eigener Anschauung kennen.

Den Herren H. JANISCH und R. ULM haben wir für ihre Hilfe bei technischen, histologischen und fotografischen Arbeiten zu danken.

Herr A. GISEL, Dozent am Anatomischen Institut der Universität Wien, war unser Berater in allen anatomischen Fragen, wofür wir ihm herzlich danken.

Frau E. v. ZALLINGER hat den Text, besonders aber das Schrifttumsverzeichnis sorgfältig korrigiert.

Der Verlag Walter de GRUYTER & Co. hat unsere Arbeit in lebendiger Anteilnahme und mit großem Entgegenkommen gefördert. Dafür und für die gediegene Ausstattung des Atlasses möchten wir dem Verlag an dieser Stelle unseren besten Dank aussprechen.

E. GITSCH
A. H. PALMRICH

INHALTSÜBERSICHT

Einleitung

Die operative Anatomie der vaginalen und abdominalen einfachen und erweiterten Hysterektomie ist keine topographische Anatomie des normalen Situs, sondern eine Anatomie des nach oben oder unten bzw. seitlich verzogenen normalen oder pathologisch veränderten Genitales. Durch diese Verziehungen entstehen weitgehende Veränderungen des natürlichen Situs. So ist ein Abweichen von der Norm (Abb. 1) bei der vaginalen Operationstechnik (Abb. 2) ebenso zu finden wie bei der abdominalen (Abb. 3), allerdings in entgegengesetzter Richtung. Bei einem Vergleich des topographischen Situs bei transvaginalem Zug am Uterus (Abb. 2) gegenüber dem kranialen bei der Laparotomie (Abb. 3) wird der Unterschied zwischen diesen beiden Extremlagen noch augenscheinlicher.

Der Zweck der folgenden Ausführungen ist, das Studium der durch die zwei divergenten Operationswege geänderten Topographie des inneren Genitales und seines Band-, Halte- und Stützapparates zu dokumentieren und dadurch ein besseres Verstehen des Operationsganges zu ermöglichen. Die operationsbedingten Änderungen des Genitalsitus wurden während der Operation an der Lebenden und an frischen Leichen studiert, fotografiert und gezeichnet. Weiters wurden frische Kadaverpräparate während der verschiedenen Operationsphasen bei abgestufter Zugkraft zunächst gehärtet und später in verschiedenen Richtungen geschnitten. Die Zeichnungen wurden nach den Präparaten und deren Fotos oder während des Operationsaktes am Genitale in situ angefertigt. Wird

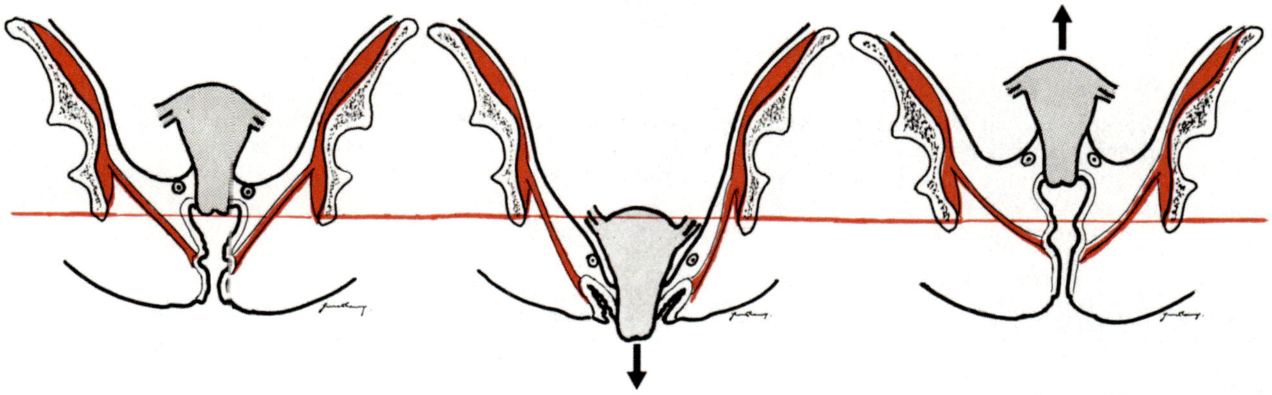

Abb 1
Uterus in situ

Abb. 2
Zug an der Portio (bei vaginaler Operation)

Abb. 3
Zug am Uteruskorpus (bei abdominaler Operation)

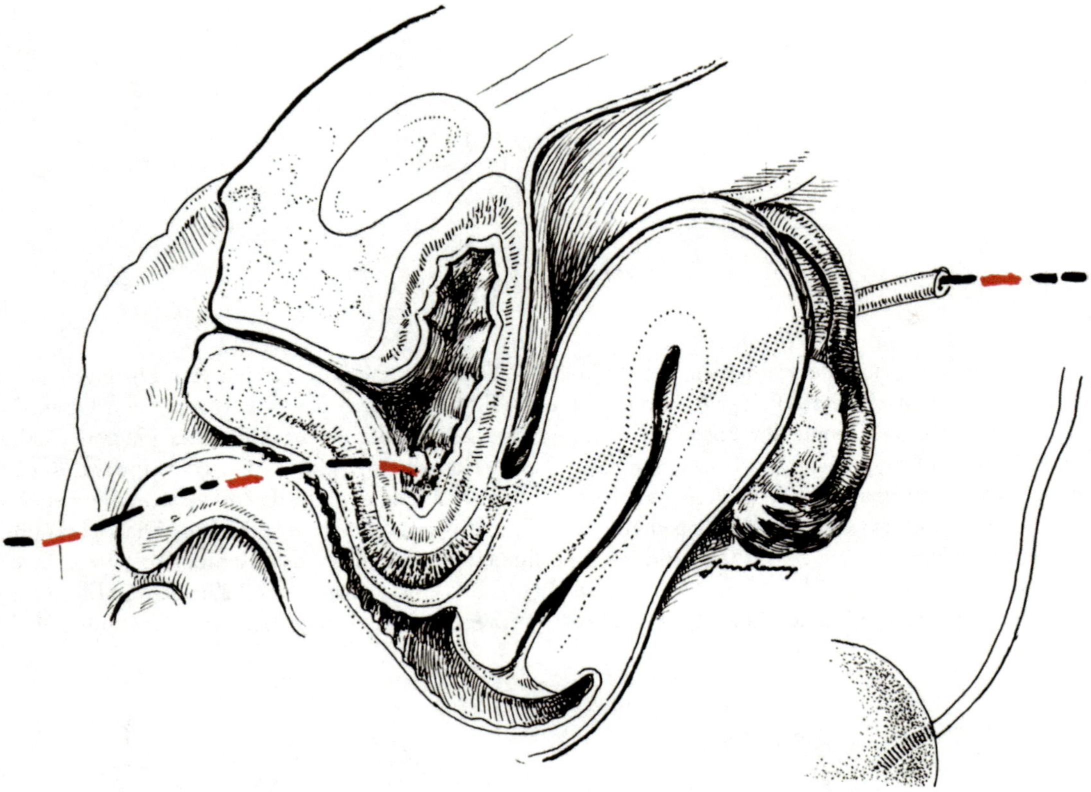

Abb. 4
Normaler Situs mit Ureter und eingeführtem Ureterenkatheter. Rechts unten Ureterverlauf mit leichter beckenwandwärts gerichteter Konvexität. Die beschriebene Krümmung ist im Sagittalschnitt unterhalb der Excavatio vesicouterina strichliert angedeutet

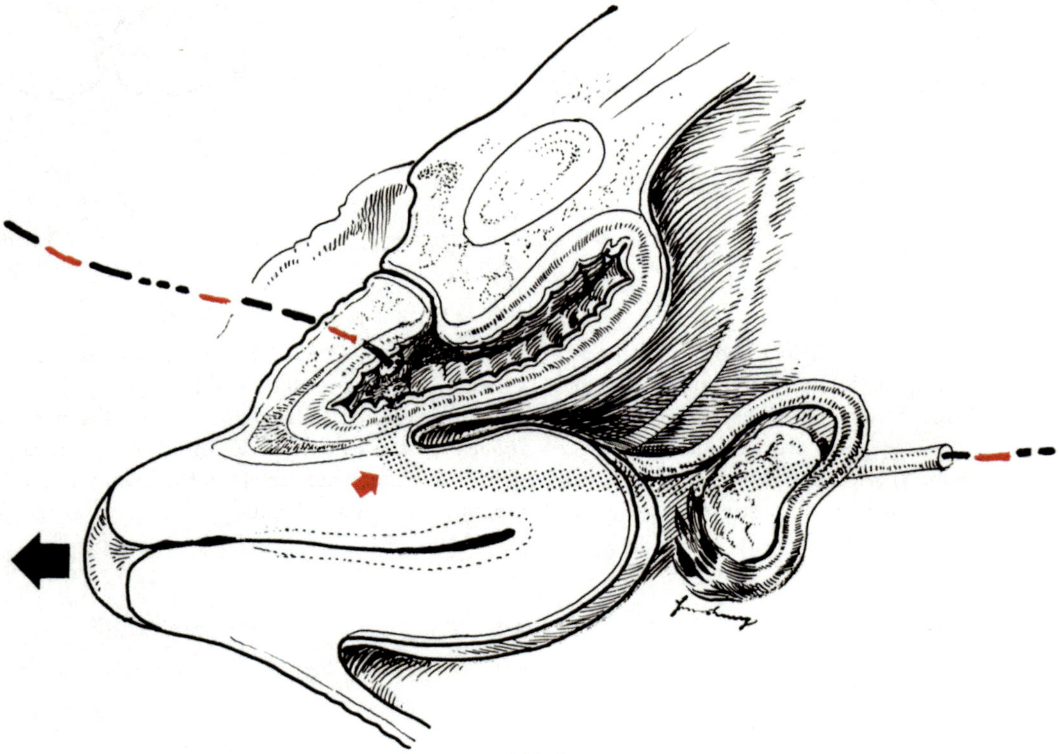

Abb. 5
Dislokation des Harnleiters bei starkem Zug an der Portio und Ausbildung des Ureterknies (kleiner Pfeil)

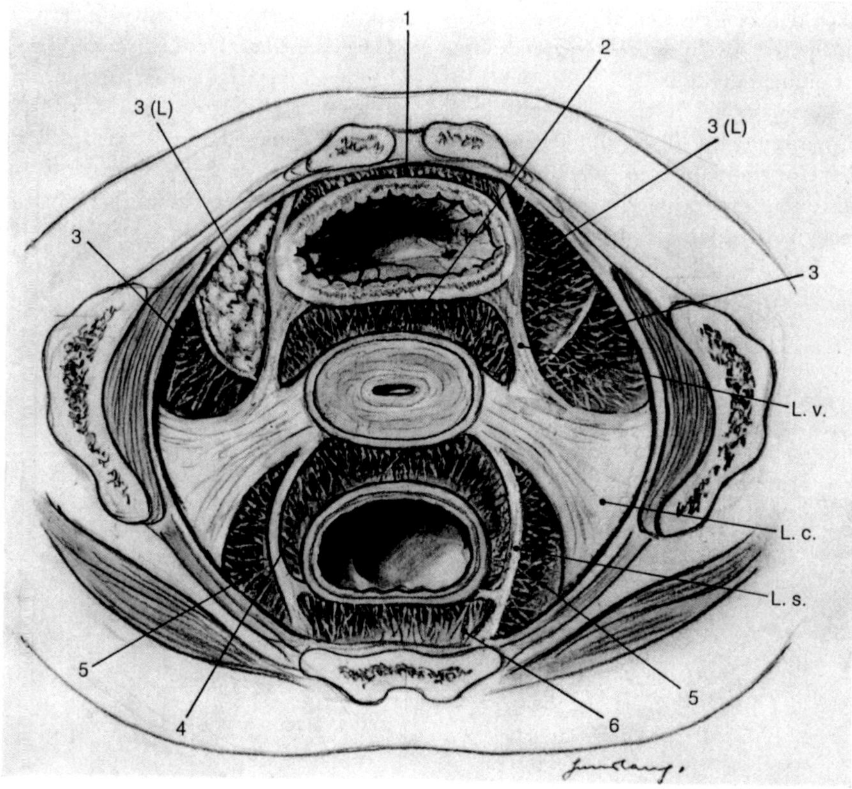

Abb. 6
Die Membran, die die Fossa Latzko nach hinten begrenzt, entspricht dem zarten Bindegewebsblatt des Ligamentum rotundum (Lig. teres uteri)

1 Spatium praevesicale
2 Spatium vesicocervicale
3 Spatium paravesicale
3 L. „Latzko'sche Grube"
4 Spatium rectovaginale
5 Spatium pararectale
6 Spatium retrorectale
L. v. Ligamentum vesciouterinum
L. c. Ligamentum cardinale (Lig. Transversum)
L. s. Ligamentum sacrouterinum (Sul)

an der Leiche in den Ureter ein Katheter eingeführt, dann läßt sich durch abwechselnden Zug an der Portio in vaginaler und am Uterusfundus in kranialer Richtung die Dislokation des Harnleiters am besten demonstrieren (Abb. 4 u. 5). Ähnliches gilt auch für den Band- und Halteapparat des inneren Genitales. Die Lageveränderungen der verschiedenen Organe werden in den einzelnen Kapiteln illustriert.

Da die folgenden Ausführungen somit in erster Linie anatomische Studien repräsentieren, sind sie primär nicht als Operationslehre aufzufassen. Trotzdem sind die wichtigsten Schritte der verschiedenen bekannten Operationsmethoden (z. B. FREUND, CLARK, WERTHEIM, SCHUCHARDT, SCHAUTA, LATZKO und SCHIFFMANN, AMREICH, OKABAYASHI, STOECKEL, HEANEY, MEIGS u. a.) vom topographisch-anatomischen Standpunkt zum Teil berücksichtigt. Zur Straffung des Textes werden wir uns jedoch bei Beschreibung operativ-technischer Schritte vorwiegend auf jene Abschnitte beschränken, in denen die veränderte Anatomie im Vordergrund steht. Das Fundament der vaginalen Operationsanatomie danken wir vor allem AMREICH, dem emeritierten Vorstand beider Wiener Universitäts-Frauenkliniken. Des weiteren wurden Werke und Arbeiten anderer Autoren berücksichtigt (s. Schrifttum).

Der Stoff ist in vier Hauptabschnitte gegliedert: die vaginale und einfache abdominale Hysterektomie sowie die vaginale und erweiterte abdominale Hysterektomie (Radikaloperation des Kollumkarzinoms). Gefahren und Fehler der Präparation sind im Text der einzelnen Kapitel eingebaut, im besonderen werden sie jedoch am Ende der Operationsphase in eigenen Absätzen gesondert besprochen. In Unterabschnitten, die den einzelnen Hauptkapiteln angefügt sind, werden die verschiedenen, durch Erkrankungen bedingten Operationsvarianten beschrieben.

Vor Beginn der einzelnen Kapitel wären noch einige Worte zur blutungsarmen Schichtenpräparation zu sagen: Zwischen den Adventitien aller beweglichen Organe des kleinen Beckens findet sich zartes, spinnwebeartiges, fast immer gefäßloses Bindegewebe. Es gestattet Bewegungen sowie verschiedene Füllungs- und Ausdehnungszustände der Blase, des Darmes, der Vagina und der Ureteren (Abb. 6). Voraussetzung der richtigen Schichtenpräparation ist es, nur dieses zarte Bindegewebe, meist scharf, zu durchtrennen. Die Fasern müssen dabei mit Pinzette oder Spatel gespannt werden. Dadurch lassen sie sich auf einige Millimeter straffen, so daß eine blutungsarme Präparation möglich ist.

Zur Nomenklatur sei gesagt, daß wir im allgemeinen die dem Kliniker geläufigen Bezeichnungen verwendeten, die anatomischen aber in Klammern anführten.

Vaginale Hysterektomie

Durch den Zug an der Portio wird das Paragewebe — Parametrium und Parakolpium — mit heruntergezogen und verformt. Die herabgezogene Scheidenwand bildet einen Kegelmantel um die Zervix und drückt seitlich das Parametrium und Parakolpium (Abb. 7—10), vorne die Blase und hinten den Douglas sowie das Rektum an den Uterus an (Abb. 11). Verstärkt werden dieser Druck, der Zug und die Verformung durch die eingesetzten Spatel (Abb. 12). Komplizierter noch wird die Veränderung des Situs in den folgenden Operationssituationen, wenn Verbindungen einzelner Organe schon durchtrennt, andere aber noch erhalten sind — wenn also z. B. die Blase schon abpräpariert ist und dadurch nach oben rückt, die Parakolpien und Parametrien aber noch nicht durchtrennt sind. Die Abbildungen 7—10 zeigen, wie sich das Paragewebe — innen das Parametrium, außen das Parakolpium — rinnen- oder schalenförmig (bei graduell gesteigertem Zug) um die Zervix legt. Wie die Markierungen veranschaulichen, ist also das, was bei den sogenannten Parametriumumstechungen ligiert wird, vorwiegend Parakolpium. Damit erklärt sich auch die Tatsache, daß die Parametriumligaturen bei der abdominalen Uterussexstirpation wesentlich weniger Gewebe enthalten als bei der vaginalen Hysterektomie. Die Abbildungen 13—16 veranschaulichen, wie sich das Spatium vesicovaginale und vesicocervicale bei zunehmendem Zug an der Portio verändern.

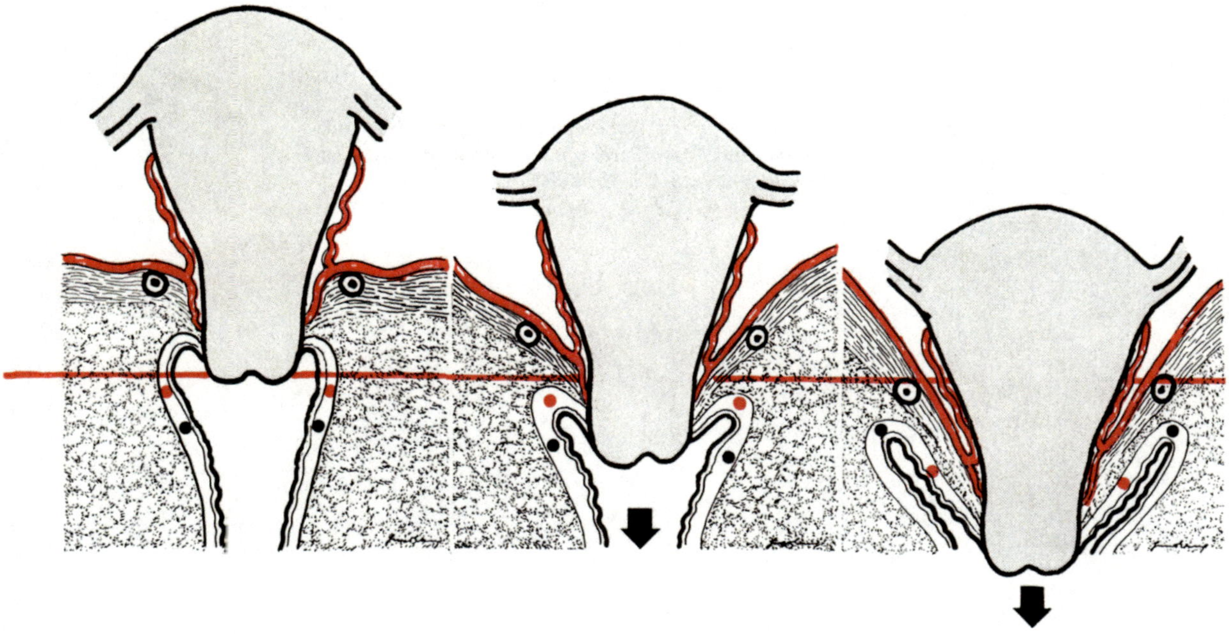

Abb. 7 Abb. 8 Abb. 9

Abb. 7, 8 und 9

Je zwei Bleimarken links und rechts in der Vagina (Abb. 7) unterhalb der Portio verdeutlichen bei leichtem Zug (Abb. 8) und starkem Zug an der Portio (Abb. 9) die Verformung von Scheide, Parakolpium und Parametrium zu einem Kegelmantel. Ebenso wird die Ausbildung einer Schlinge der Arteria uterina medial vom Ureter veranschaulicht.

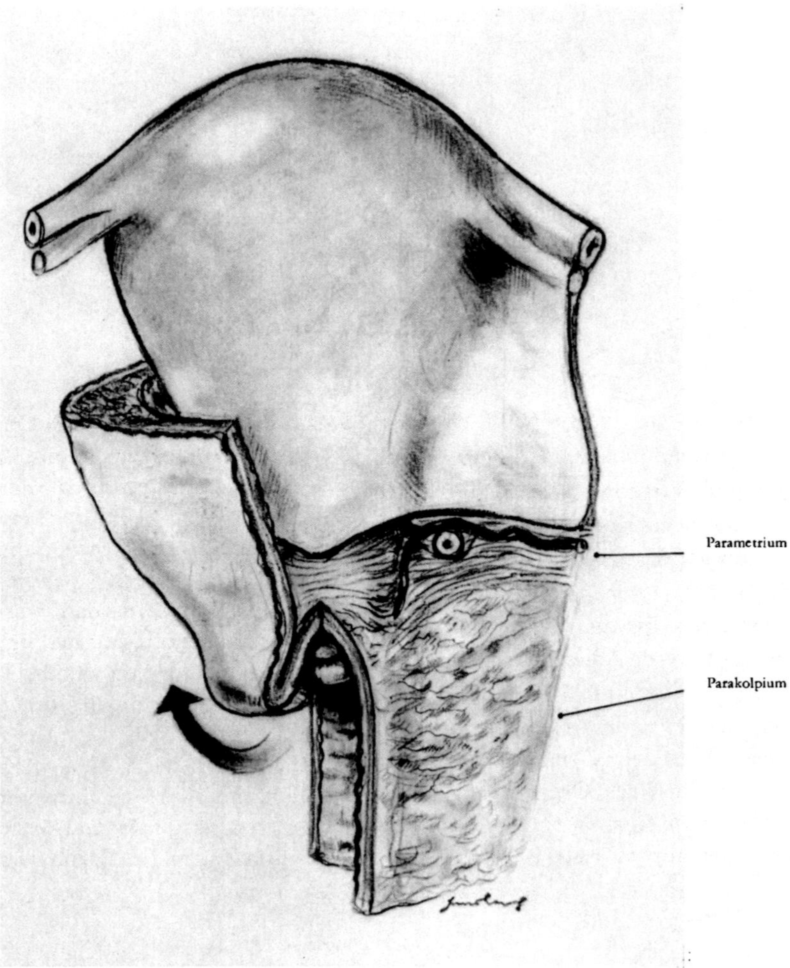

Abb. 10
zeigt an einem aufgeschnittenen Wertheimpräparat, wie bei hochgeschlagener Vaginalwand das Parakolpium und Parametrium zwischen Scheide und Zervix zu liegen kommen

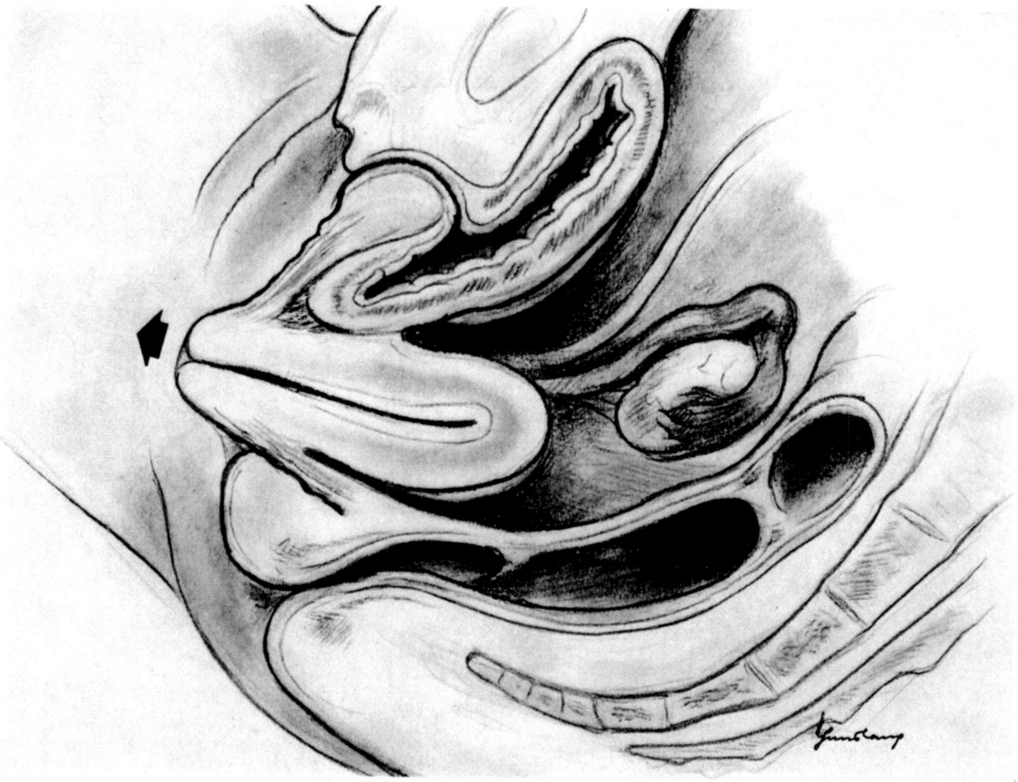

Abb. 11
Der Sagittalschnitt zeigt den außen von den Scheidenwänden begrenzten Kegel, der vorne einen Teil der Blase, hinten einen Teil des Douglas enthält

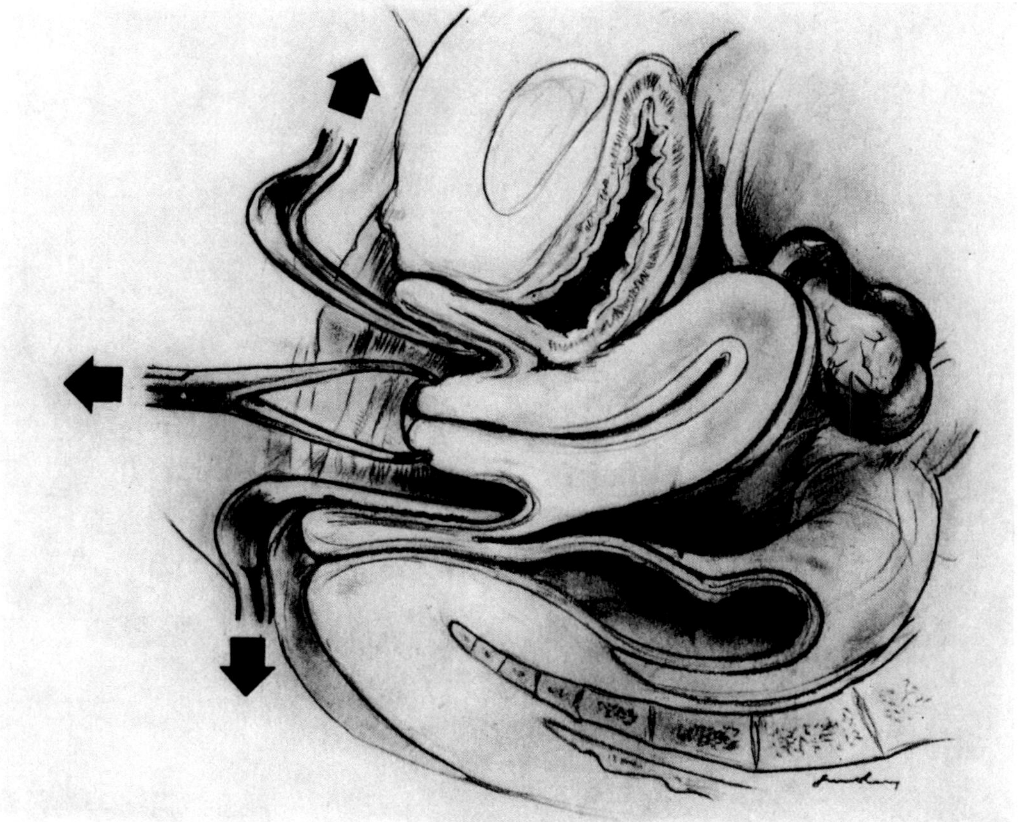

Abb. 12
Durch Spateleinsatz Kompression der im Kegelmantel befindlichen Gewebe und Organteile.

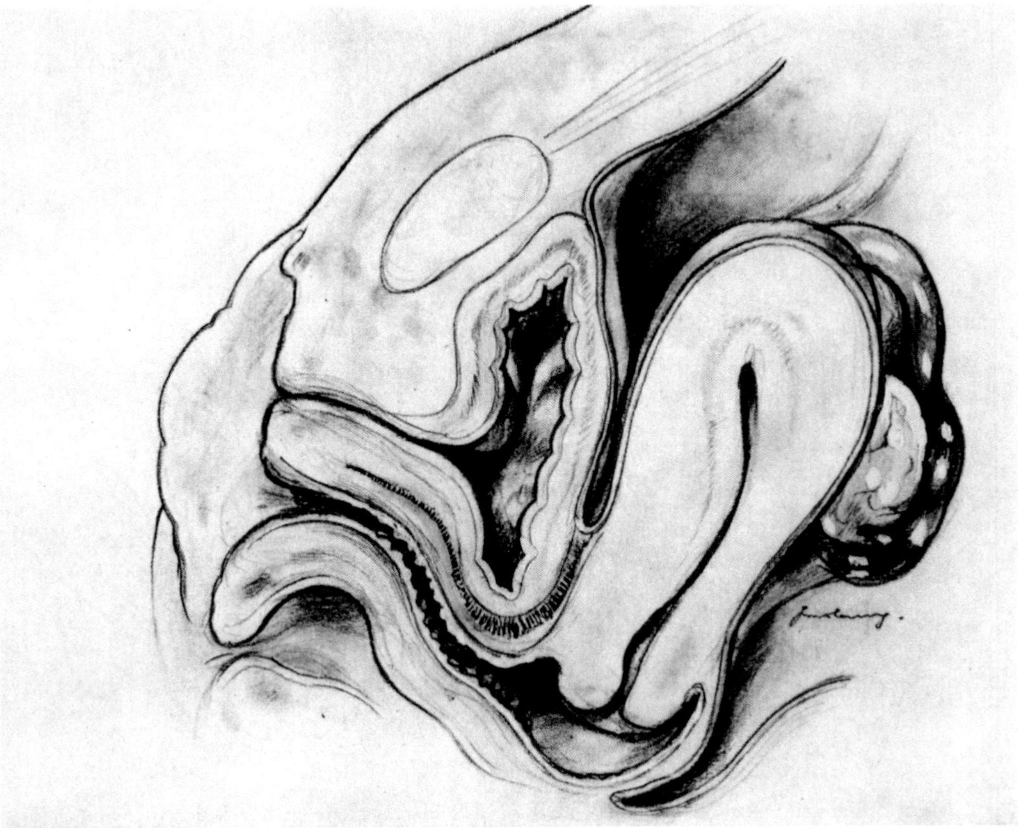

Abb. 13

Abb. 13—16
veranschaulichen, wie sich Vesikovaginal- und Vesikozervikalräume, die mit zartem Bindegewebe ausgefüllt sind, bei zunehmendem Zug an der Portio verändern. Abb. 16: Zug bei Deszensus

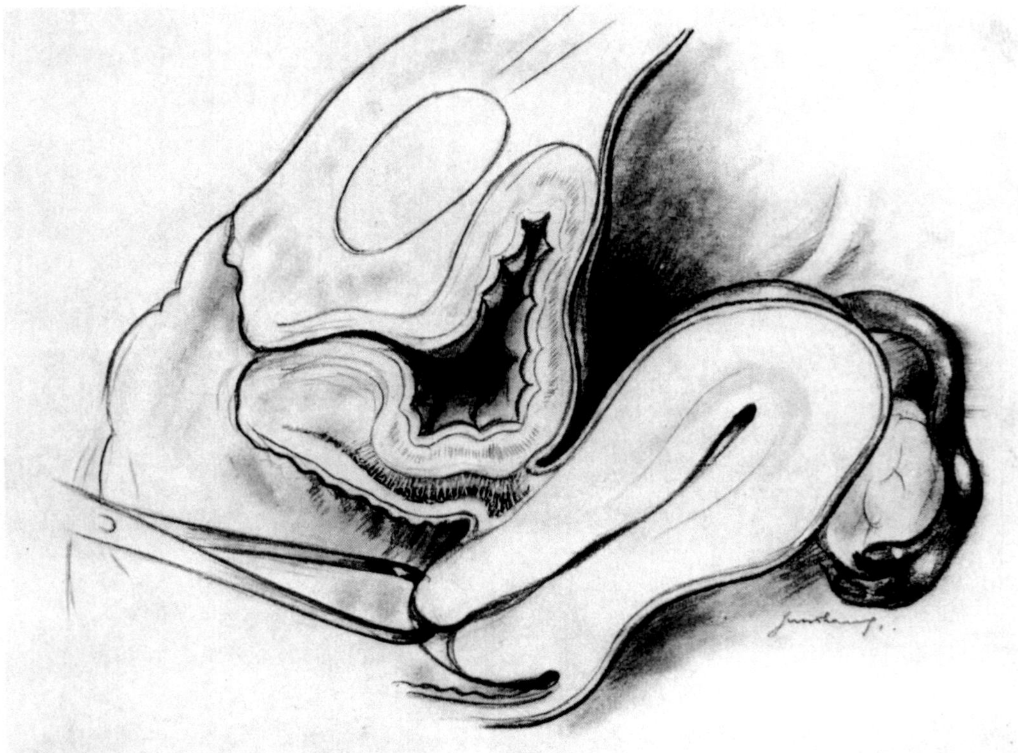

Abb. 14

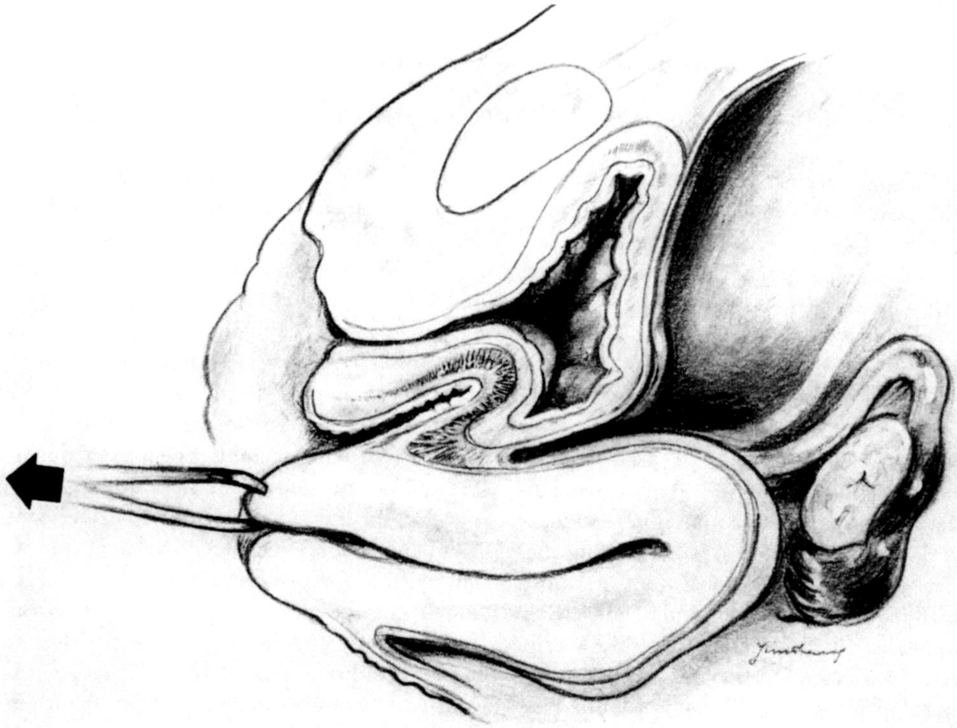

Abb. 15

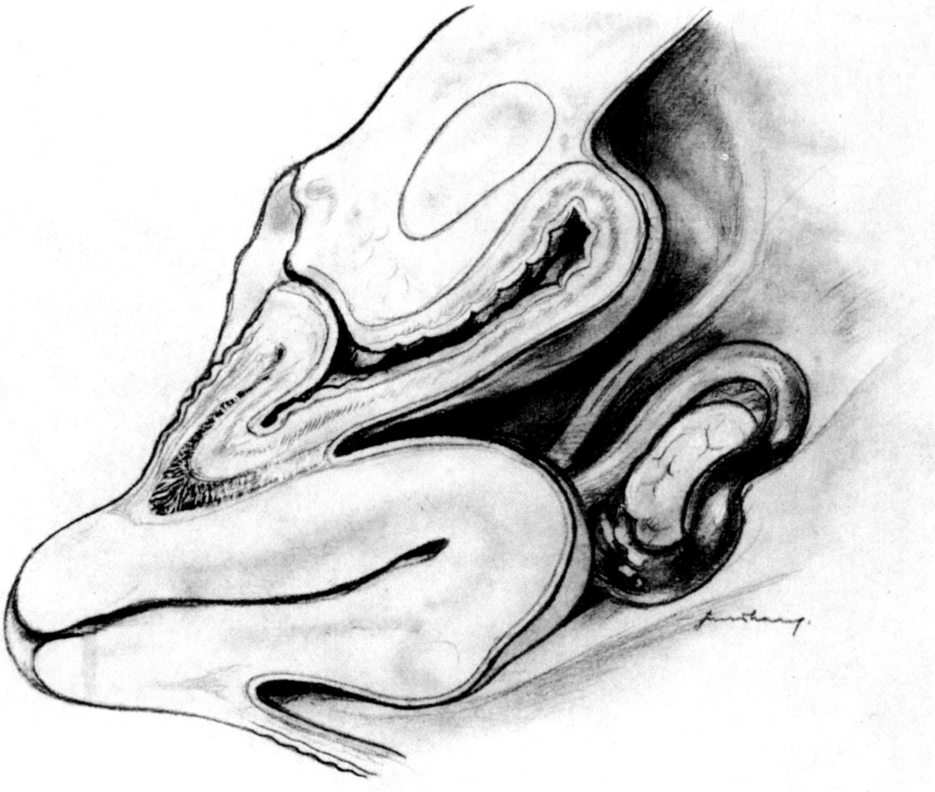

Abb. 16

Zirkumzision
(UND ABPRÄPARIEREN DER BLASE)

Zur Durchführung einer richtigen Zirkumzision — einem der wichtigsten Schritte der vaginalen Hysterektomie — sind folgende Maßnahmen und die Kenntnis bestimmter anatomischer Details notwendig (Abb. 17—25): Zunächst ist das suffiziente Anhaken der Portio vaginalis wichtig (Abb. 18). Hierdurch gelingt es, die Zervix in toto gleichmäßig tieferzuziehen, was für den Erfolg der Umschneidung der Portio ausschlaggebend ist. Die Höhe der Zirkumzision ist abhängig von der mit der Cervix uteri herabgezogenen Harnblase und soll etwa einen halben Zentimeter muttermundwärts vom unteren Harnblasenrand verlaufen (Abb. 17). Die Erkennung dieser Grenze ist aus den Operationslehren bekannt: durch mehrmaliges Höherschieben und Tieferziehen der Portio vaginalis gelingt es meist ohne Schwierigkeiten, das Areal zwischen Portio und Blase sichtbar zu machen, welches als seichte Eindellung auch tastbar ist. Die Scheidenhaut ist hier glatt, über der Blase dagegen runzelig (Abb. 16 u. 17).

Der Schnitt wird meist an der Vorderseite der Portio in querer Richtung unter senkrechter Haltung des Skalpellblattes zum Schnittobjekt begonnen (Abb. 17). Nach Durchtrennen der Scheidenhaut (Epithel und Lamina propria Abb. 18 u. 20) und der darunterliegenden Fascia vaginalis (Tunica musc. und adventitia Abb. 19 u. 20) gelangt man in den spaltförmigen, am Sagittalschnitt V-förmig erscheinenden Raum zwischen Zervix- und Scheidenfaszie (Abb. 15—17). Dieser Spalt ist ein Artefakt. Er entsteht durch den Zug nach unten. Bei normalem Situs liegt ja dort die Blase auf Zervix und Vagina (Abb. 13). Der spaltförmige Raum ist von zartem, spinnwebartigem Binde- und gelegentlich Fettgewebe ausgefüllt, das sich bei stärkerem Zug (besonders wenn es sich um einen fibrösen Typ handelt) und bei Prolapsen zu einer Art Membran verdichten kann (Abb. 75 u. 77). Diese hat Amreich Septum supravaginale genannt. Es ist dies also ein Gebilde der operativen Anatomie, das durch Zug entstehen kann, das sich aber bei normalem Situs

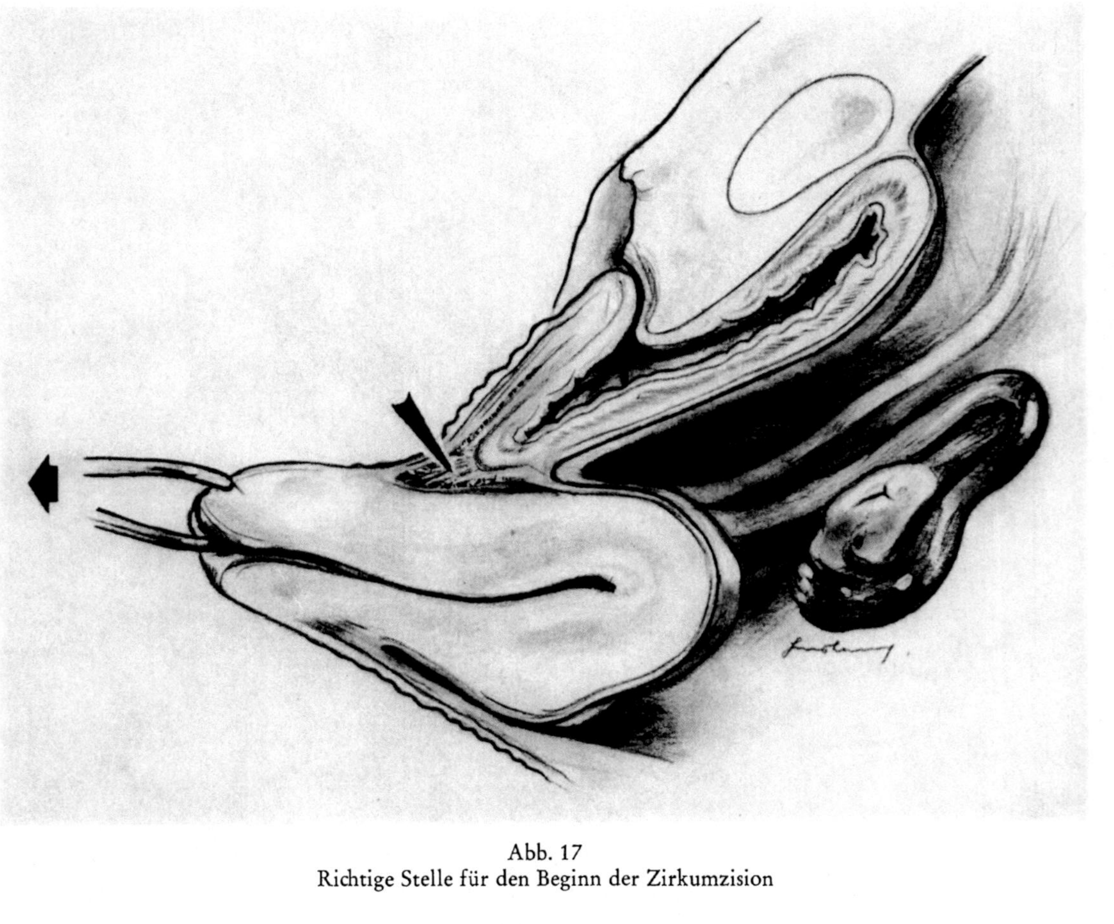

Abb. 17
Richtige Stelle für den Beginn der Zirkumzision

offenbar nicht findet. Man trifft es daher auch nicht bei der abdominalen Uterusexstirpation an. Bei mehr muttermundnaher Schnittführung gelangt man entweder zwischen Scheidenepithel und Scheidenfaszie oder zwischen Zervixfaszie und Zervix (Abb. 22). Beides wäre falsch und führt in der weiteren Folge zu Schwierigkeiten. Anschließend wird die Zirkumzision fortgesetzt, die die Portio im Sinne des Uhrzeigers umkreist, um schließlich wieder an der Einschnittstelle zu enden. Hinten wird die gesamte Scheidenwand, wie vorne, durchschnitten. Lateral aber wird zur Vermeidung von Blutungen nur die Scheidenhaut durchtrennt, wodurch das Parakolpium zur Darstellung gelangt (Faszie fehlt hier, weil sie ins Parakolpium einstrahlt, s. Abb. 21, 23, 24). Deshalb wurde sie auch vorne als Septum vesicovaginale und hinten als Septum rectovaginale bezeichnet. Selten wird die Zirkumzision relativ zu hoch (zu weit kranial) angelegt. Die Möglichkeit hierzu besteht z. B. bei Zystozele. Man trifft dann direkt auf die von einer feinen, etwas transparenten Adventitia bedeckten Blase (Abb. 25). Man erkennt sie an ihrem gelb-rötlichen Aussehen. Es ist dieselbe Situation wie bei der Schauta'schen Operation. Daß man die ganze Scheidenwand durchtrennt hat, stellt man an ihrer Dicke (± 5 mm) und am genügenden Klaffen des Schnittes (± 2 cm) fest. Schneidet man seitlich zu tief, dann wird es aus den Venen und Arterien des Parakolpiums bluten.

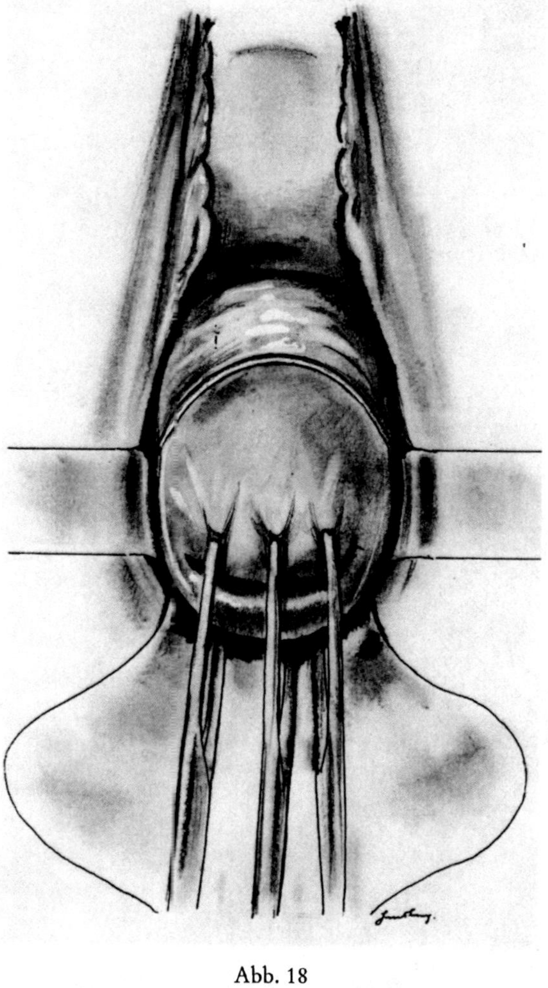

Abb. 18
Portio richtig angehakt. Zu Demonstrationszwecken wurde nur die Scheidenhaut durchtrennt

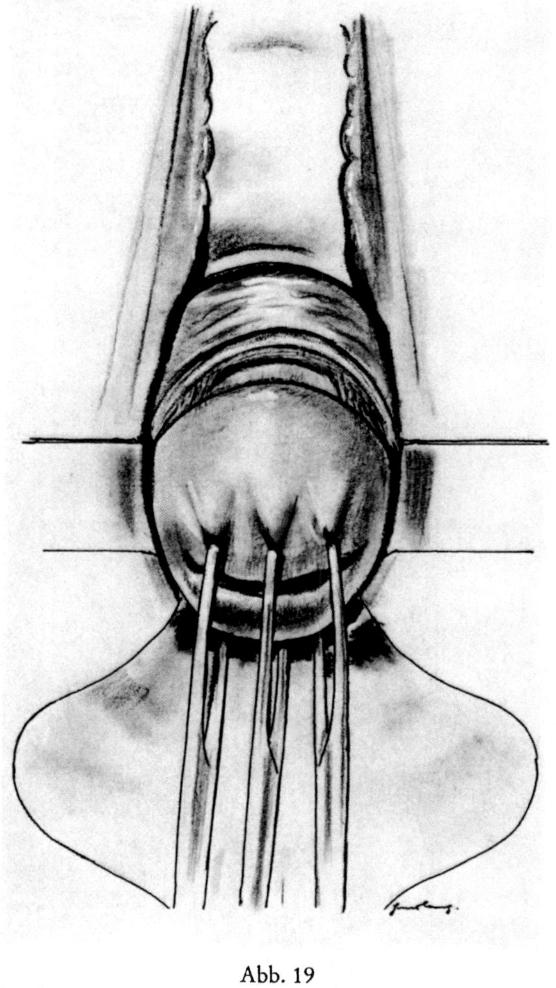

Abb. 19
Durchtrennung der gesamten Scheidenwand (Scheidenhaut und Scheidenfaszie)

Ist man mit dem ersten Querschnitt in den durch typischen Zug entstandenen zervikovaginalen Bindegewebsraum gelangt, so gelingt die weitere Präparation leichter, wenn man das Skalpell schräg kranialwärts hält (Abb. 26). Nach meist nur einem Schnitt weicht die Blase unter dem Spateldruck nach oben (Abb. 27). Bei straffem Zug nach kaudal gelingt die Durchtrennung des Septum supravaginale (i. e. geschichtetes perivesikales Bindegewebe, s. o.) ohne Schwierigkeiten, so daß die Plica vesicouterina durch

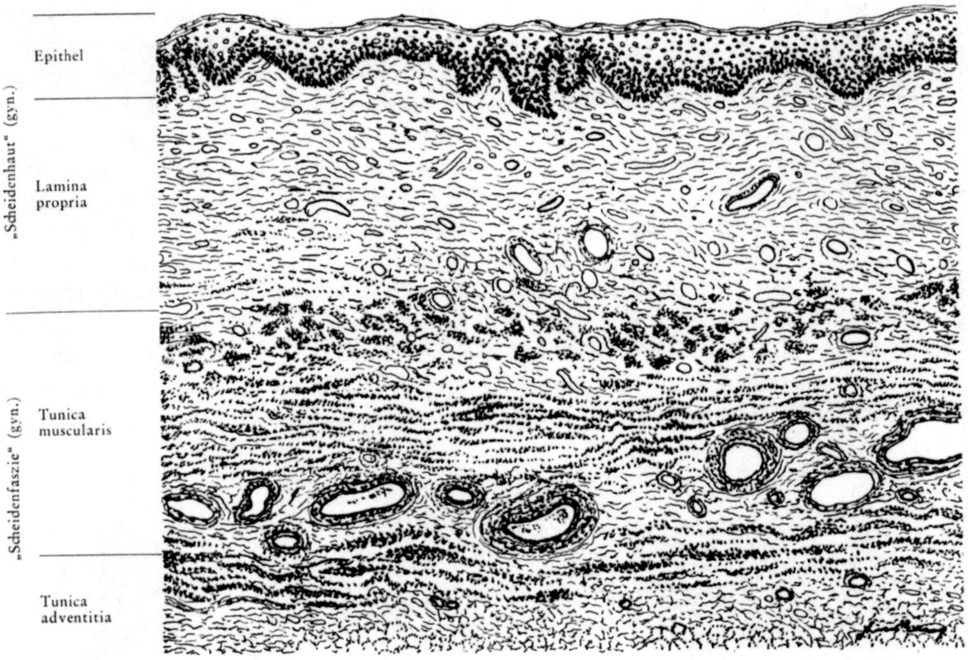

Abb. 20
Histologischer Schnitt durch die Scheidenwand. Die Basis der Scheidenhaut grenzt sich in vivo gegen die Scheidenfaszie meist als eine feine, helle Linie ab

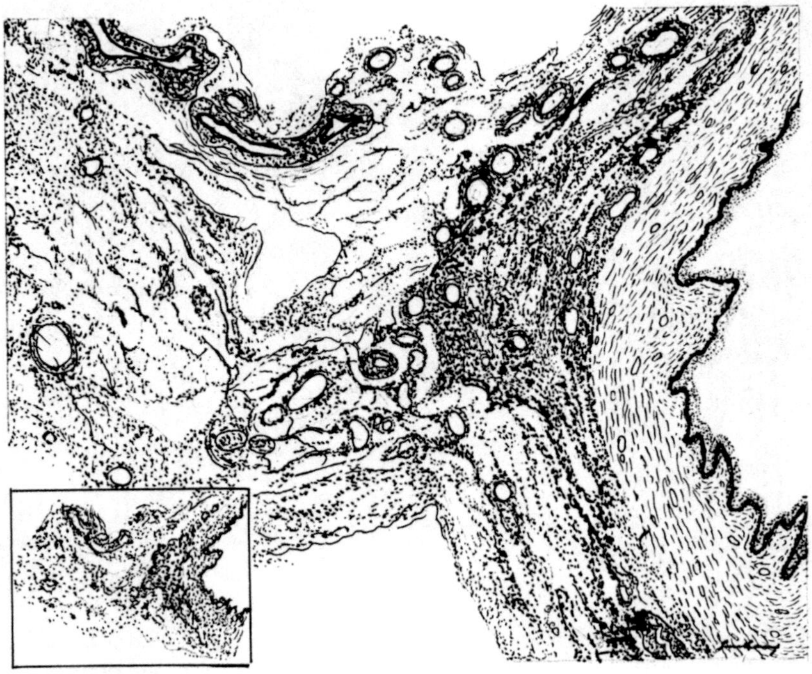

Abb. 21 a

ihre nach unten halbmondförmig konvexe Konfiguration deutlich sichtbar wird. Durch ihren weißlichen Schimmer hebt sich diese Peritonealfalte in gutem Kontrast von der mehr rötlichen Umgebung ab (Abb. 28).

Wird jedoch die Schere zur Isolierung der Blase vom Genitale bevorzugt, so empfiehlt sich folgendes Vorgehen: Hebt man vorne den oberen vaginalen Schnittrand hoch oder faßt man gleich das zarte Bindegewebe, bzw. das Septum supravaginale mit der

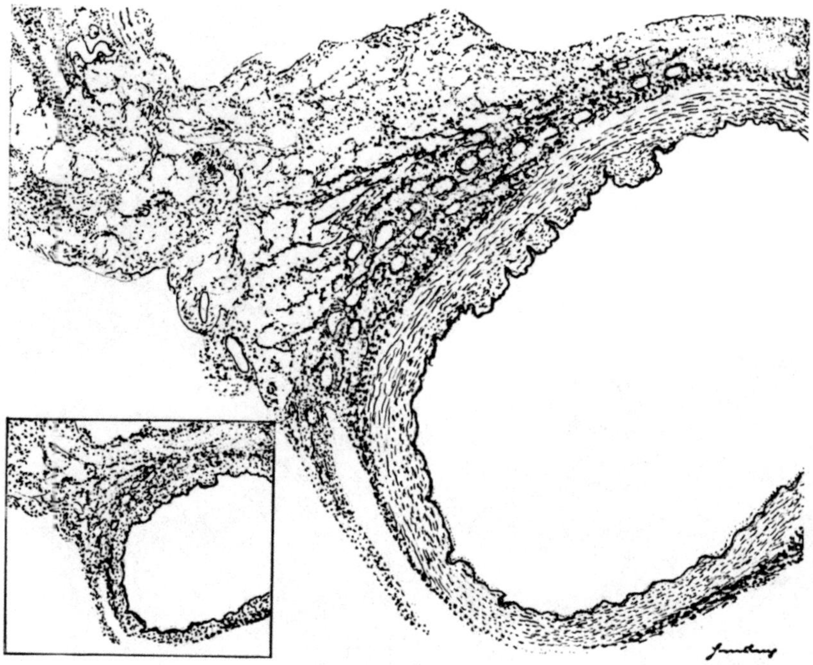

Abb. 21 b
Abb. 21 a und b zeigen Schnitte rechts durch die Scheide und das Parakolpium. Das Einstrahlen der Scheidenfaszie in das Parakolpium ist deutlich sichtbar

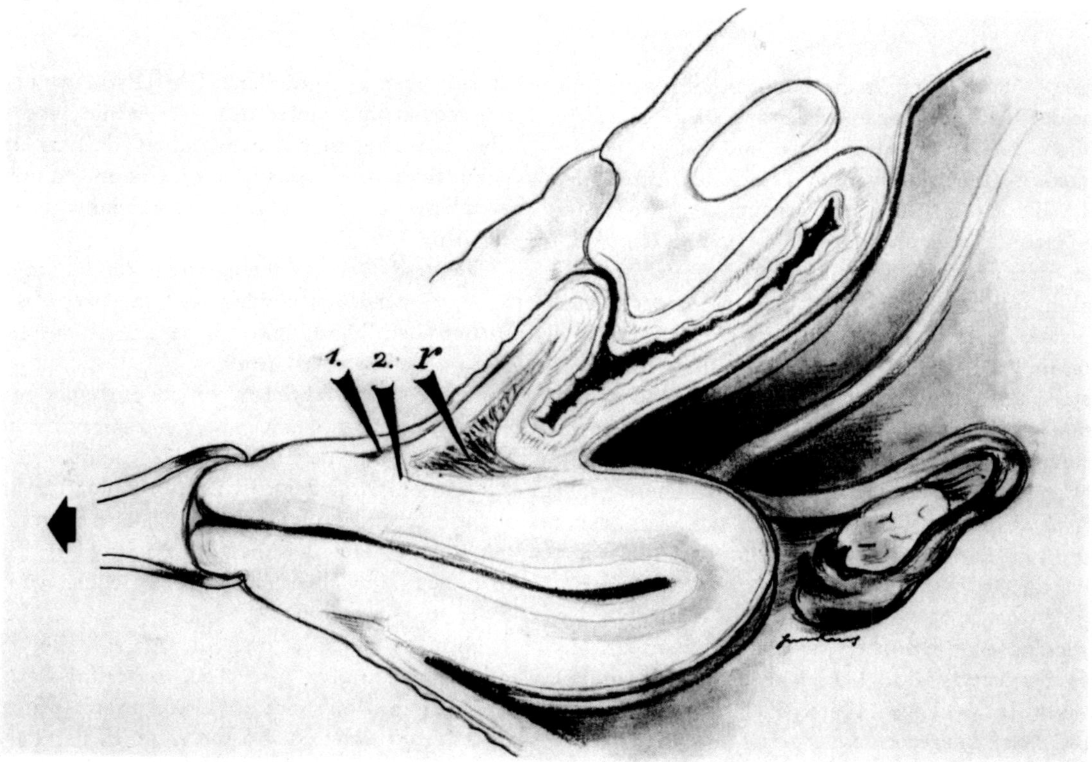

Abb. 22
r: richtige Inzisionsstelle bei der Zirkumzision; 1 und 2: fehlerhaft

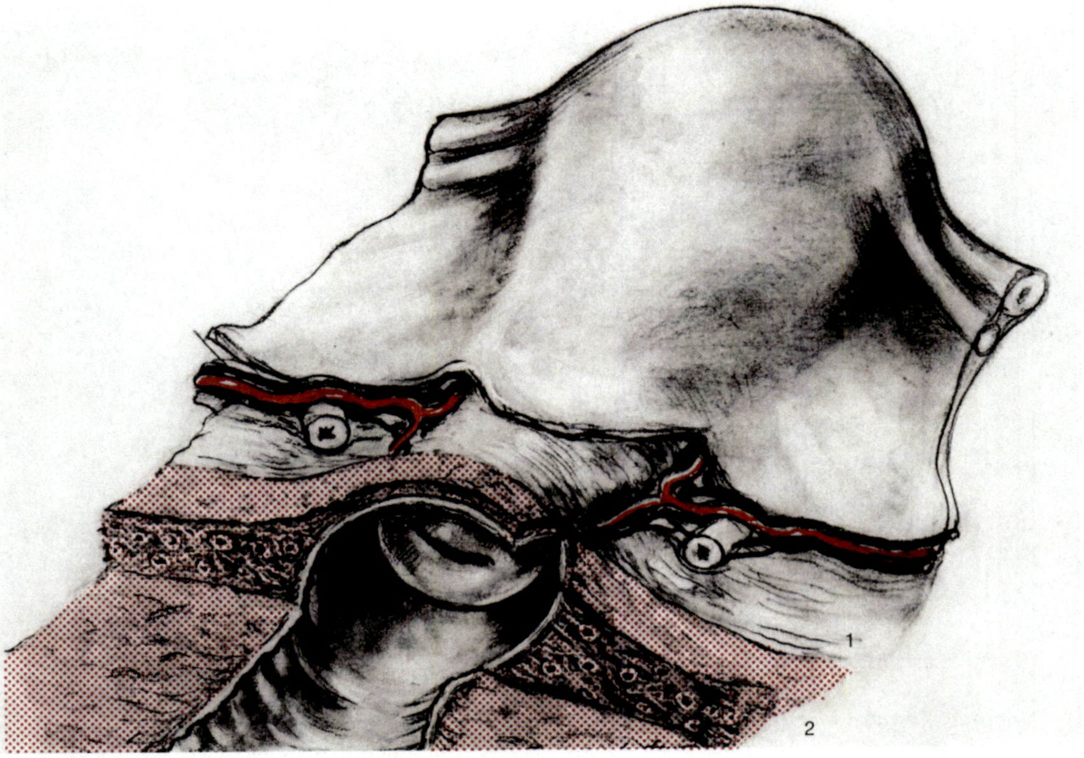

Abb. 23
Ein flach aufgelegtes inneres Genitale mit Paragewebe zeigt das Einstrahlen der Scheidenfaszie in das Parakolpium. Nur die Scheidenhaut umgreift zirkulär die Vagina in toto

1 = Parametrium 2 = Parakolpium

Pinzette, dann kann man dieses Bindegewebe mit schneidenden Bewegungen der leicht geöffneten Schere bis hoch hinauf zwischen Blase und Zervix durchtrennen. Anschließend werden die distalen Anteile der beiden Blasenpfeiler mit dem gekrümmten Zeigefinger nach lateral gedrängt (Abb. 29). Bei brüskem Vorgehen ist eine Eröffnung eines Astes der A. vesicalis möglich. Gleichzeitig wird auf diese Weise der Ureter nach lateral gedrängt, was für die spätere gefahrlose Unterbindung des Paragewebes von Bedeutung ist. Es stellt sich nun die Einstrahlung des vom Parakolpiummantel umgebenen Vesicouterinligamentes ins Parametrium dar. Dieses Ligament verbindet ja nicht, wie der Name fälschlich sagt, Blase und Uterus, sondern es strahlt etwa 1 bis 1,5 cm von der Zervix entfernt ins Parametrium ein (s. Abb. 6 u. 30).

Durch den beschriebenen Schnitt wurde die Topographie wie folgt geändert: Mit der Blase wurden die Blasenpfeiler nach oben gezogen und gestrafft. Mit ihnen wurden auch die blasennahen Ureterabschnitte kranialwärts verzogen. Infolge der Fixierung der nächst höher gelegenen Ureterpartie am Parametrium ist jetzt das bekannte Ureterknie mit seiner kaudalwärts zeigenden Konvexität entstanden (Abb. 30). Das Verhältnis von A. uterina und Ureter (Abb. 31) hat sich ebenfalls geändert: Die Uterinaschlinge ist jetzt medial und hinter dem Ureterknie ausgezogen (Abb. 30). Dies ist dadurch bedingt, daß ihr Aszendensabschnitt am Uterus fixiert bleibt und so mit dem beweglichen Deszendensabschnitt kaudalwärts verzogen wird (Abb. 30).

Die geschilderte Vorgangsweise der Blasenpräparation vor der Unterbindung des Paragewebes ist vom anatomischen Standpunkt aus der partienweisen Ablösung der Blase vorzuziehen.

Fehler und Gefahren. Wenn das zarte perivesikale Bindegewebe nicht genügend weit kranialwärts scharf durchtrennt und die Blase zu früh stumpf nach oben abgeschoben wird, dann ist eine Eröffnung derselben möglich, besonders dann, wenn schon vorher bei der Präparation eine Läsion der Muskulatur gesetzt wurde. Es ist dies die häufigste Entstehung von Blasenverletzungen (Abb. 32).

Nicht so selten werden die Blasenpfeiler eingekerbt und nach oben geschoben, in der falschen Vorstellung, daß damit auch der Ureter kranialwärts verlagert wird (Abb. 33). Da dieser durch das Parametrium und die A. uterina weitgehend fixiert ist, kann eine Verletzung oder Ligatur des Ureters durch solche Maßnahmen im folgenden eher erleichtert werden.

Abpräparation der Blase

Abb. 24
Schematische Darstellung: vorne wurde die Scheidenwand (Scheidenhaut und Scheidenfaszie), seitlich nur die Scheidenhaut inzidiert. Letztere wurde lateralwärts über das Parakolpium abpräpariert. Die Scheidenfaszie strahlt seitlich ins Parakolpium aus. Dieses bildet seitlich vorne mit dem darunterliegenden Lig. vesicouterinum den Blasenpfeiler

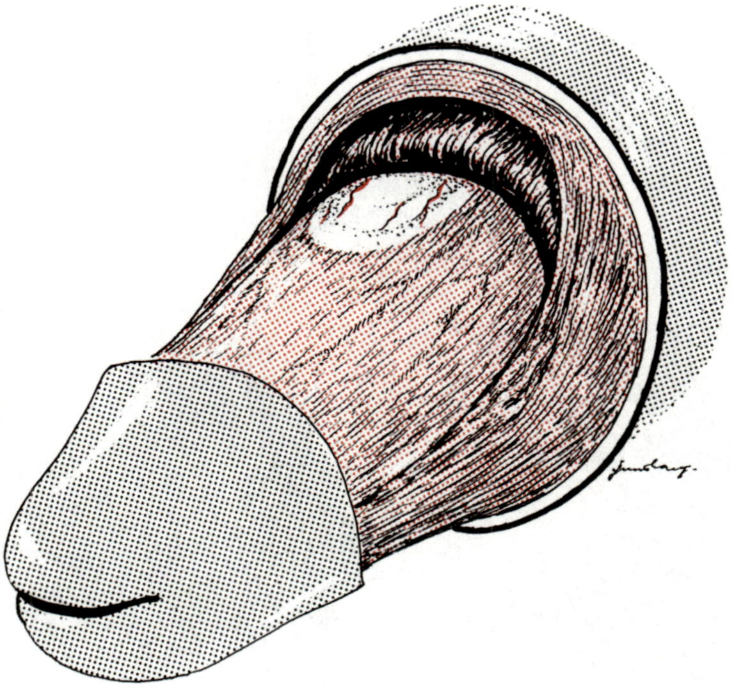

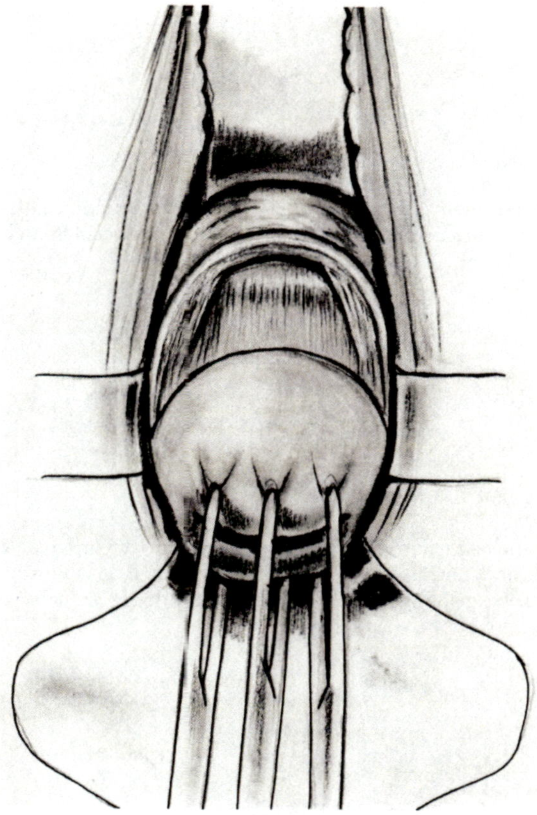

Abb. 25
Das zarte, durch den Zug etwas längsstreifig formierte perivesikale Bindegewebe (Septum supravaginale) deckt den querverlaufenden Blasenwulst. Die seitlich in das Parakolpium ausstrahlende Scheidenfaszie und außen die Scheidenhaut sind zu erkennen

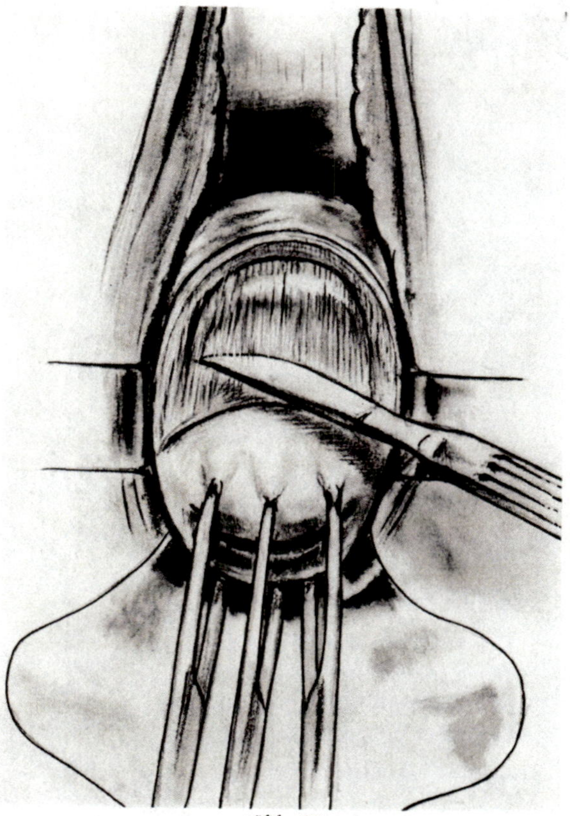

Abb. 26
Quere Durchtrennung des perivesikalen Bindegewebes, das den am Sagittalschnitt V-förmig erscheinenden Raum ausfüllt.

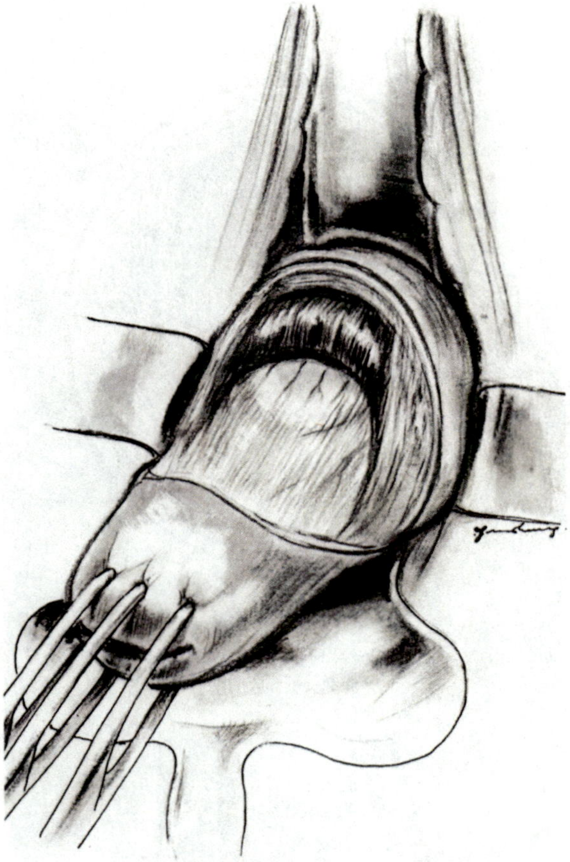

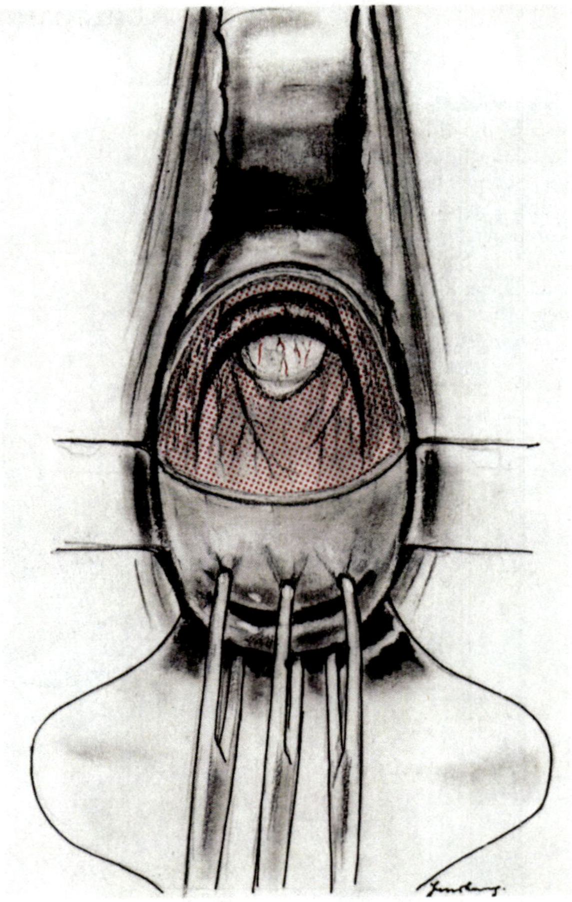

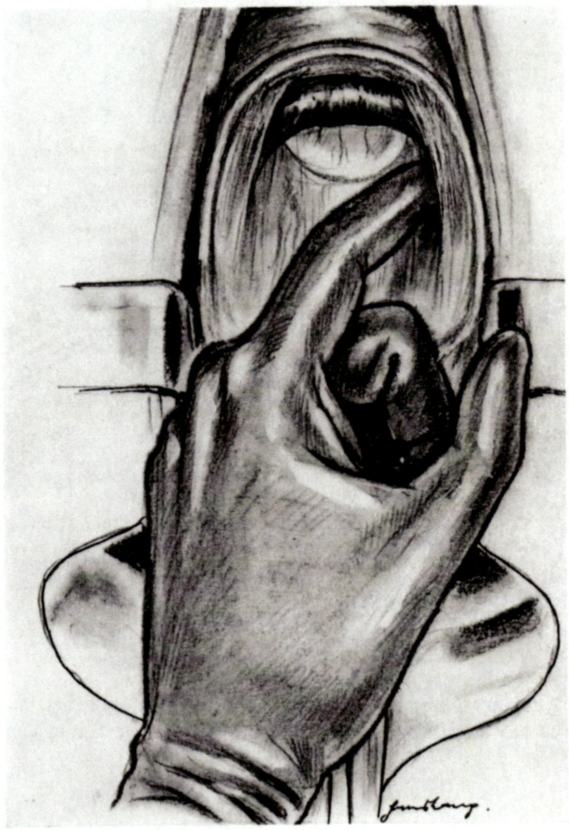

oben links

Abb. 27
Die Scheidenwand und ein Teil des perivesikalen Bindegewebes ist durchtrennt, so daß die Blase unter dem Spateldruck nach oben gleitet

oben rechts

Abb. 28
Die helle Plica vesivouterina ist sichtbar geworden. Sie steht in Kontrast zu der darüber befindlichen, in vivo rötlich bzw. gelblich-rot, manchmal etwas gallertig erscheinenden Blase

Abb. 29
Das oberflächlich vom Parakolpium bedeckte Ligamentum vesicouterinum läßt sich bis zu der Stelle, wo es sich mit dem Parametrium vereinigt, nach lateral drücken (s. auch Abb. 6 und 30)

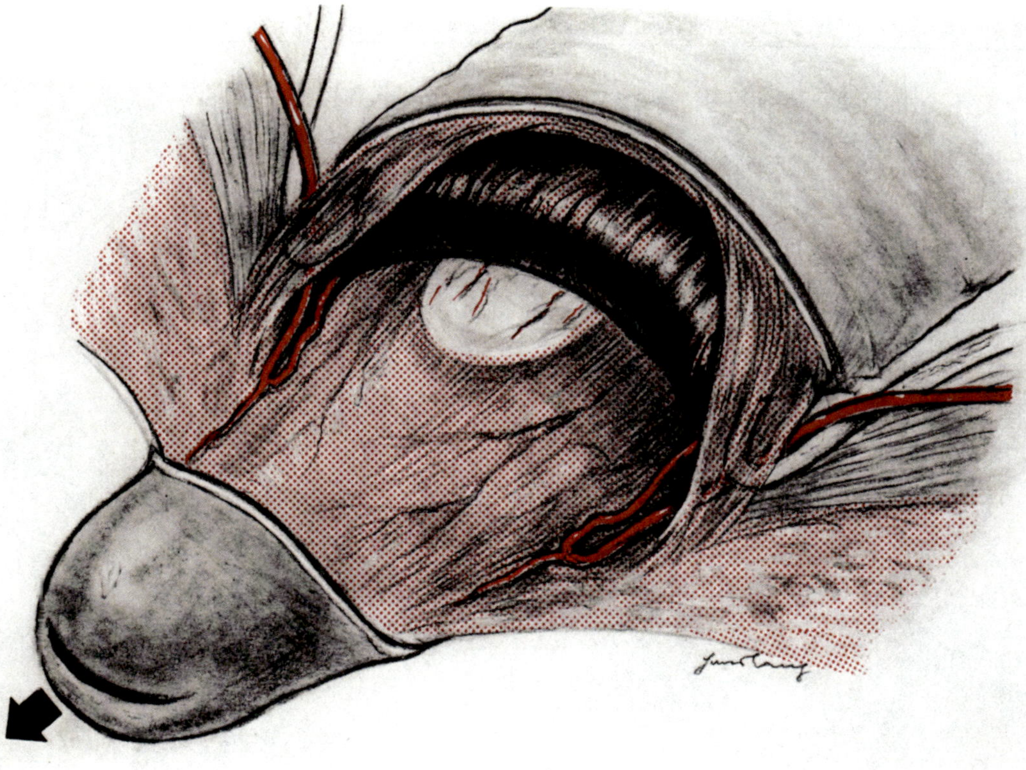

Abb. 30
Die durch den kaudalen Zug und das Abpräparieren der Blase entstandenen anatomischen Veränderungen: Ureterknie und Uterinaschlinge (vergleiche mit Abb. 31)

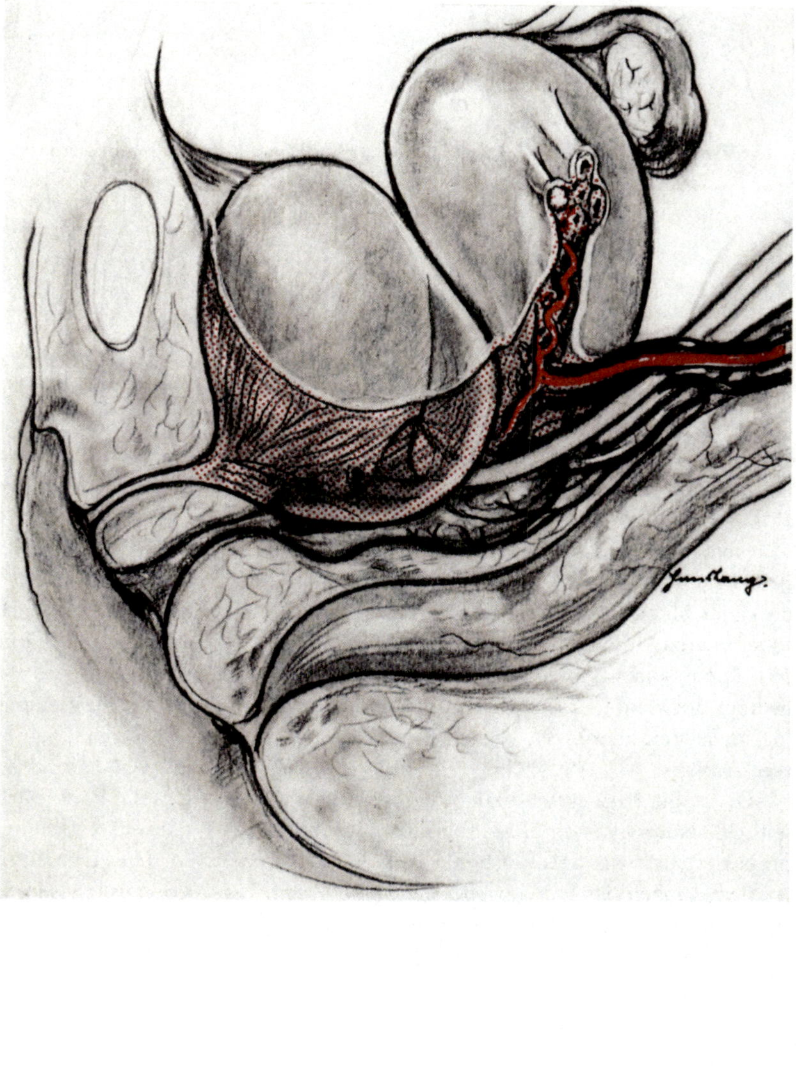

Abb. 31
Normaler Situs von Uterus und Blase mit Ureter- und Uterinaverlauf

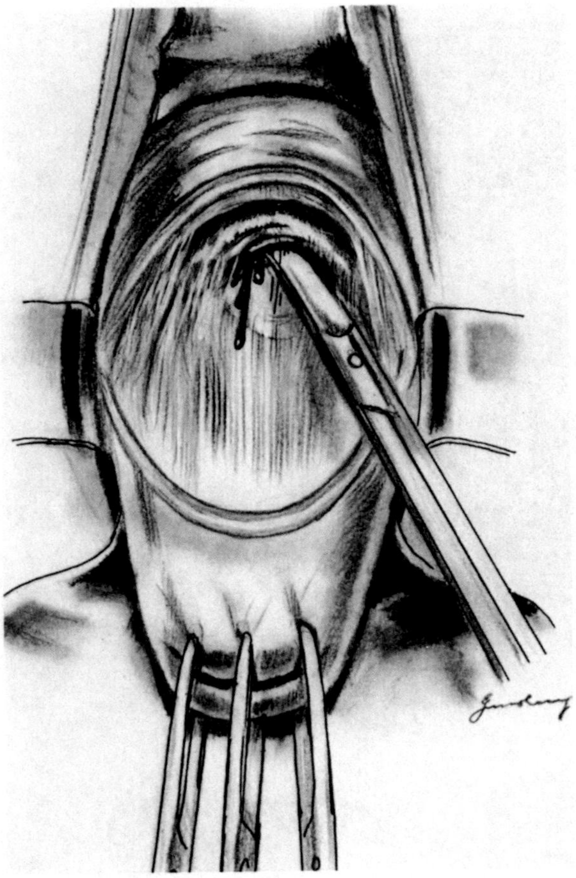

Abb. 32
Eröffnung der Blase durch falsche Schichtpräparation

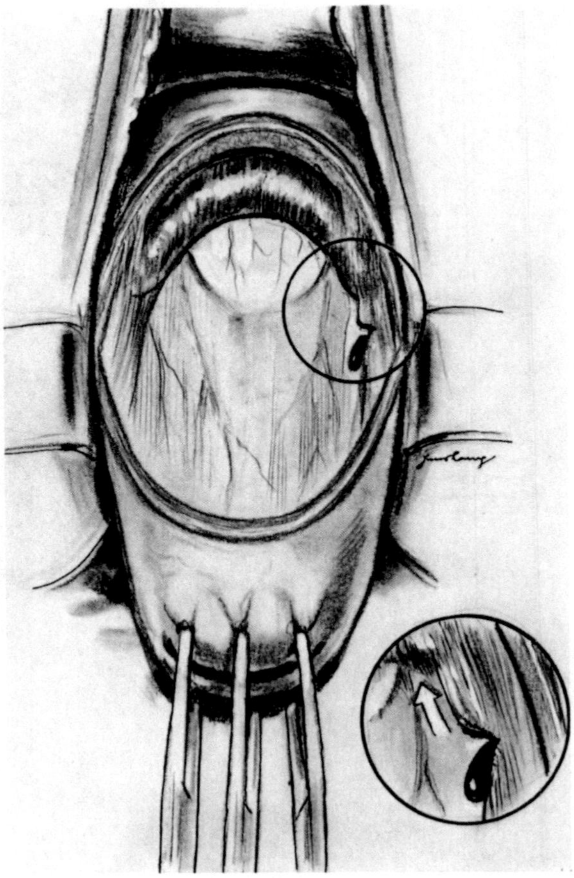

Abb. 33
Fehlerhaftes Einschneiden des Blasenpfeilers

Eröffnung des Douglas und Absetzen der Parametrien

Nach Symphysenzug der Portio wird durch eventuell noch notwendige Vertiefung des queren Zirkumzisionsschnittes, d. h. unter Durchtrennung der Fascia vaginalis, die hier dünner ist, der rectovaginale Bindegewebsraum zugänglich. Die feinen, manchmal Fett enthaltenden Fasern werden mit schneidenden und schiebenden Bewegungen des Skalpells oder der leicht geöffneten Schere nach kranial präpariert, wodurch die Umschlagfalte der Excavatio rectouterina peritonei sichtbar und sogleich eröffnet wird (Abb. 34 u. 35). Diese Vorgangsweise ist normalerweise nicht unbedingt notwendig. Bei vorher nicht erkannten pathologischen Veränderungen beugt sie jedoch einer Rektumläsion vor.

Es ist günstig, wenn man nun die Scheidenhaut seitlich beiderseits vom Parakolpium nach oben abpräpariert, soweit, daß bei den Umstechungen, bzw. Abklemmungen des Paragewebes genügend Raum für eine entsprechend lange Stumpfbildung geschaffen wird (Abb. 36).

Die praktische Durchführung erfolgt gewöhnlich unter Einführung des linken Zeigefingers in den DOUGLAS'schen Raum und Aufladen des linken parakolpalen und parametranen Gewebes auf diesen. Der Vorgang wird durch straffen Zug der Portio nach rechts kaudal erleichtert. Nunmehr schiebt der gekrümmte rechte Zeigefinger nochmals den in der Tiefe gelegenen linken Ureter nach lateral und kranial. Durch den Kaudalzug der Zervix erfährt das Paragewebe eine fächerförmige Verformung, wobei der Fächergriff portionahe liegt (Abb. 37). Erst jetzt erfolgt Abklemmen oder primäre Unterbindung und Durchtrennung des aufgeladenen Paragewebes meist in zwei, bzw. drei Abschnitten (s. Abb. 38 u. 39). Bei dickem Paragewebe ist die nicht immer notwendige partienweise Unterbindung strikte indiziert.

Die Durchtrennung des Paragewebes empfiehlt sich aus anatomischen Gründen wie folgt: Zunächst soll das Ligamentum sacrouterinum in etwa 1—2 cm Entfernung von der Zervix unterbunden (bzw. abge-

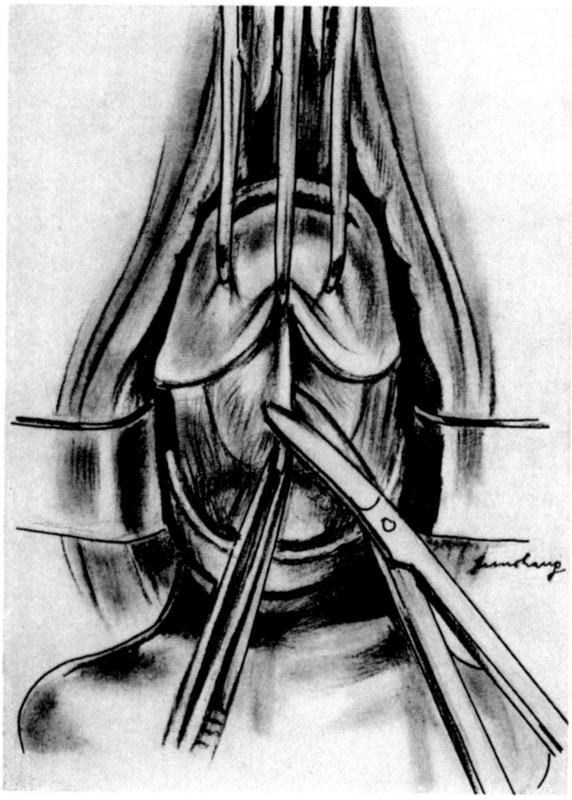

Abb. 34
Eröffnung des Douglasperitoneums. Die durchschnittene Scheidenwand besteht hinten (wie vorne) aus Scheidenhaut und Scheidenfaszie, seitlich nur aus Scheidenhaut, da auch hinten seitlich die Scheidenfaszie in das Parakolpium einstrahlt

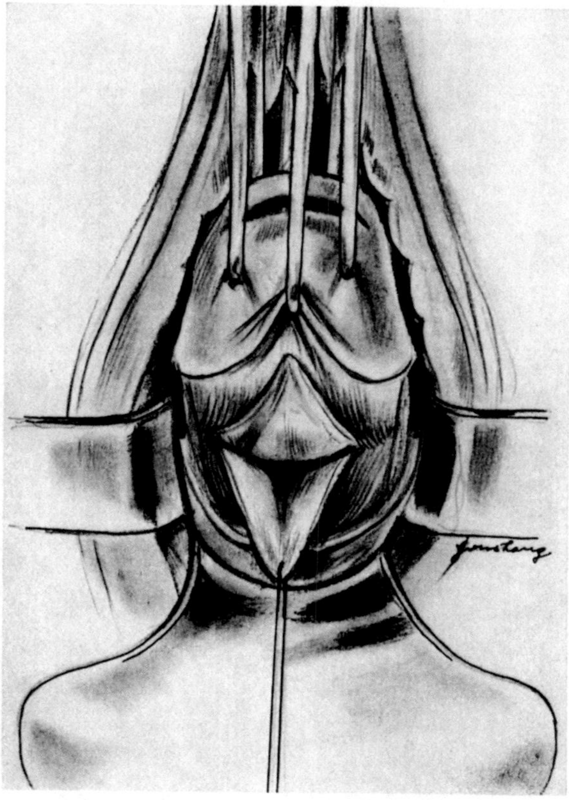

Abb. 35
Das Douglasperitoneum ist eröffnet

klemmt) und durchtrennt werden. Hierdurch wird der Uterus wesentlich mobiler. Mit der zweiten Unterbindung (oder Abklemmung) gelingt es nunmehr unschwer, parakolpales Gewebe einschließlich der kaudalen Anteile des Parametriums zu erfassen. Das Abgleiten einer Ligatur kann durch folgendes Vorgehen vermieden werden. Wird primär unterbunden, muß der Einstich einige Millimeter lateral der Zervix unterhalb des Uterinaknies erfolgen (Abb. 38). Das Gewebe wird mit senkrecht zur Zervix gehaltener Schere so durchschnitten, daß der Stumpf allseits gleich lang bleibt (Abb. 39). Nach AMREICH kann auch die zweite Ligatur über die erste gelegt werden. Ebenso wird mit der Pars anterior verfahren, wodurch das Vesikouterinligament mit dem Ureter etwas höher gleitet.

Nach Durchtrennung des letzten Parakolpium-Parametriumanteiles kommt die A. uterina in Form einer Schlinge zur Ansicht. Nun wird sie am Bogen mit zervixwärts gerichteter Klemme gefaßt und medial durchtrennt, bzw. primär unterbunden (Abb. 40 u. 41). Der Ureter hat seine letzte Fixation verloren und verschwindet kranialwärts. Korrespondierend wird rechts verfahren.

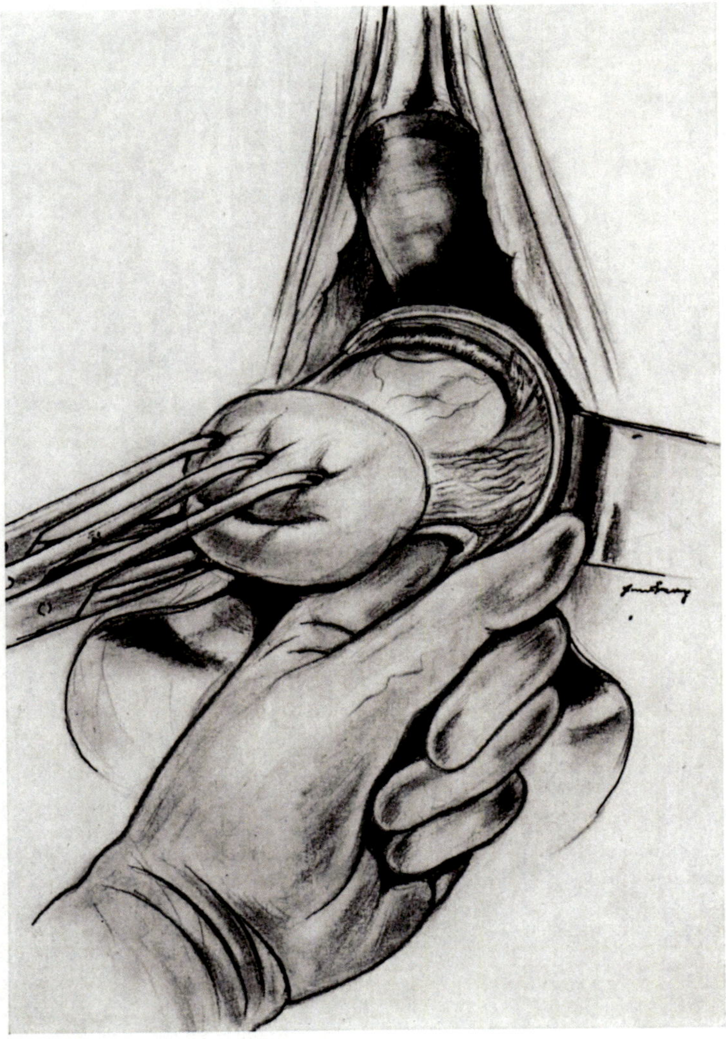

Abb. 36
Scheidenhaut vom Parakolpium lateralwärts abpräpariert, letzteres und Parametrium zur Umstechung oder Abklemmung bereit

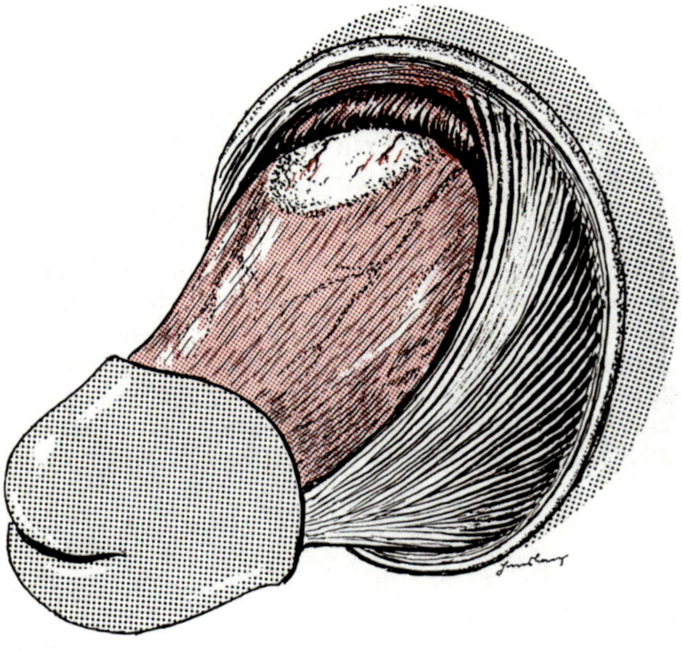

Abb. 37
Parametrium und Parakolpium fächerförmig verformt

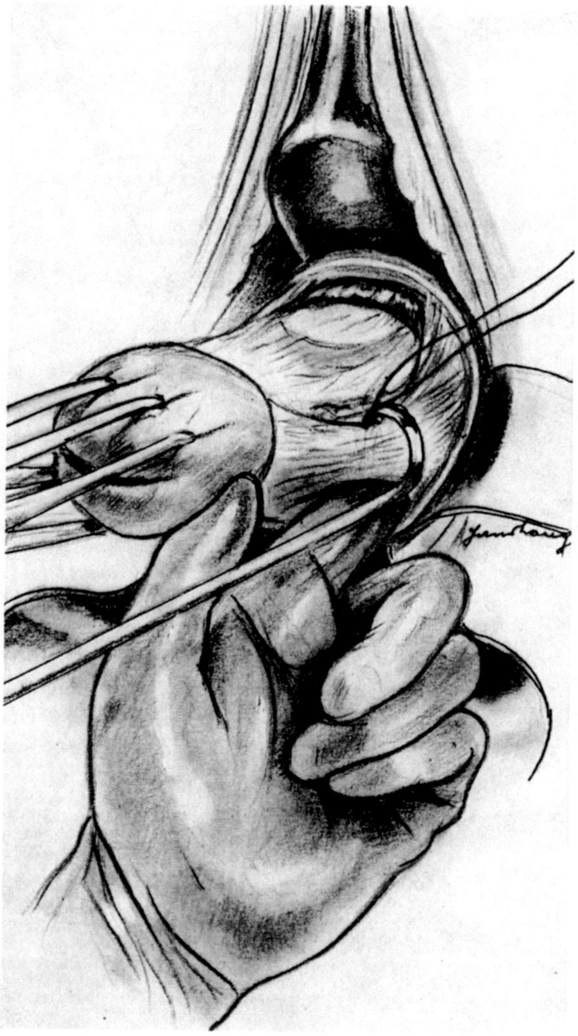

Abb. 38
Unterbindung des Paragewebes in entsprechender Entfernung von der Portio

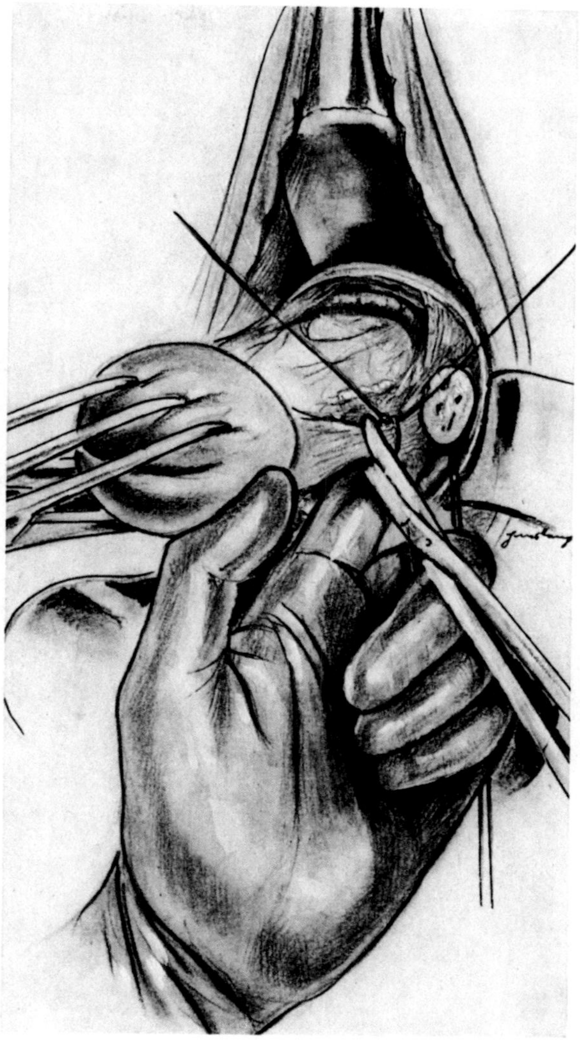

Abb. 39
Die Länge und Gleichmäßigkeit des Stumpfes ist durch die weit lateral angelegte Ligatur gewährleistet

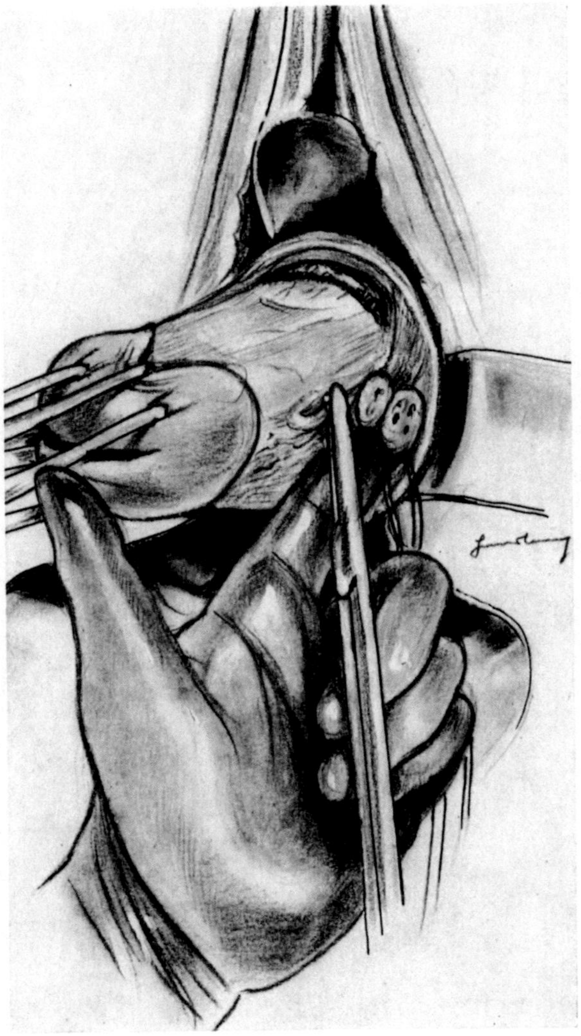

Abb. 40
Die Klemme faßt den absteigenden Teil der Uterina annähernd senkrecht zur Zervixlängsachse

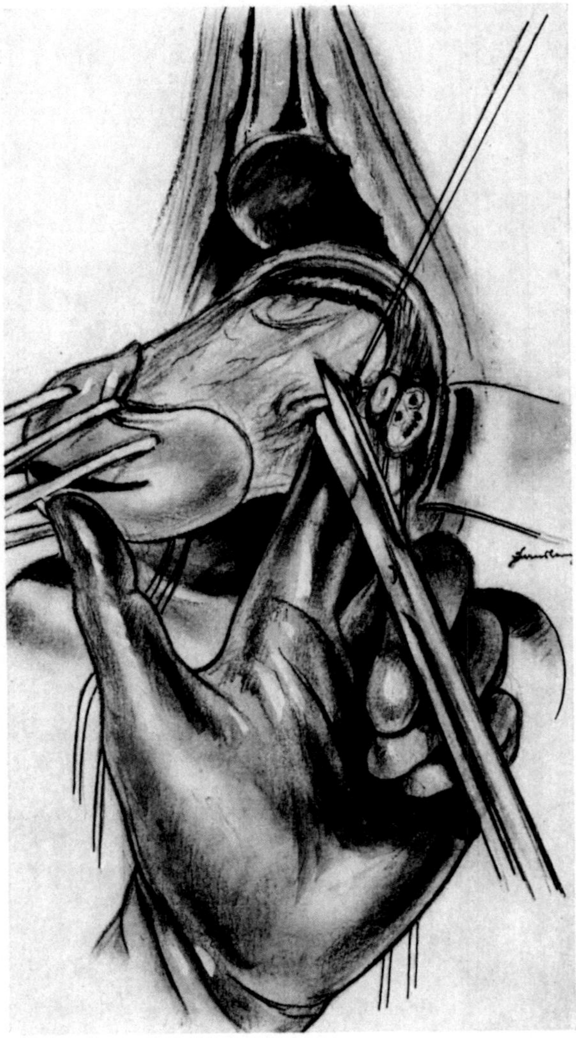

Abb. 41
Die Durchtrennung der A. uterina

Fehler und Gefahren

Häufig wird, um eine Ureterligatur zu vermeiden, die Umstechungsligatur des Parametriums zu knapp an der Portio placiert (Abb. 42). Die Folge ist, daß der Stumpf in diesem Bereich zu kurz wird und die Ligatur früher oder später abgehen kann. Diese Gefahr ist bei der Klemmenmethode in geringerem Maße gegeben.

Bei dem beschriebenen fehlerhaften Vorgehen ist ein Aufwärtsgleiten der Stümpfe kaum möglich. Damit unterbleibt die Darstellung des höher gelegenen Uterinaknies. Es sind dann weitere Abklemmungen oder Unterbindungen des Paragewebes notwendig, um schließlich doch zur Uterinaschlinge zu gelangen. Das richtige Vorgehen zeigen die Abbildungen 43 bis 46. Man sieht hier auch, wie weit das Ureterknie bei hoch angelegter Ligatur entfernt ist und wie die durchschnittene A. uterina hinaufschlüpft. Uterinablutungen erfolgen bei fehlerhafter Unterbindung (bzw. Abklemmung) dieser Arterie:

1. wenn der Ramus cervicalis statt des Hauptastes der A. uterina unterbunden und letztere später frei durchschnitten wird.
2. wenn Aszendens- und Deszendensabschnitt, infolge des Zuges nahe beisammen liegend, gemeinsam unterbunden werden. Wenn der Stumpf nicht völlig durchtrennt und kranialwärts geschoben wird, kann es beim Vorwälzen des Uteruskorpus durch Zug am Ramus ascendens zum Abgleiten der Ligatur kommen.

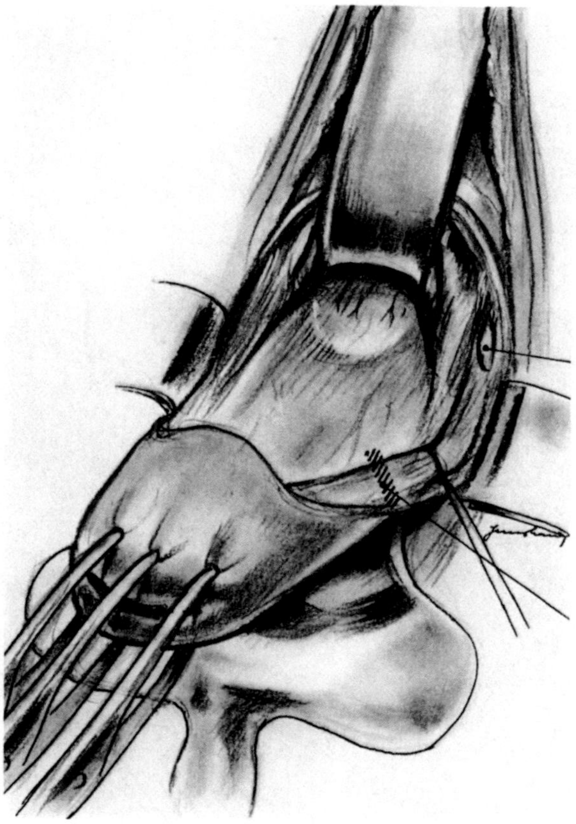

Abb. 42
Die strichlierte Linie deutet eine fehlerhaft angelegte Ligatur an, die richtig placierte Ligatur ist vom Ureter genügend weit entfernt (dieser wurde aus didaktischen Gründen dargestellt)

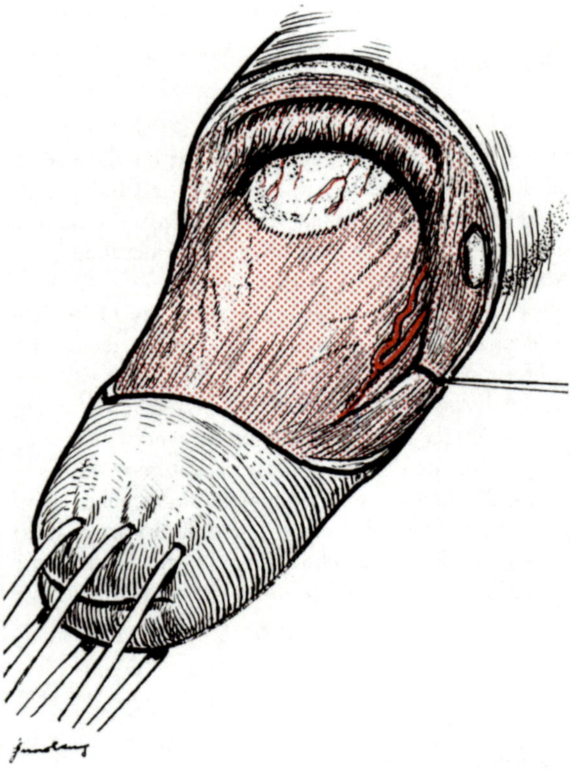

Abb. 43

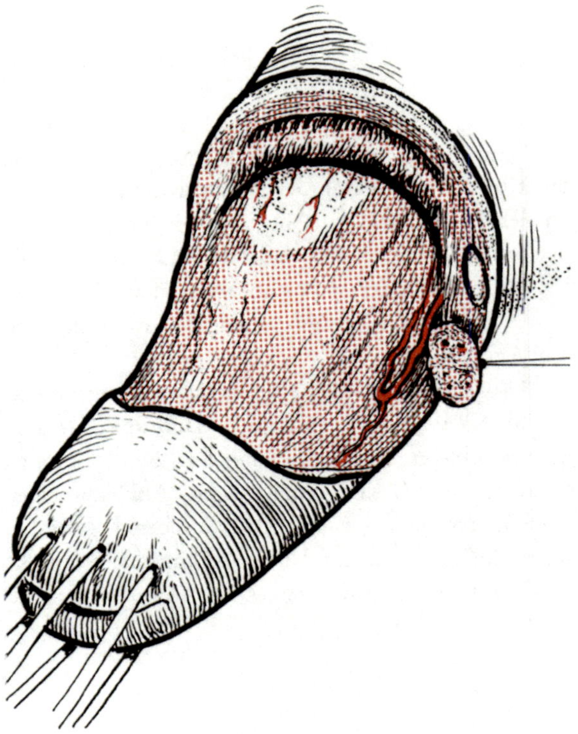

Abb. 44

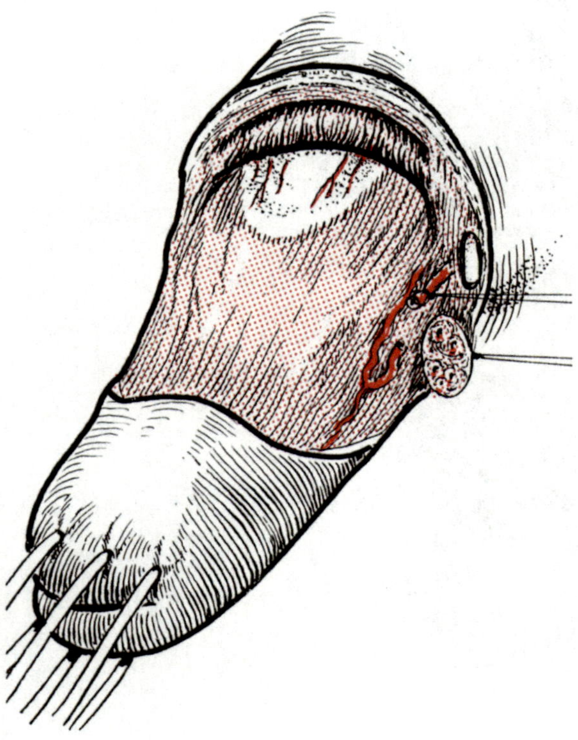

Abb. 45

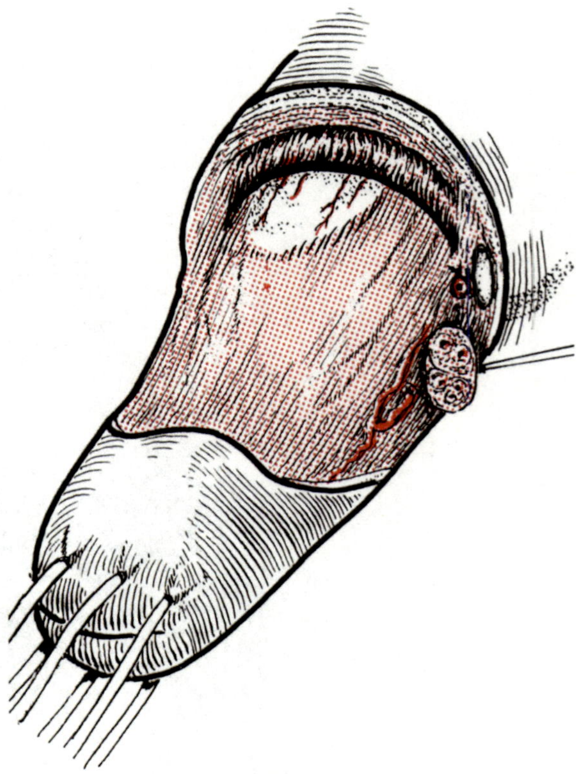

Abb. 46

Topographie des Ureters und der A. uterina in den verschiedenen Operationsabschnitten: richtige Anlegung der Parametrienligatur (Abb. 43). Nach Durchtrennung des unterbundenen Paragewebes wird die Uterinaschlinge gut sichtbar. Auch der Ramus cervicalis ist dargestellt (Abb. 44). Durchtrennung des absteigenden Teiles der A. uterina (Abb. 45). Aufwärtsgleiten des unterbundenen Uterinastumpfes in Richtung Ureterknie (Abb. 46)

Eröffnung der Plica vesicouterina und Absetzen des Corpus uteri

Die von zartem Bindegewebe gesäuberte Plica vesicouterina erkennt man unter anderem auch an feinen, wenig geschlängelten, mehr längs verlaufenden Gefäßen. Man hebt nun eine zarte Falte hoch, um sie einzuschneiden (Abb. 47). Der Uterus hängt nunmehr nur noch an der Achse der Adnexe und der Ligamenta rotunda (Ligg. teres uteri) und kann unter Hochschieben der Zervix beliebig nach vorne oder hinten gedreht werden: anteriore oder posteriore Hebelwirkung (Abb. 48). Bei der HEANEY'schen Technik wird das Korpus hinten durch den Douglas herausgewälzt, in Europa wird es meist vorne herausgezogen.

Ein Absetzen des Uterus mit zwei krummen Klemmen, die in gleicher oder entgegengesetzter Richtung annähernd parallel zur Uteruskante angelegt werden, bietet in anatomischer Hinsicht keine Schwierigkeiten, wenn Zervix und Korpus in der Weise nach der anderen Seite gezogen werden, daß der Uterus möglichst gestreckt wird. Adnexstiel, Ligamentum rotundum und Ligamentum latum werden dadurch entfaltet und ein Abgleiten besonders der zentralen Teile aus den Klemmen bei richtiger Abnahme verhindert (Abb. 49).

Auch beim Absetzen des Uterus von den Adnexen ist die Déchampsunterbindung oder Umstechungstechnik anwendbar. Drei Nachteile der letzteren lassen uns die Klemmenmethode hier bevorzugen: erstens wird beim primären Ligieren unter Spannung geknüpft, zweitens ist die Gefahr einer Gefäßalteration größer, drittens besteht die Möglichkeit, daß zwischen den beiden Ligaturen ein nicht unterbundenes Areal übrigbleibt. Der Ersatz der Klemmen erfolgt aus gefäßanatomischen Gründen am besten auf folgende Weise: Der Einstich erfolgt bei der unteren Klemme an der Restpartie des Lig. latum, so daß der Ramus ovaricus der A. uterina unverletzt bleibt. Die Schlinge wird

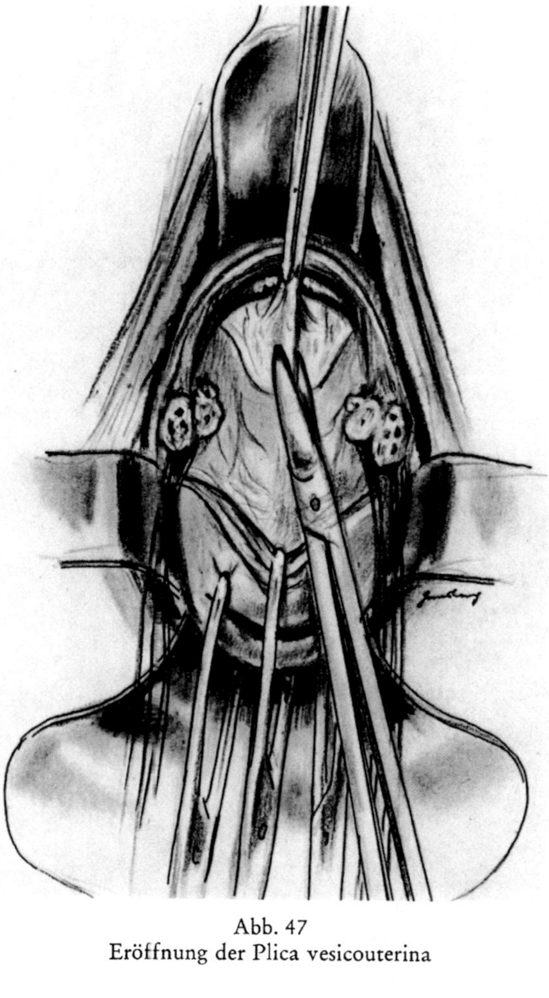

Abb. 47
Eröffnung der Plica vesicouterina

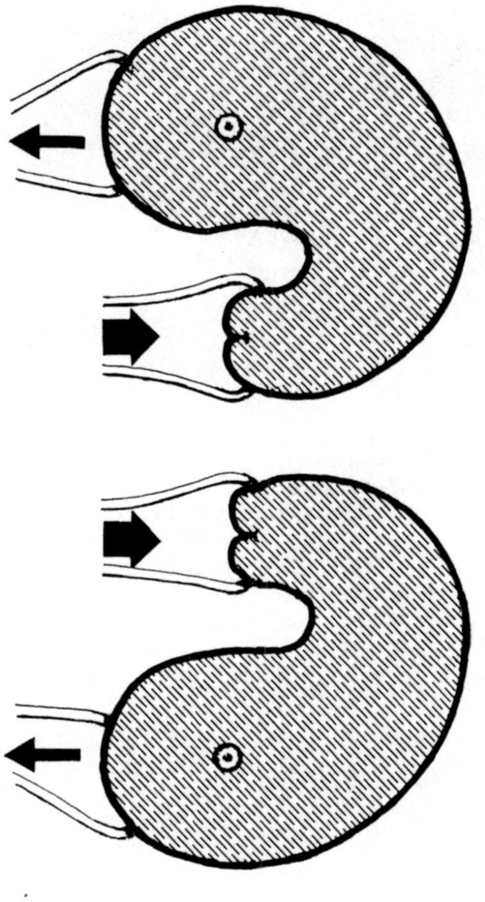

Abb. 48
Oben anteriore, unten posteriore Hebelwirkung

über die beiden angelegten Klemmen (Abb. 50) von außen nach innen gelegt und median verknüpft; sie wird eventuell durch eine Sicherheitsligatur ergänzt. Die Sicherheitsligatur hat zwei anatomische Zwecke: ein Ausschlüpfen des Ligamentum und eine Bildung einer lateralen Peritoneallücke zu verhindern. Dies wird dadurch bewerkstelligt, daß die Nadel hinter der oberen Klemme das Ligamentum rotundum zum Teil und das dahinter befindliche laterale Blasenperitoneum erfaßt. Nach Knotung wird der Faden wieder um die Klemmen außen herumgelegt und median verknüpft (Abb. 51).

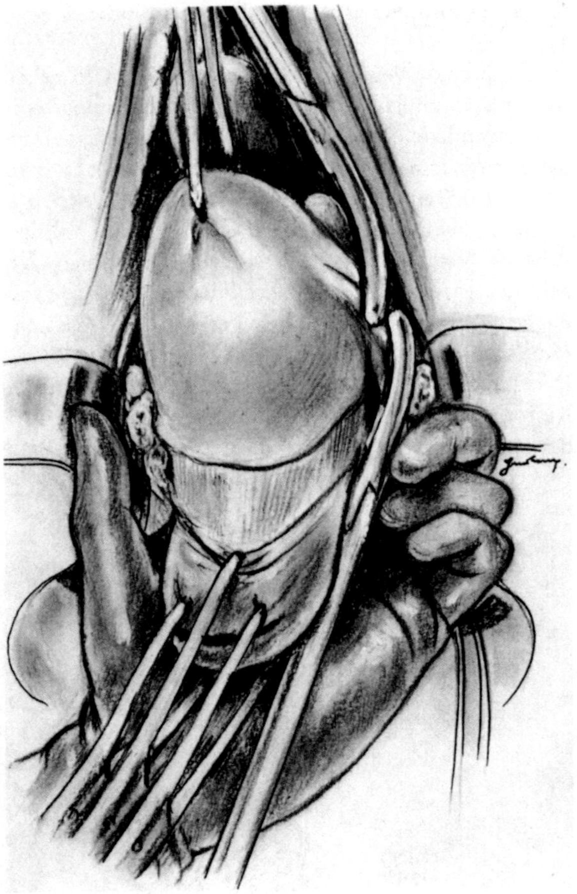

Abb. 49
Der Zug des Korpus nach oben und der Zervix nach unten gestattet die flächenhafte Entfaltung des Lig. latum und des Adnexstieles. Die Anlegung der Klemmen erfolgt unter Zeigefingerschutz im Douglas

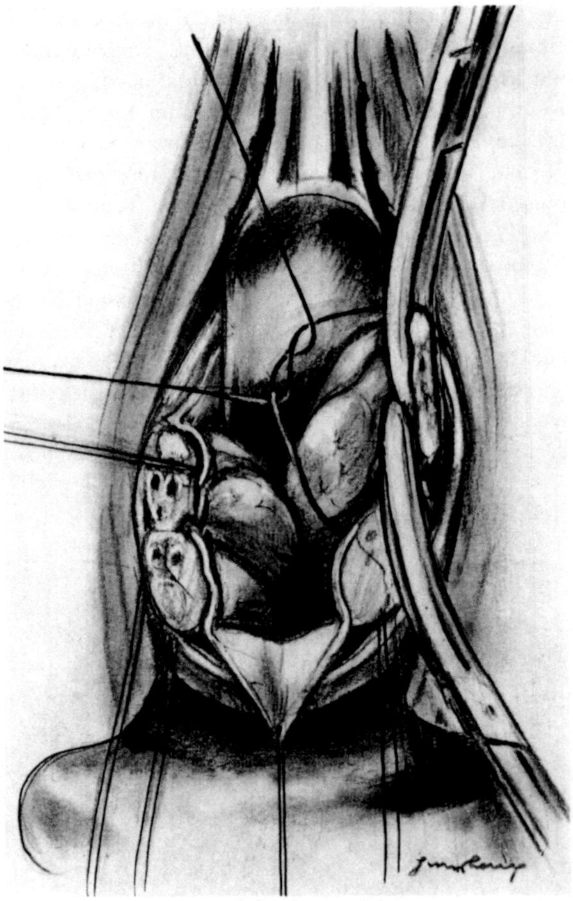

Abb. 50
Klemmenersatz (s. Text)

Abb. 51
Sicherheitsnaht (s. Text)

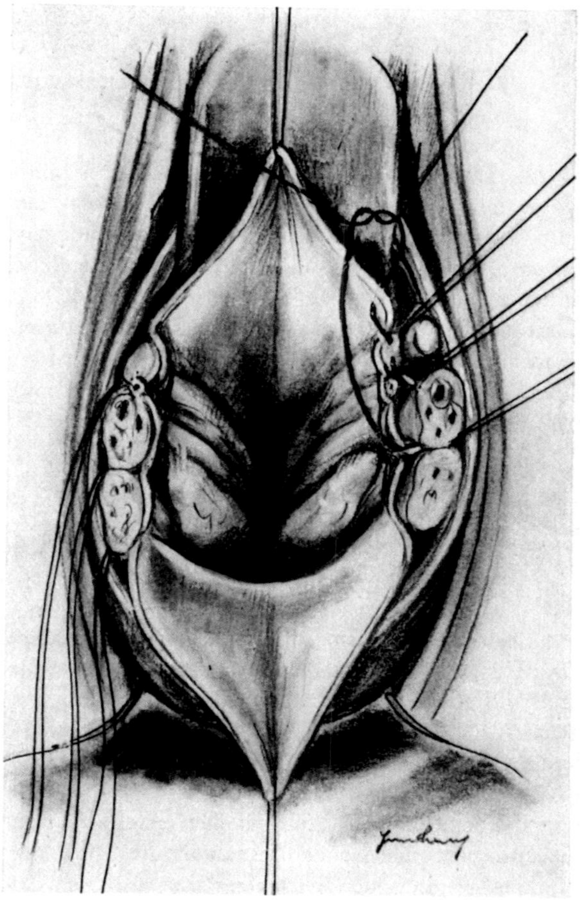

Abb. 52
Eröffnung der Blase und zu muttermundsnahe Inzision

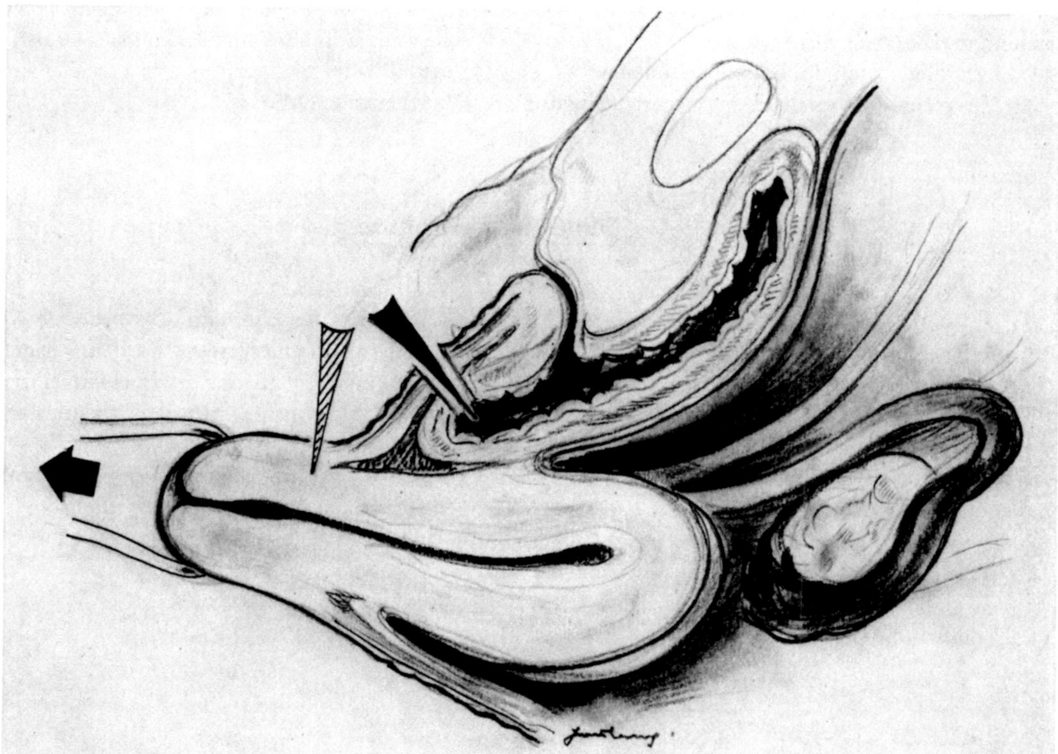

Fehler und Gefahren

Die Darstellung der Plica vesicouterina (s. auch später unter Pathologie) kann bei Nichtbeachtung der oben beschriebenen Maximen Schwierigkeiten bereiten. Selten ereignet es sich, daß statt der Plica die Blase eröffnet wird (Abb. 52). Häufiger erfolgt die Präparation zu zervixnahe (Abb. 52). Die Plica wird dann nach oben abpräpariert. Drei Möglichkeiten zu ihrer Auffindung stehen zur Verfügung: a) nach sicherer Abpräparation der Blase Herausziehen der Plica mit Klemmen und ihre Darstellung in der oben geschilderten Weise, b) bei Versagen von a) bei normal großem Uterus Umgreifen desselben mit dem Zeigefinger vom Douglas aus und Sichtbarmachen der Plica über der Fingerkuppe (siehe bei Interposition), c) bei zu großem Uterus mediane Spaltung des Korpus bis zum Sichtbarwerden der Plica (siehe beim Myom).

Verschluß der Bauchhöhle

Aus anatomischen und pathophysiologischen Gründen soll der Verschluß des Peritoneums exakt und vollständig sein. Damit ist eine Prophylaxe eines Tuben-, Ovar-, Darm- oder Netzprolapses gewährleistet. Die folgenden Ausführungen geben ein Beispiel eines Vorgehens zur Vermeidung von Gefäß- und Nachbarorganverletzungen. Der erste Schritt ist die Anlegung der beiden Ecknähte. Mit Hilfe der Markierungsfäden der Peritonealränder als auch der Stümpfe werden die für die Naht entscheidenden anatomischen Fixierungspunkte dem Operateur präsentiert und erfaßt (Abb. 53):

1. Lateraler Anteil des Blasenperitoneums
2. Lig. rotundum oberhalb der Sicherheitsligatur
3. Lig. ovarii proprium in seinem oberen Anteil
4. Peritoneum zwischen Lig. ovarii prop. und Parametriumstumpf
5. Peritoneum am Parametriumstumpf (durch Auseinanderziehen der Stümpfe sichtbar zu machen)
6. Lateraler Teil des Douglas.

Durch Knotung median erfolgt die Extraperitonealisierung der Stümpfe (Abb. 54).

Außer der beschriebenen Methode ist es auch möglich, die Stümpfe oder das Peritoneum zur Durchführung der Ecknähte mit Klemmen vorzuziehen. Der Verschluß des Restperitoneums beschließt diesen Teil der Operation (Abb. 55).

Fehler und Gefahren

1. Wenn das Peritoneum nicht oberflächlich gefaßt, sondern zu tief gestochen wird, kann der Ureter verletzt werden.

2. Gefäßverletzungen. Bei zu tiefem Einstechen im Peritoneum kann die A. uterina verletzt werden. Dies trifft auch für die Gefäße der Tube zu, wenn diese mitgefaßt wird.

3. Wenn die Ein- und Ausstiche am Peritoneum zu weit auseinandergesetzt werden (mehr als 5 bis 10 mm) oder wenn das Peritoneum einreißt, resultiert eine Lücke mit Gefahr des Tubenprolapses.

4. Bei zu tiefem Einstechen im hinteren Peritoneum kann das Sigma verletzt werden.

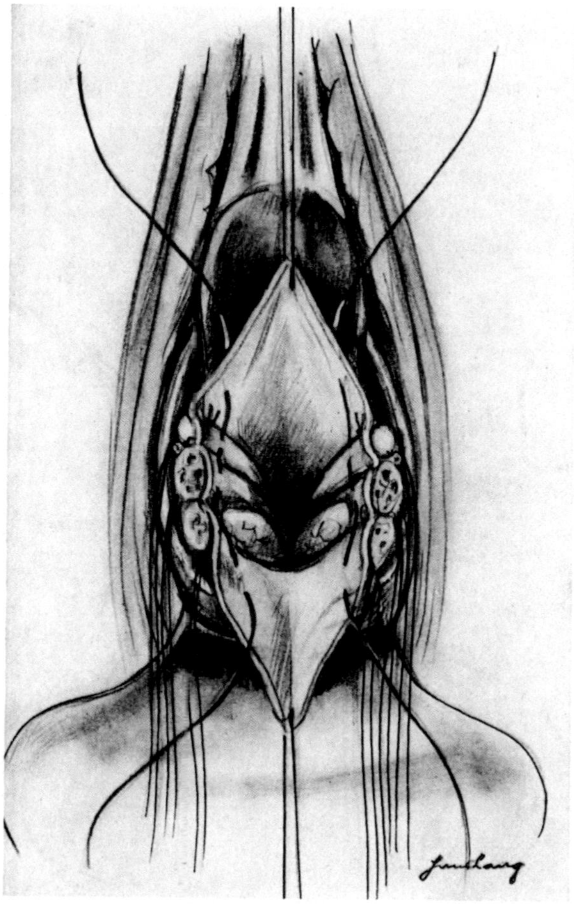

Abb. 53
Die Ecknähte (in situ) erfassen den lateralen Anteil des Blasenperitoneums, das Lig. rotundum, das Lig. ovarii proprium, das Peritoneum zwischen Lig. ovarii proprium und Parametriumstumpf, das Peritoneum am Parametriumstumpf und den lateralen Teil des Douglasperitoneums

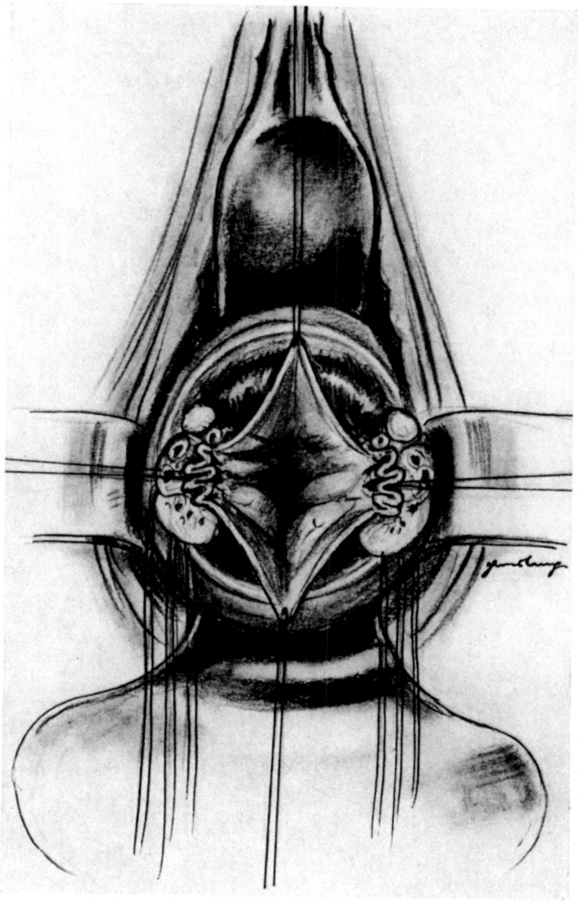

Abb. 54
Die Ecknähte sind geknüpft

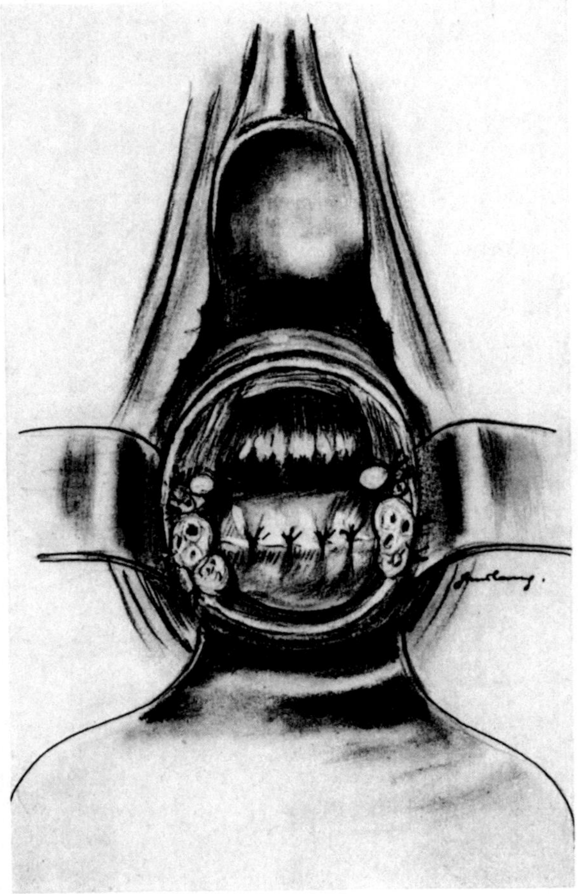

Abb. 55
Peritonealnähte beendet. Bauchhöhle geschlossen

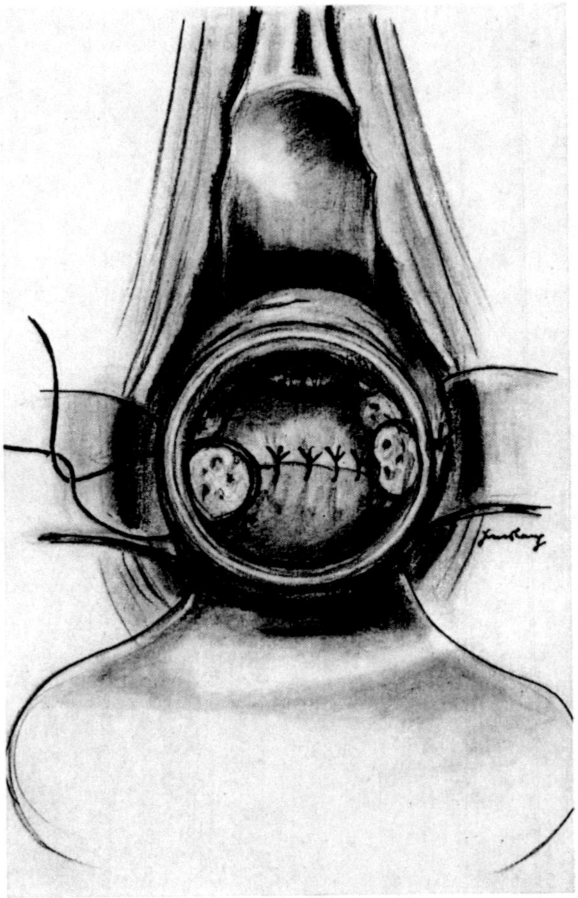

Abb. 56
Einbindung der Parametrienstümpfe in die seitliche Vaginalwand

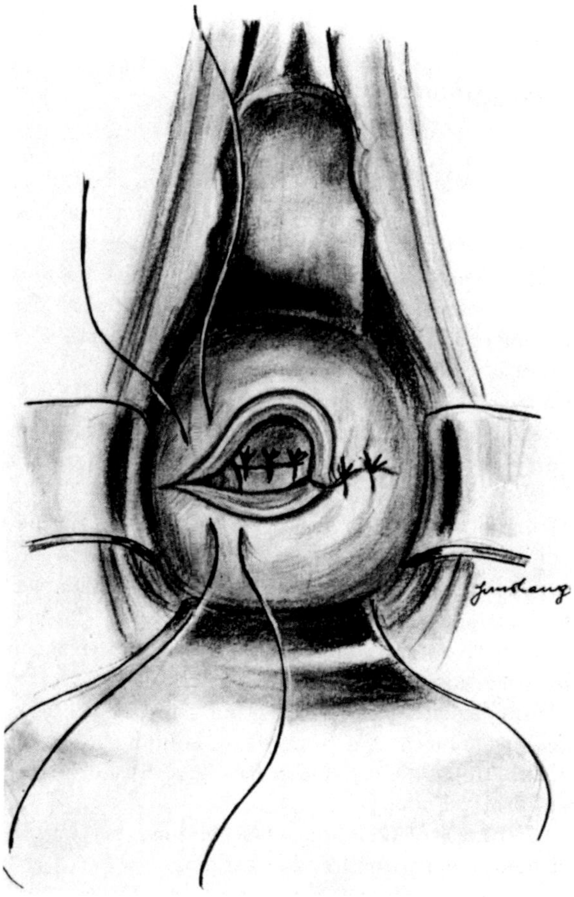

Abb. 57
Deckungsnähte der Parametrienstümpfe

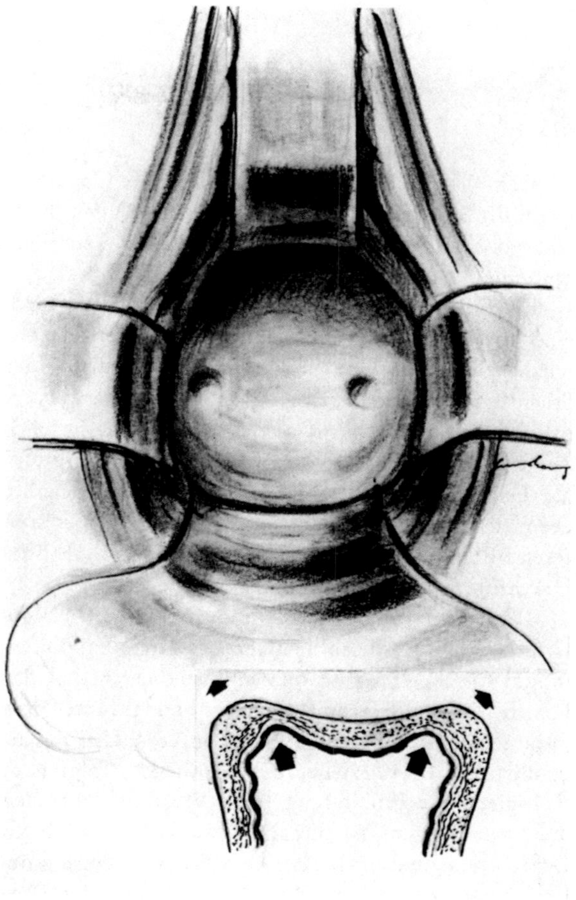

Abb. 58
Fingernagelgroße Einziehungen im Bereiche der Parametrienstumpfligaturen nach Abheilung der Scheidenwunde

Versorgung der Scheidenwundränder

Der Wiener Schule gemäß wird die Operation durch die Scheidenwundrandumstechungen abgeschlossen, wobei aus prophylaktischen Gründen — zur Verhinderung eines späteren Scheidenblindsackprolapses — die Scheidenstumpfwunde offenbleibt und durch eine Streifendrainage für 3 bis 4 Tage offengehalten wird. Hierdurch wird ein langsameres Abheilen der Scheidenstumpfwunde, aber dafür eine bessere Narbenbildung erreicht. Aus anatomischer Sicht ist nach Amreich die Einbindung der Parametriumstümpfe in die beiden seitlichen Scheidenwandumstechungsnähte ebenfalls als Fixationsnaht zur Prophylaxe eines späteren Blindsackprolapses zu betrachten. Die praktische Durchführung erfolgt auf folgende Weise:

Nach Anlegung der posterioren Naht wird die seitliche Naht nach Abklemmen des lateralen Wundrandes (bei 8 Uhr) und durch Einstechen medial davon (bei 7 Uhr), Herumführen des Fadens hinter dem Parametriumstumpf und Ausstechen bei 9 Uhr durchgeführt. Durch Vorziehen des Stumpfes erfolgt nach Knotung seine Einbindung (Abb. 56). Ein Anstechen des Parametriums ist nicht notwendig und kann zu Gefäßalterationen führen. Die Gegenseite wird korrespondierend versorgt. Zur Verminderung der Granulationsbildung ist die Vereinigung der Wundränder über dem Parametriumstumpf durch zwei bis drei Catgutnähte möglich (Abb. 57). Hierdurch wird die Scheidenstumpfwunde wesentlich verkleinert. Mit einer vorderen und hinteren Scheidenwundrandumstechung ist dieser Abschnitt der Operation beendet.

Anatomisch interessant ist, daß Nachuntersuchungen so operierter Frauen einen charakteristischen Situs des Scheidenblindsackendes zeigen: die beiden, den ehemaligen seitlichen Scheidenwandumstechungen entsprechenden Areale präsentieren sich als fingernagelgroße konkave Einziehungen (Abb. 58). Die geänderte anatomische Situation post operationem erklärt die Entstehung dieses Phänomens. Durch den Fortfall des Uterus fehlt der mediale Zugpol des Parametriums, so daß es vom lateralen Zugpol — der Beckenwand — nach der Seite verzogen wird (Abb. 58). Die Folge ist die Entstehung einer lateralen Einziehung der an dem Parametriumstumpf fixierten Scheidenwand. Die praktische und positive Konsequenz ist die Verhinderung eines Scheidenblindsackprolapses.

Der in angelsächsischen Ländern häufig geübte komplette Nahtverschluß der Scheide hat Vor- und Nachteile. Die Vorteile bestehen darin, daß in der Mehrzahl der Fälle die Scheide primär verheilt und damit den Patientinnen eine lästige Sekretion und eventuell Granulationsbildung erspart wird. Die weiters dadurch mögliche Verhinderung einer postoperativen Keimaszension in den subperitonealen Raum ist nach unseren Erfahrungen belanglos. Unter den Nachteilen stehen im Vordergrund: die gelegentlichen Sekretstauungen und Stumpfexsudatbildungen sowie als Spätfolge die wesentlich häufigere Scheidenblindsackprolapsbildung.

Fehler und Gefahren. Nachblutung bei insuffizienter Scheidenwundrandumstechung.

Abbildung 59 zeigt den exstirpierten Uterus.

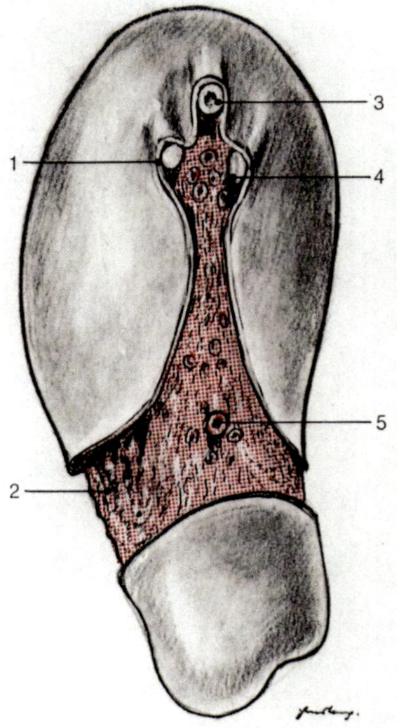

Abb. 59
zeigt den exstirpierten Uterus von der Seite. Die vordere Muttermundslippe tiefer. Der Ansatz der Plica vesico-uterina liegt höher als der des Douglas. Der Ansatz des Paragewebes, des Lig. latum und der Adnexe zeigt die Problematik der Stumpfversorgung und des Peritonealverschlusses

1 Ligamentum rotundum
2 Wundfläche nach abpräparierter Blase
3 Tube
4 Ligamentum ovarii proprium
5 Arteria uterina

Operationsverlauf bei Mitnahme der Adnexe

Nach Vorwälzen des Corpus uteri werden nach stumpfer Mobilisierung der Adnexe jene, die leichter luxierbar sind, zuerst mit Allisklemmen oder Ovarialfaßzangen vorgezogen. Hierauf kann das Lig. infund. pelv. (Lig. susp. ov.), mit einer krummen Klemme gefaßt und zum Schutz des Ureters etwas angehoben werden (Abb. 60).

Anschließend erfolgt die Umstechung des Lig. infund. pelv. und nach Abnahme der Klemme seine Durchtrennung. Dann wird das Lig. rotundum sowie meist ein Restanteil des Lig. latum abgeklemmt oder primär ligiert (Abb. 61). Die Fäden der Stümpfe bleiben lang. Auf der Gegenseite wird ebenso verfahren, womit der Uterus und die Adnexe in toto entfernt sind. Wegen technischer Schwierigkeiten wird es gelegentlich notwendig sein, den Uterus zuerst abzusetzen und die Adnexe sekundär. Ähnlich wie bei Belassung der Adnexe wird eine Sicherheitsligatur angelegt, wobei der Stumpf des Lig. infund. pelv. nochmals eingebunden wird. Der weitere Operationsverlauf erfolgt wie oben geschildert. Die Entfernung der Tuben allein, die auch bei Belassung der Ovarien zu empfehlen ist, bietet keine anatomischen Besonderheiten.

Fehler und Gefahren. Bei Anlegung der Ecknaht soll der Stumpf des Lig. infund. pelv. und der anschließende dorsale Peritonealrand nur oberflächlich mitgefaßt werden. Diese Vorsicht empfiehlt sich wegen der Nachbarschaft des Ureters (Abb. 62). Sie ist nach Durchtrennung des Lig. infund. pelv. eine engere geworden (Abb. 62). Aus dem bisher Gesagten geht hervor, daß die Uretertopographie jetzt weitgehend verändert wurde. Da wegen der Variabilität des neuen Ureterverlaufes keine anatomische Gesetzmäßigkeit besteht, muß bei eventuell notwendiger Blutstillung in seiner Umgebung besondere Sorgfalt angewendet werden. Dies gilt insbesondere für das Abgehen der Ligatur des Lig. infund. pelvicum.

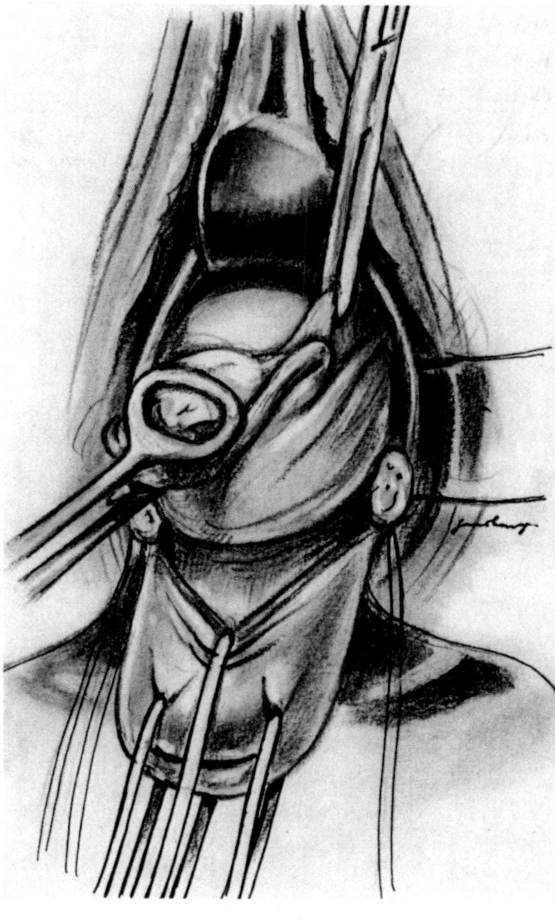

Abb. 60
Das Lig. infund. pelv. (Lig. susp. ov.) wird zwecks Distanzierung vom Ureter mit der Klemme hochgehoben, um dann umstochen zu werden

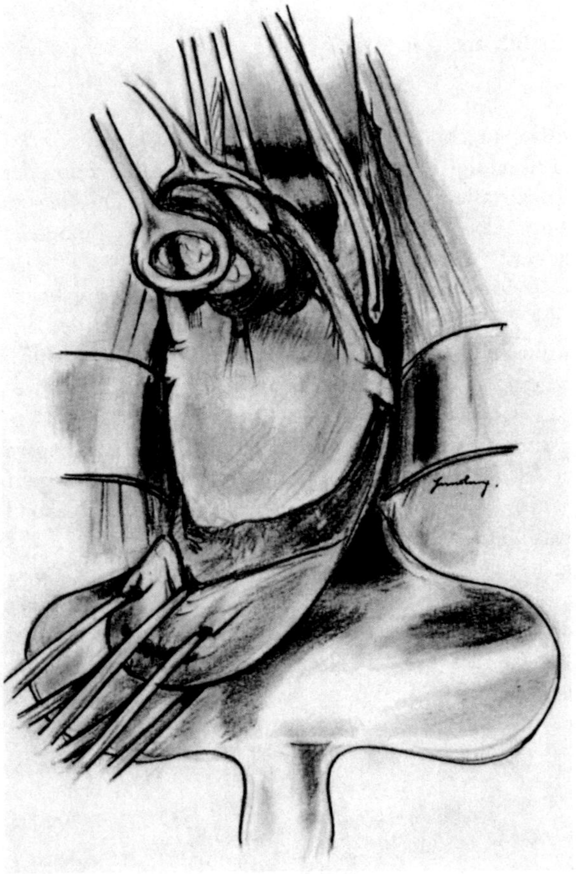

Abb. 61
Mit (meist 2) krummen Klemmen werden Restanteile des Lig. latum und das Lig. rotundum abgeklemmt (wie auf Abb. 49)

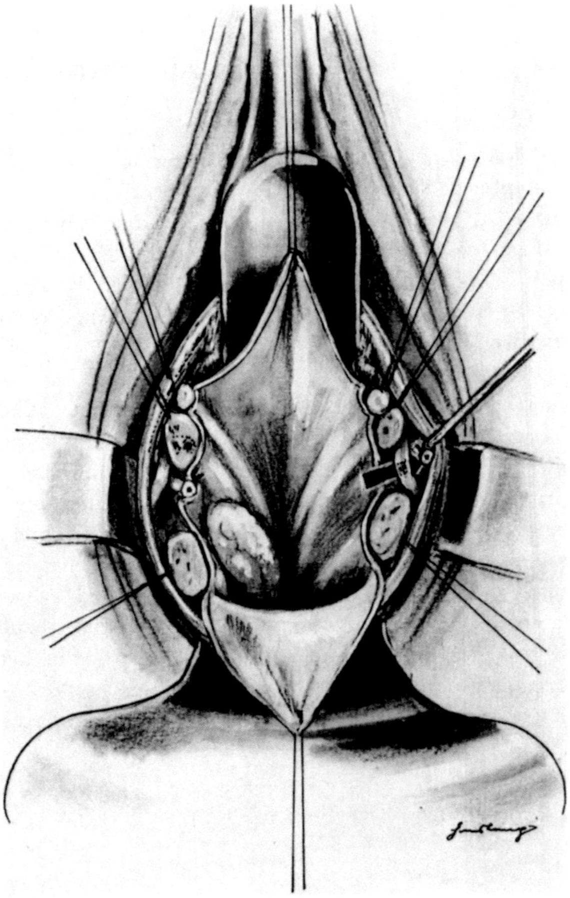

Abb. 62
Topographie der Stümpfe und des Ureters vor Anlegung der Ecknähte. Pfeil zeigt Gefahr für den Ureter bei Nachfassen der über ihn und lateralwärts geschlüpften A. Uterina an.

Die Abweichungen von der routinemäßigen vaginalen Exstirpation des Uterus und der Adnexe bei pathologisch-anatomischen Veränderungen des Situs

Die Grenzen für die vaginale Exstirpation des Uterus und der Adnexe ergeben sich aus folgendem: Die Beherrschung der anatomischen Gegebenheiten muß garantiert sein, woraus die Durchführung der oben beschriebenen Schritte resultiert. Sowohl die Größe des Uterus und der Adnexe als auch ihre Beweglichkeit sind hierfür maßgeblich.

Als Grenze der Größe des Uterus wird das Kindskopfmaß angesehen, wobei u. E. auch größere Uteri vaginal exstirpiert werden können, wenn sie beweglich sind. Was die Mobilität anlangt, so steht die des Korpus im Vordergrund. Ist diese nicht gegeben, darf auf fixierende pathologisch-anatomische Veränderungen im Bereich des Uterus und der Adnexe geschlossen werden. Dies bedeutet keine prinzipielle Ablehnung des vaginalen Vorgehens nach vorangegangenen Laparotomien.

Die Besprechung der verschiedenen pathologischen Situationen erfolgt nach folgenden Gesichtspunkten:

1. bei pathologisch verändertem Uterus
2. bei Pathologie der Parametrien
3. bei pathologisch veränderten Adnexen und Peritoneum
4. nach vorangegangenen Operationen.

Die vaginale Uterusexstirpation beim Uterus myomatosus

Bei einem bis Faustumfang vergrößerten Uterus ist ein Abweichen von der beschrieben Technik bei Multiparen in den seltensten Fällen erforderlich. Bei Nulliparen oder älteren Patientinnen kann bei dieser Größe schon die Morcellierung des myomatösen Uterus erforderlich sein. Dies ist ebenso bei Multiparen meist dann notwendig, wenn die Größe des Gebärmutterkörpers die Faust- bzw. Doppeltfaustgröße überschreitet.

Die Indikation zum Morcellement ist dann gegeben, wenn sich das Corpus uteri nach Unterbindung und Durchtrennung der Parametrien und Uteringefäße unter Anwendung der anterioren oder posterioren Hebelwirkung nicht vor die Vulva luxieren läßt. Es bestehen drei Möglichkeiten der Morcellierung:

a) Nach Eröffnung der Plica vesicouterina laterales Anhaken der Zervix mit je einer Kugelzange. Sodann mediananteriore Spaltung der Zervix bis in den Isthmusabschnitt des Korpus nach Amreich (Abb. 63). Dies ist bei der Anteversioflexio uteri und nach vorne ausladenden Myomen angezeigt. Jetzt erfolgt die Ausschälung des oder der Myomknoten mit dem doppelschneidigen Morcellementmesser. Zur Verhinderung einer Darmverletzung mit dem Morcellementmesser empfiehlt sich die exakte Ausschälung der Myomknoten. Dies gelingt durch tangentiale Haltung des Messers mit der Tendenz, die Spitze mehr zum Knoten wirken zu lassen und durch entsprechenden Kaudalzug am Knoten (Abb. 64).

Nach entsprechender Volumenreduzierung kann nun der Uterus in der schon beschriebenen Weise abgesetzt werden. Ist außer den entfernten Knoten der Rest des Uterus durch eine Myohyperplasie für die in toto Vorwälzung zu groß, so empfiehlt sich seine Spaltung (Abb. 65), die auch bei geringerer Vergrößerung a priori vorgenommen werden kann. Die beiden Hälften werden gesondert abgesetzt.

b) Bei Retroversioflexio uteri oder sakralwärts ausladenden Myomen erfolgt die mediane Spaltung der Zervix dorsal. Das weitere Vorgehen entspricht dem vorher beschriebenen von dorsal her. Ein Morcellement des Uterus ist auch ohne Spaltung der Zervix von vorne oder hinten möglich.

c) Wir selbst führen am häufigsten die axiale Morcellierung durch oder, besser gesagt, die kombinierte posterior-anteriore mit axialem Start. Hierbei wird zunächst die Zervix vorne und hinten in der Medianlinie bis in den Isthmus gespalten. Sodann beginnt die Enukleierung der einzelnen Knoten je nach anatomischer Lokalisation zuerst hinten oder vorne, eventuell abwechselnd. Oder es wird direkt axial enukleiert, solange bis die Vorwälzung des verkleinerten Uteruskorpus oder seine Spaltung möglich ist. Ist der Uterus abgesetzt, wird die Operation, wie im Kapitel I beschrieben, beendet.

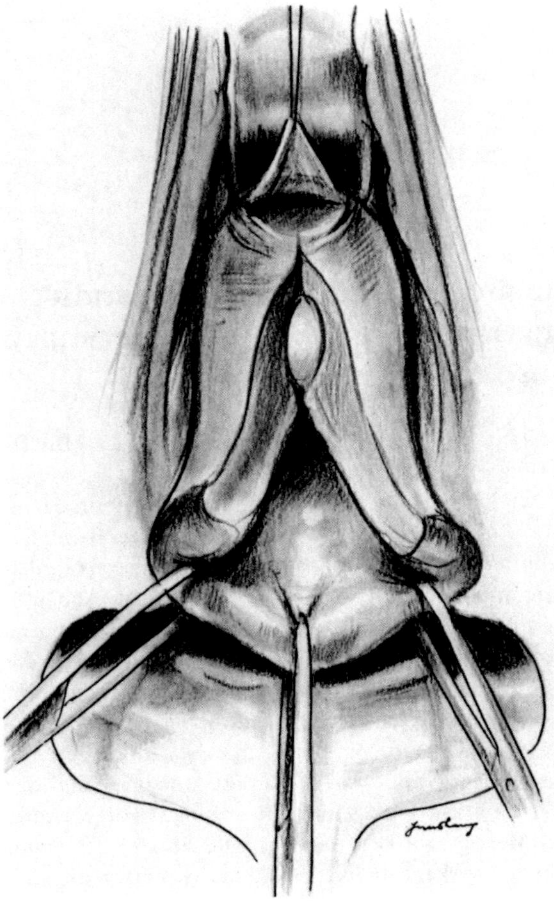

Abb. 63
Mediane anteriore Spaltung des Uterus bis in die Höhe der Plica vesicouterina. Diese ist bereits eröffnet

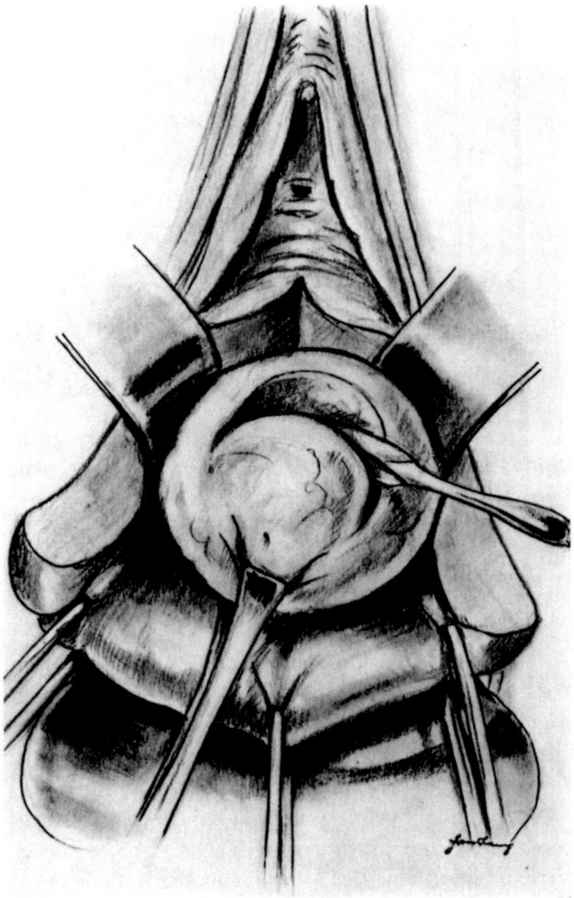

Abb. 64
Exzision eines kegelähnlichen Myomanteiles

Abb. 65
Durch Spaltung auch der hinteren Zervix- und Korpuswand wird die Entfernung weiterer Myomanteile erleichtert

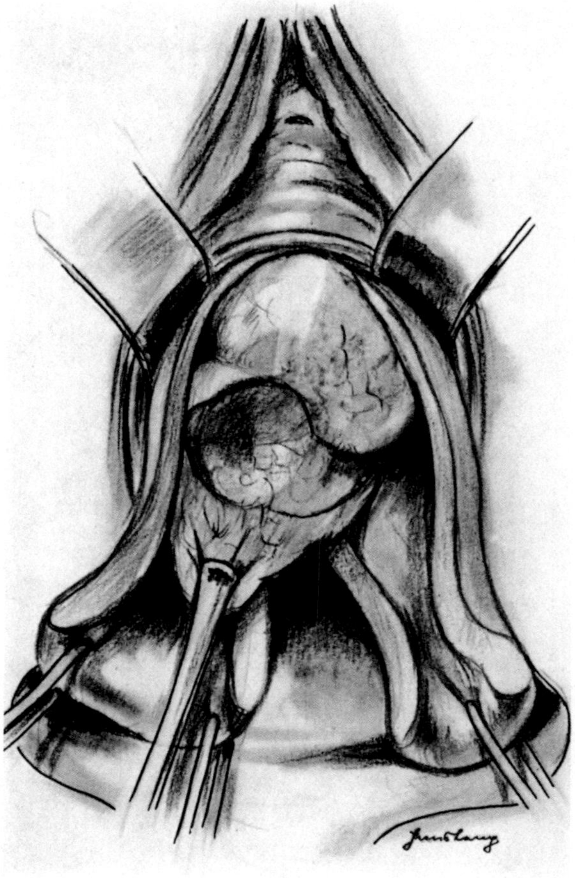

Die vaginale Uterusexstirpation beim Zervixmyom

Bei diesem wird zwar meist der abdominale Weg vorgezogen, doch ist der vaginale nicht kontraindiziert. Hierbei sind die anatomischen Verhältnisse je nach Umfang und Lokalisation des Myoms beträchtlich verändert (z. B. Zervixtonnenmyom). So kann eine stärkere Ausladung nach vorne die geplante Eröffnung der Plica vesicouterina zunächst ebenso unmöglich machen, wie eine Ausbuchtung in entgegengesetzter Richtung eine Eröffnung des DOUGLAS'schen Raumes (Abb. 66 u. 67). In beiden Situationen sollen diese Akte nicht nach dem primär angegebenen Schema erzwungen werden. Nach Abschieben anterioren und posterioren zarten Bindegewebes kann bei zunächst nicht möglicher Darstellung der entsprechenden Peritonealumschlagfalten mit der Unterbindung und Durchtrennung des Paragewebes und der Uteringefäße begonnen werden. Entweder kann das Uterinaknie mit dem Ureter, wenn das Myom mehr isthmuswärts lokalisiert ist, weiter kaudal liegen (Abb. 68) oder aber es kann genau das Umgekehrte der Fall sein (Abb. 69). Während im ersten Fall die Isolierung und Unterbindung der Uteringefäße leichter ist, wird dies im zweiten wesentlich schwieriger sein. Um die schlechte Zugänglichkeit zu verbessern, ist die Anlegung eines Schuchardtschnittes insbesondere beim Zervixtonnenmyom ratsam (Abb. 70). Unter diesen Bedingungen ist bei schrittweisem Vorgehen der Ureter weniger gefährdet als beim abdominalen Vorgehen. Anschließend läßt sich der Uterus leichter tieferziehen, wodurch die Zugänglichkeit der beiden peritonealen Umschlagfalten wesentlich verbessert wird.

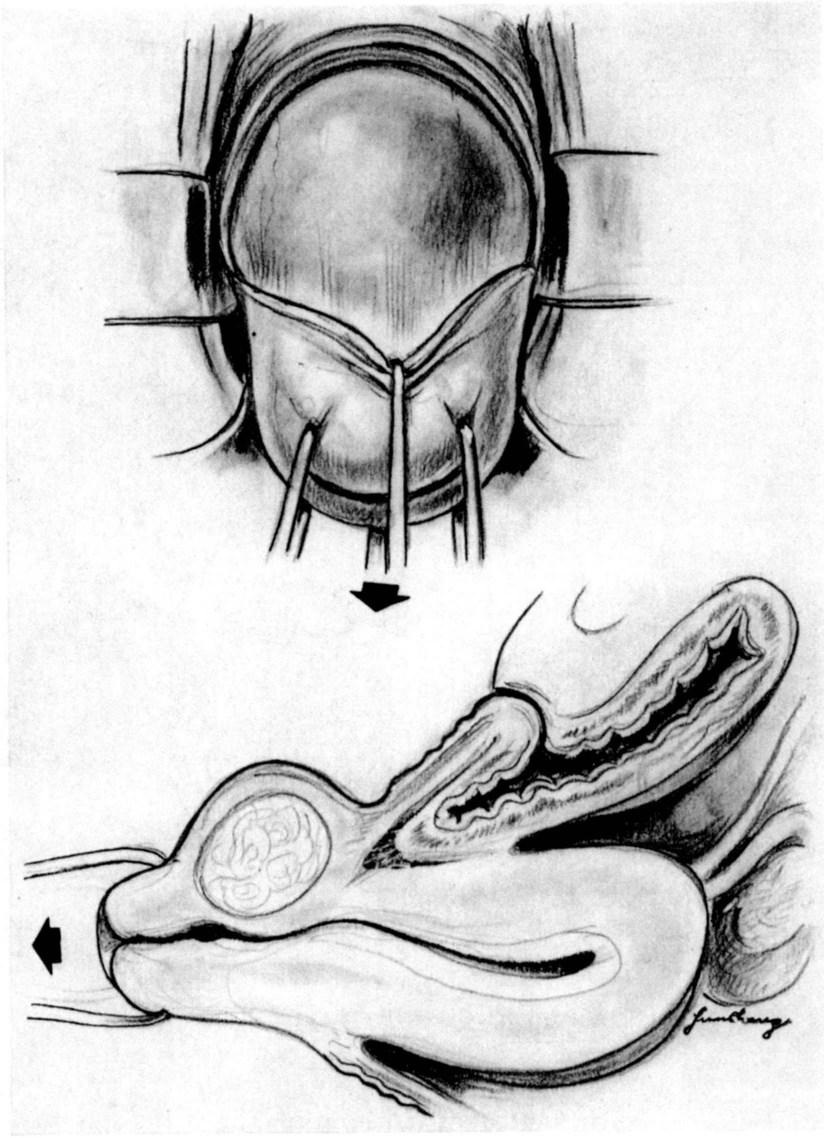

Abb. 66
Topographie der Blase und des vesiko-zerviko-vaginalen Bindegewebsraumes bei vorne gelegenem Zervixmyom

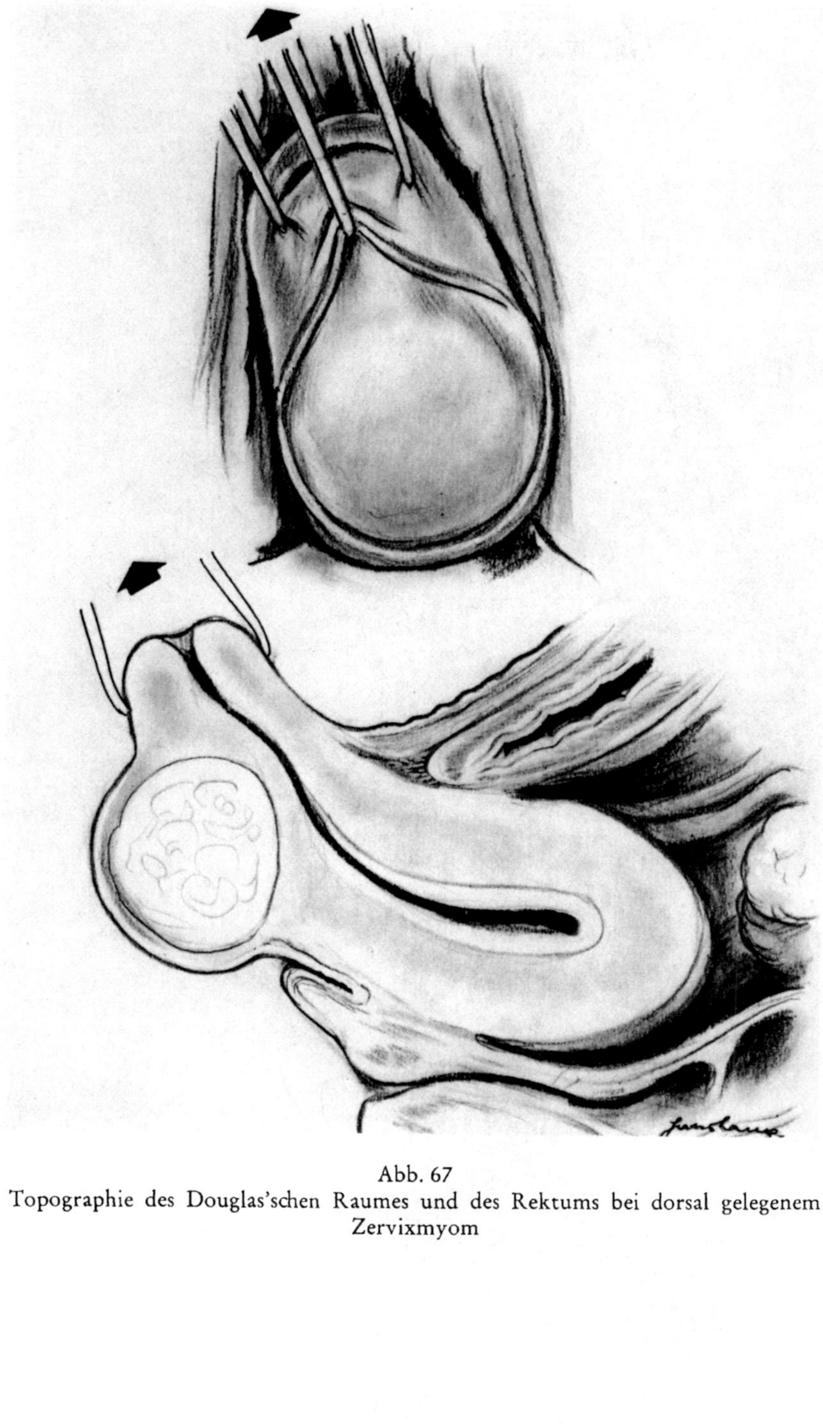

Abb. 67
Topographie des Douglas'schen Raumes und des Rektums bei dorsal gelegenem Zervixmyom

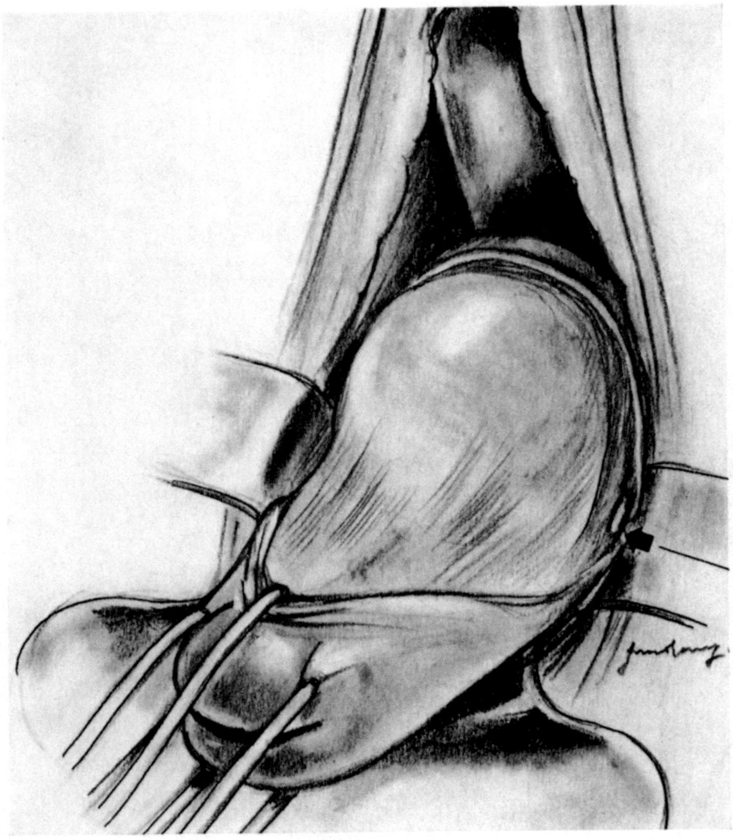

Abb. 68
Topographie des Ureters bei höher liegendem Zervixmyom (Pfeil)

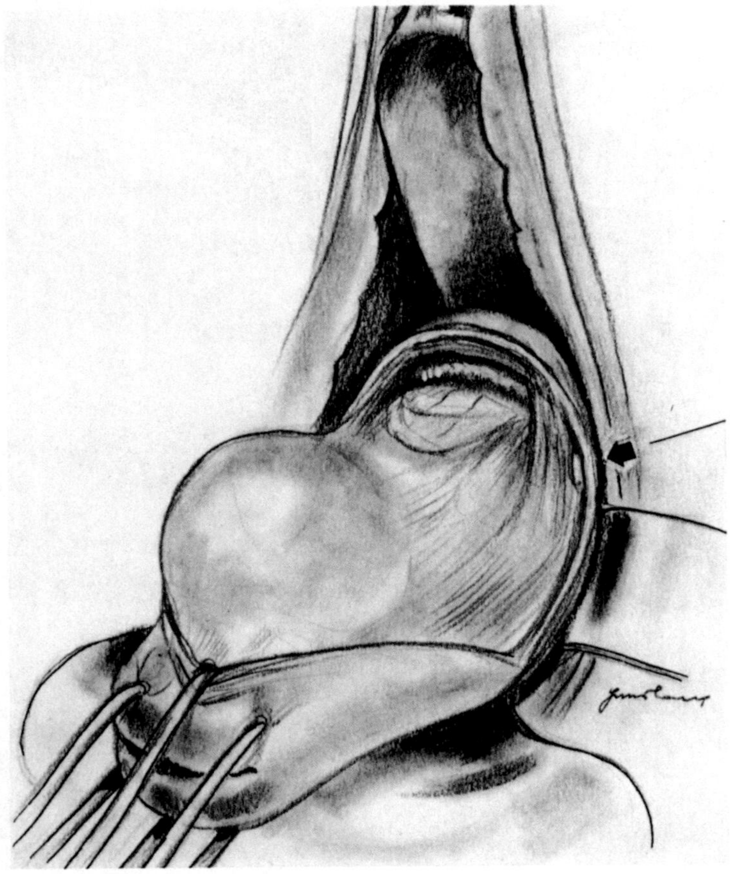

Abb. 69
Topographie des Ureters bei tiefer gelegenem Zervixmyom (Pfeil)

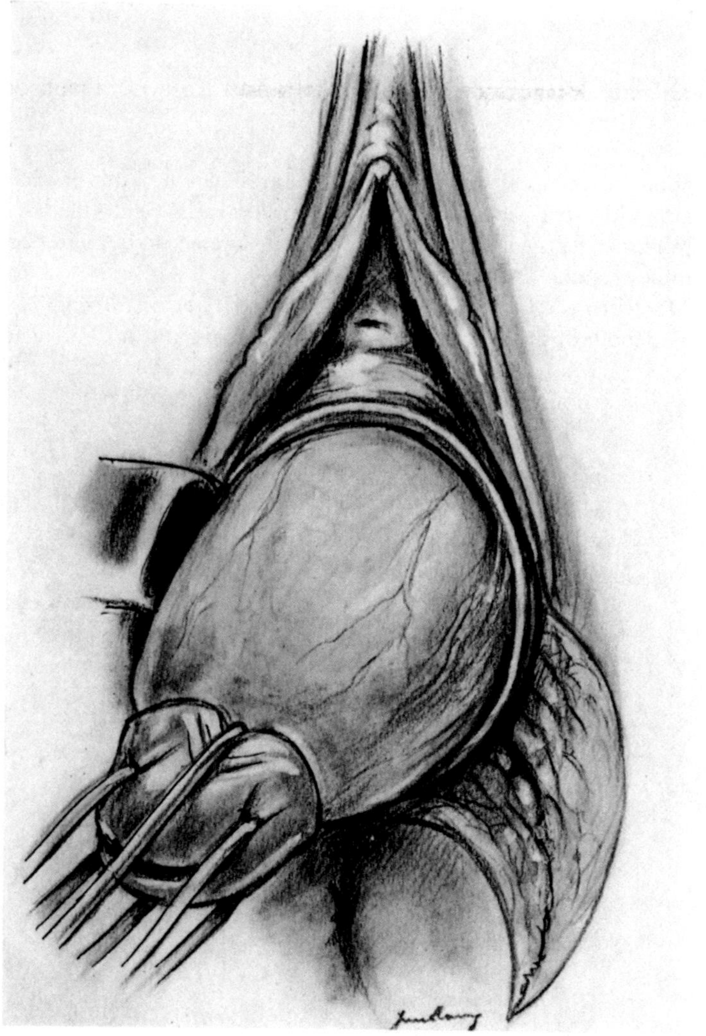

Abb. 70
Zervixtonnenmyom: nach Anlegung des Schuchardtschnittes leichter zugänglich

Die vaginale Uterusexstirpation beim intraligamentären Myom

Die vaginale Operation ist bei größeren Knoten kontraindiziert. Man kann sich aber hinsichtlich der Beweglichkeit bei der Palpation gelegentlich täuschen und keine richtige Diagnose stellen. Wenn es nun gelingt, den Uterus nach Morcellement vorzuwälzen — was meist schwierig ist — dann läßt sich der intraligamentäre Knoten nach vorsichtigem Morcellement von innen her meist relativ leicht aus seinem Bett herausziehen. Ureter und A. uterina sind gefährdet (Abb. 71—73).

Der Ureter wird vom Knoten nach lateral und oder kaudal- und medialwärts gedrängt.

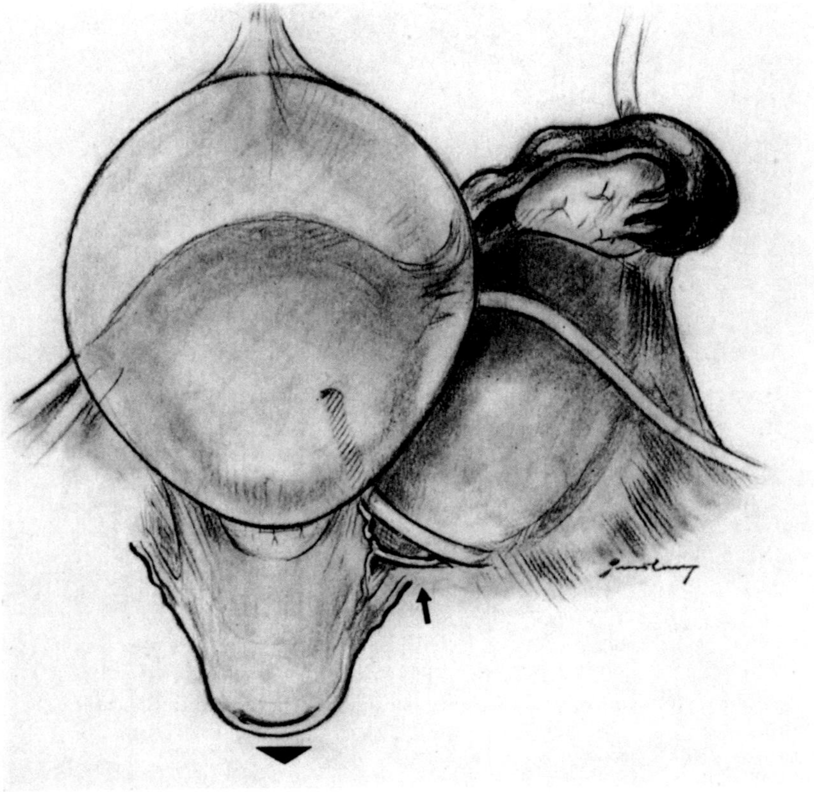

Abb. 71
Ureter durch intraligamentäres Myom nach lateral und vorne gedrängt (die Blase schematisch dargestellt)

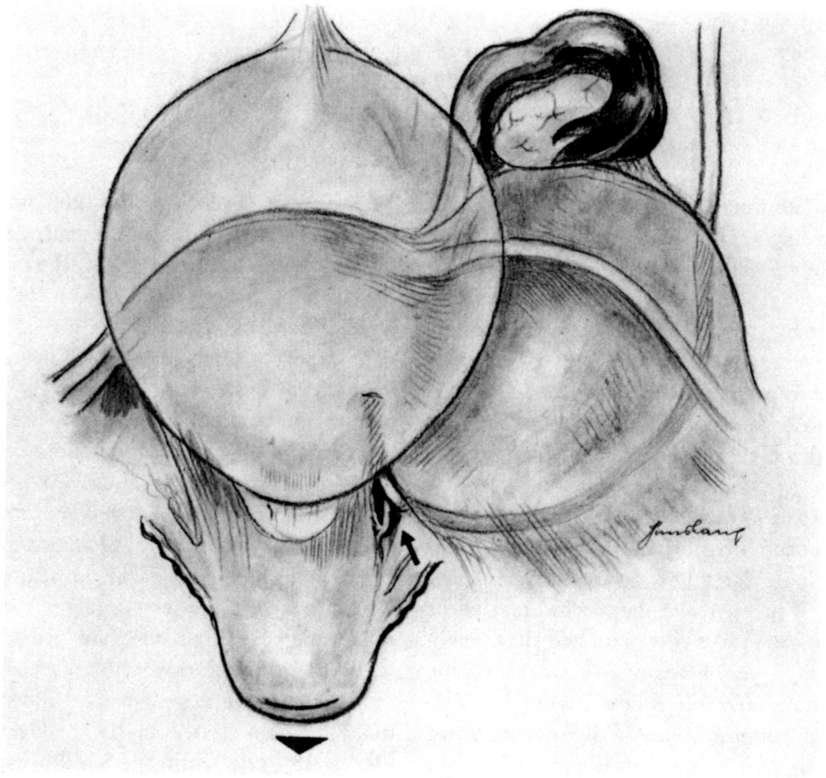

Abb. 72
Der Ureter nach kaudal und medial gedrängt. Der Pfeil deutet die Gegend an, in der der Ureter wegen der engen Nachbarschaft zur A. uterina besonders gefährdet ist

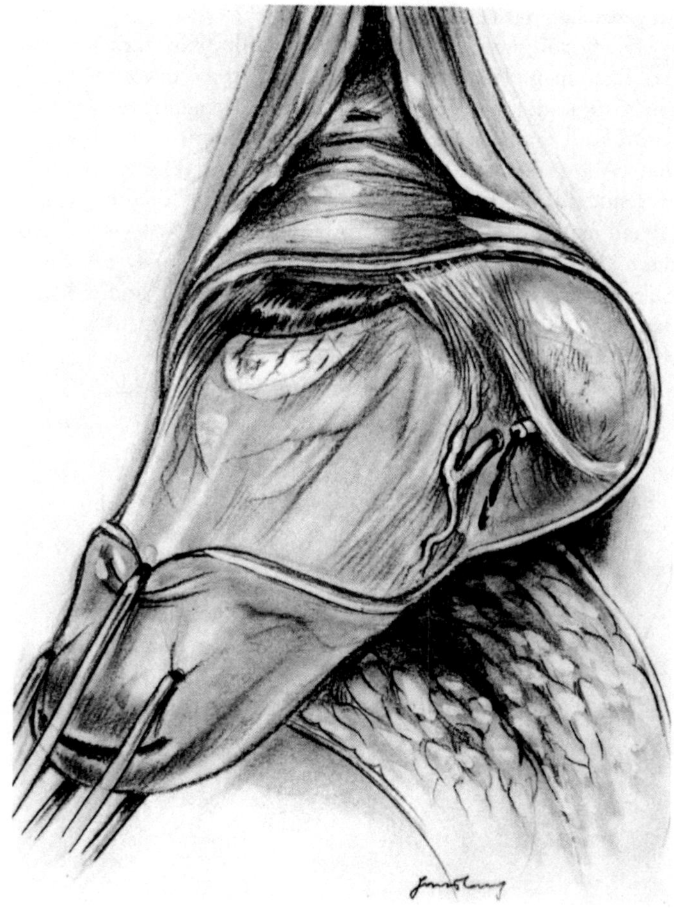

Abb. 73
Gefahr der Bildung eines zu kurzen Uterinastumpfes. Bei Abgang der Ligatur und Nachfassen Gefahr der Ureterläsion

Die vaginale Uterusexstirpation beim Prolaps

Beim Prolaps kommt es zu Veränderungen der Topographie, die eine gewisse Ähnlichkeit mit der des vorgezogenen Genitales bei der vaginalen Uterusexstirpation haben (Abb. 74). Doch sind diese Veränderungen dadurch modifiziert, daß beim Prolaps infolge der venösen Stauung die verschiedenen Schichten und Organanteile hypertrophisch erscheinen (Abb. 75). Das Kollum ist fast immer beträchtlich elongiert, die Scheidenwand kann bis zu einem Zentimeter verdickt sein (Abb. 75 u. 76). Auch das perivesikale Bindegewebe ist bedeutend vermehrt, so daß nach der Zirkumzision sich vorne oft mehrere Membranen des Septum supravaginale darstellen. Es ist hier viel leichter, den falschen Weg zwischen der verdickten, leicht abhebbaren Fascia cervicalis einerseits und der Zervix andererseits einzuschlagen. Es empfiehlt sich dann, die mediane Kolpotomie für die Plastik vor der Zirkumzision durchzuführen (Abb. 77). Bei der Zirkumzision vorne wird man es gelegentlich primär nicht wagen, die dicke Fascia vaginalis bis auf die Blasenfaszie völlig zu durchtrennen, was aber unbedingt zu geschehen hat (Abb. 75).

Die Sondierung gibt einen Anhaltspunkt, wie stark das Kollum im Verhältnis zur palpatorisch ermittelten Größe des Korpus verlängert ist. Dementsprechend hoch muß die Zirkumzision vorgenommen werden (Abb. 75). Hat man genügend lange mit reponierenden Tampons vorbehandelt — was meist für die Abheilung von Dehnungsgeschwüren notwendig ist — dann sind Stauung und Ödeme zurückgegangen. Die Blasengrenze und die praevesikale Delle (s. o.) sind dann oft feststellbar. Die Blase muß nicht entsprechend der Elongatio colli sehr hoch situiert sein, sie kann sozusagen über die Zervix herunterhängen (Abb. 78 u. 79). Hat man zu hoch zirkumzidiert und stößt nun direkt auf die Blase, die man an der rötlichen — meist gelblich-roten Farbe — erkennt, dann muß man den unteren Schnittrand umkrempeln (Abb. 78) und wie bei der Schautaoperation die Blase von der Scheidenmanschette nach oben abpräparieren. Auch sakralwärts beim Rektum ist dasselbe zu beachten. Es muß sorgfältig abpräpariert werden, um den Douglas zu eröffnen. Bei Douglasozele ist das Rektum nicht gefährdet (Abb. 80). Auch das Paragewebe, besonders das Parakolpium, ist stark verdickt. Man kann sich auch mit Vorteil der Klemmenmethode bedienen (Abb. 81) (hier fällt ja ein Nachteil der Klemmenmethode weg: Da alles vorgelagert ist, kann ein Ausreißen der Klemme oder ein Ausschlüpfen des Gewebes bei ungeschickter Abnahme der Klemme nicht zu so unangenehmen Zwischenfällen führen, als wenn die Klemme im Becken liegt). Der Ureter ist beim Operieren in der richtigen Schicht und entsprechendem stumpfen Abschieben mit dem gekrümmten Zeigefinger nicht gefährdet. Die Adnexe sind leicht zu entfernen. Dies sollte in der Postmenopause auch immer geschehen. Zur Vorbeugung eines Scheidenblindsackprolapses (Abb. 82) muß das Peritoneum hoch oben verschlossen werden, circa 10 cm oberhalb des Schnittrandes — am besten mit zwei halben Tabaksbeutel-Chromcatgutnähten. Darunter legt man zur Sicherung der Nähte noch ein oder zwei Tabaksbeutelnähte. Man kann auch sagittale Raffnähte, ähnlich wie beim Neugebauer-Le Fort, anlegen (Abb. 83 nach Richter).

Die Beschreibung der anzuschließenden plastischen Korrektur der Scheide fällt aus dem Rahmen dieses Buches.

Abb. 74
Partieller Prolaps. Das Auffinden der richtigen Inzisionsstelle ist schwierig, weil die Runzelung der Vagina erst höher oben beginnt

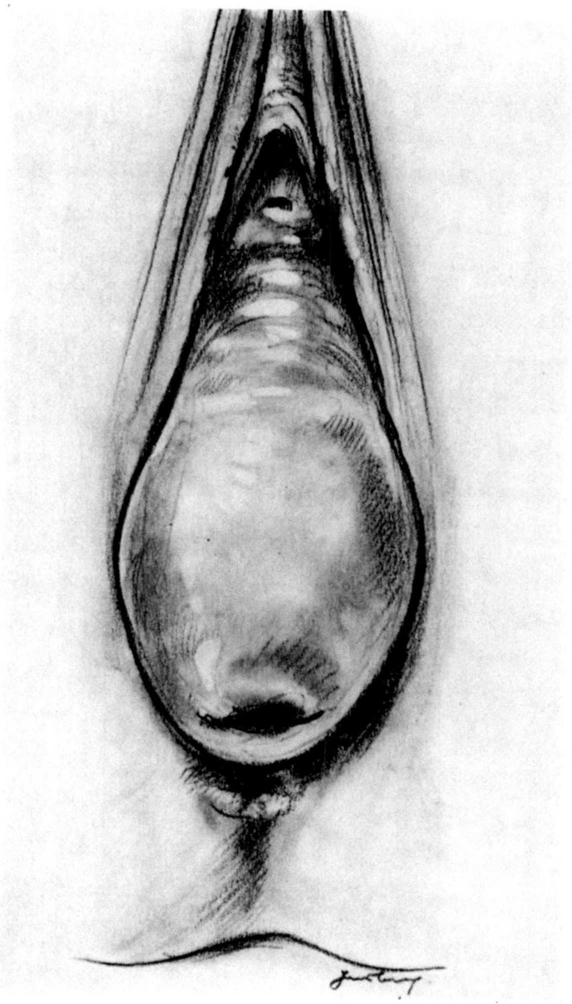

Abb. 75
Verdickung und Schichtenbildung der Vaginalfaszie. Auch das feine Bindegewebe im V-förmigen Raum ist stärker ausgebildet (Septum supravaginale). Die Pfeile zeigen die Zirkumzisionsstelle bei Elongatio colli an

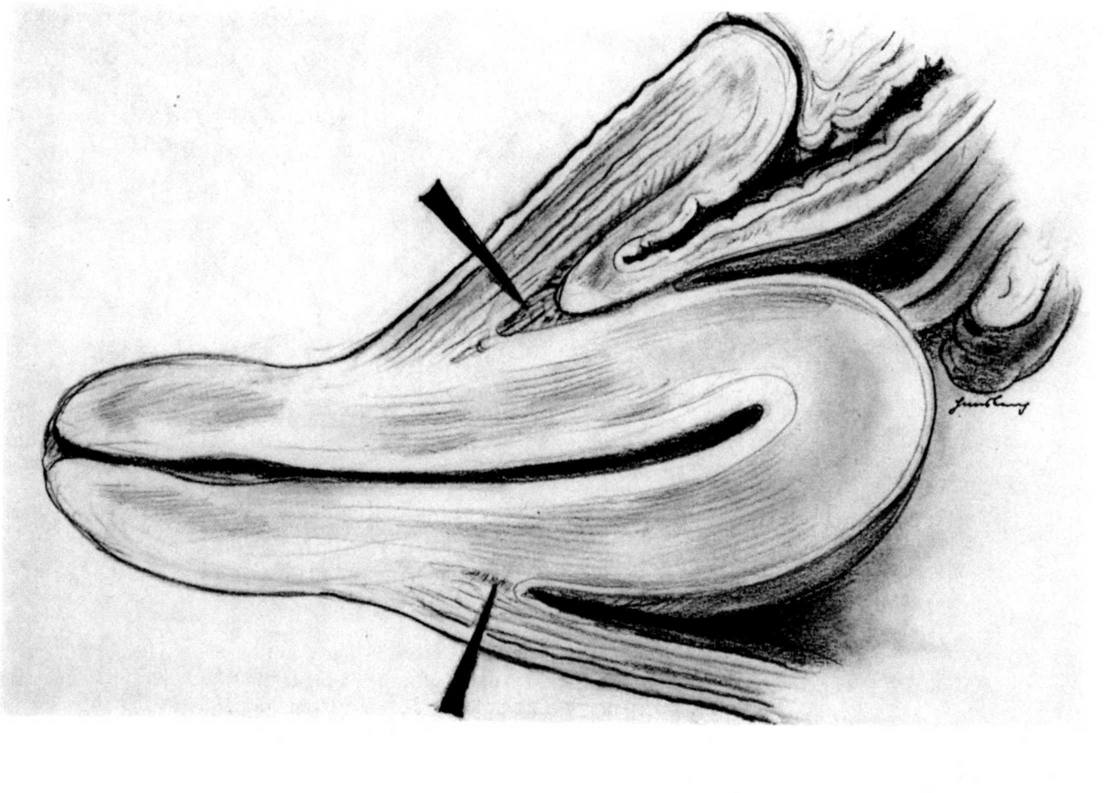

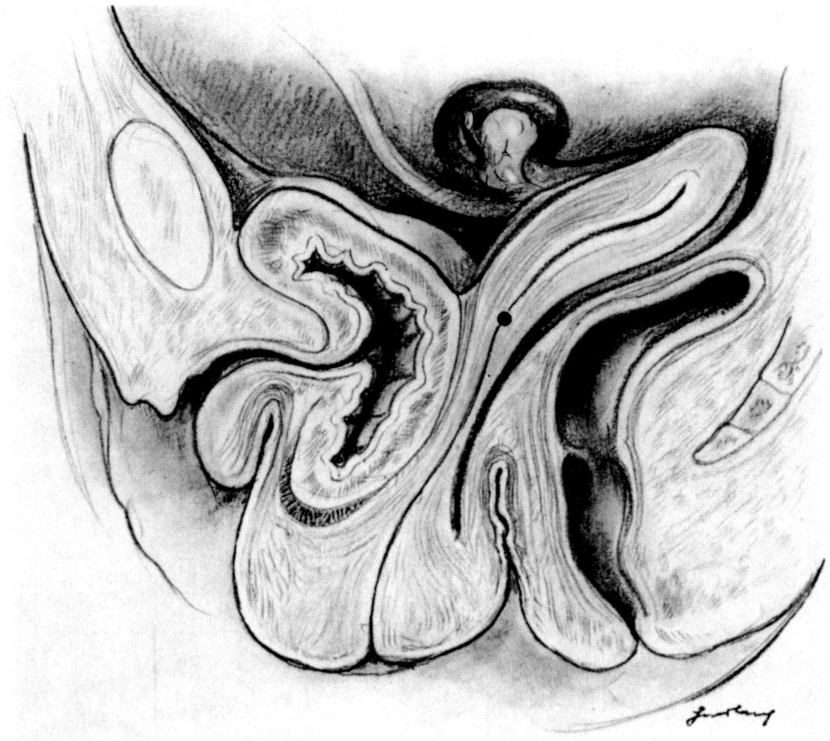

76 a

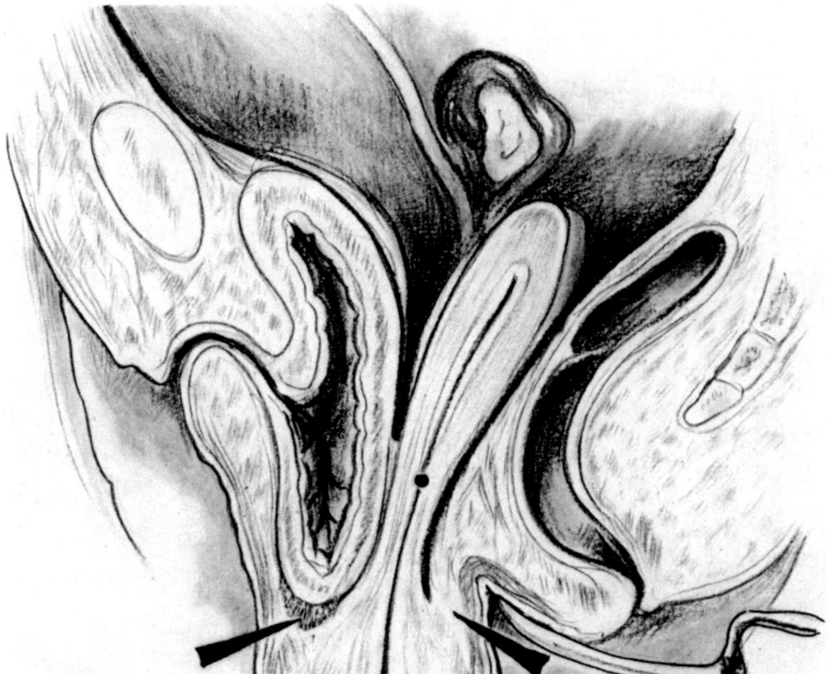

76 b

Abb. 76 a und b:
Elongatio colli mit Hypertrophie der Portio. Leichtgradige Zystozele. b Richtige Zirkumzisionsstellen. Stark verdünnter Isthmusanteil, auf den bei der Operation Rücksicht zu nehmen ist

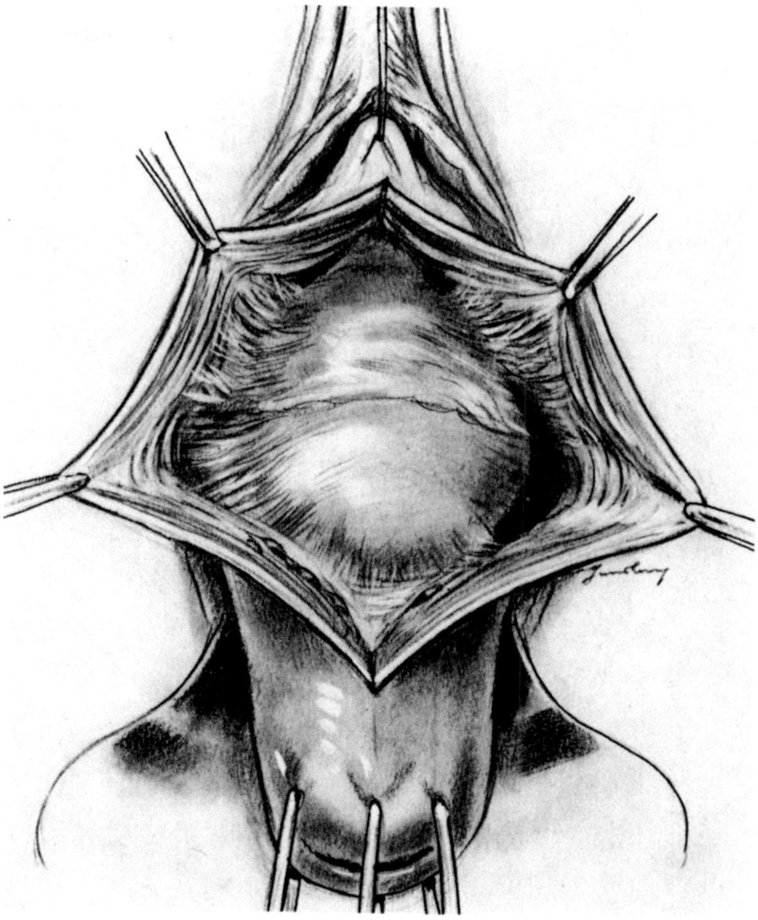

Abb. 77
Die mediane Kolpotomie zeigt die dicke, vielschichtige Vaginalfaszie. Sie ist aus didaktischen Gründen seitlich von der Blase abpräpariert. Im übrigen ist das stark verdickte perivesikale Bindegewebe dargestellt

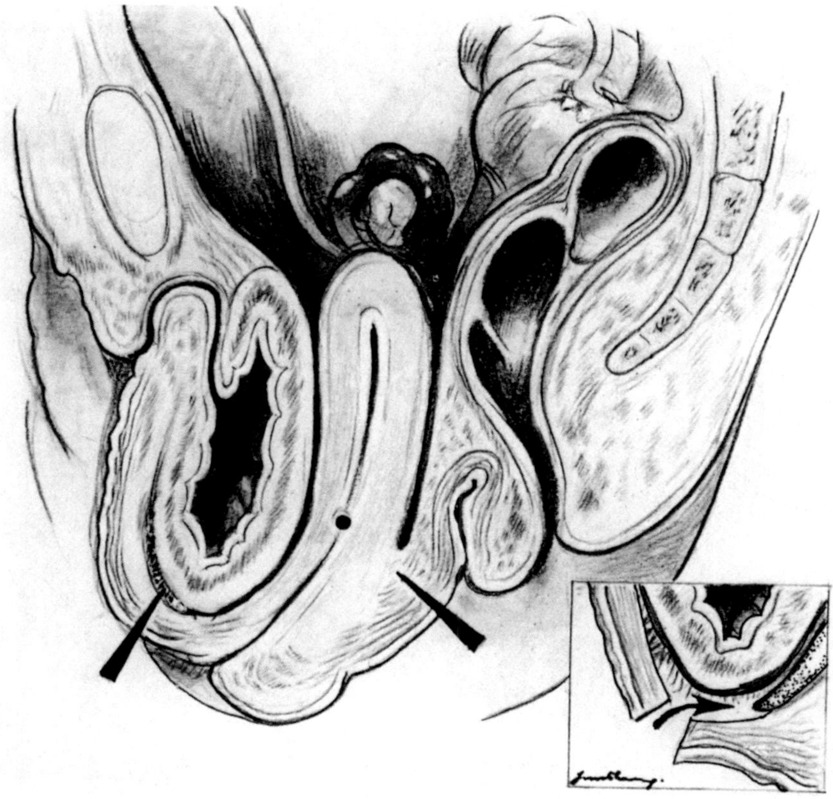

Abb. 78
Starke Zystozele. Zirkumzision vorne etwas zu hoch, daher Umkrempelung der durchschnittenen Scheidenwand (siehe rechts) notwendig, um zur Plica zu gelangen

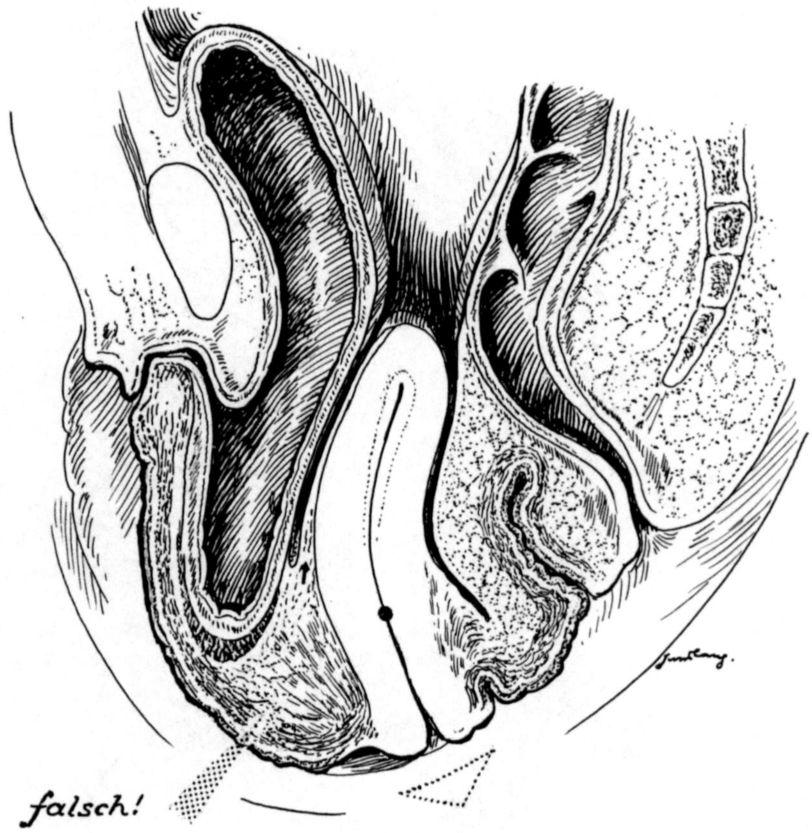

Abb. 79
Falsche Inzision vorne, bei stärkerer Bindegewebsvermehrung über der Zervix

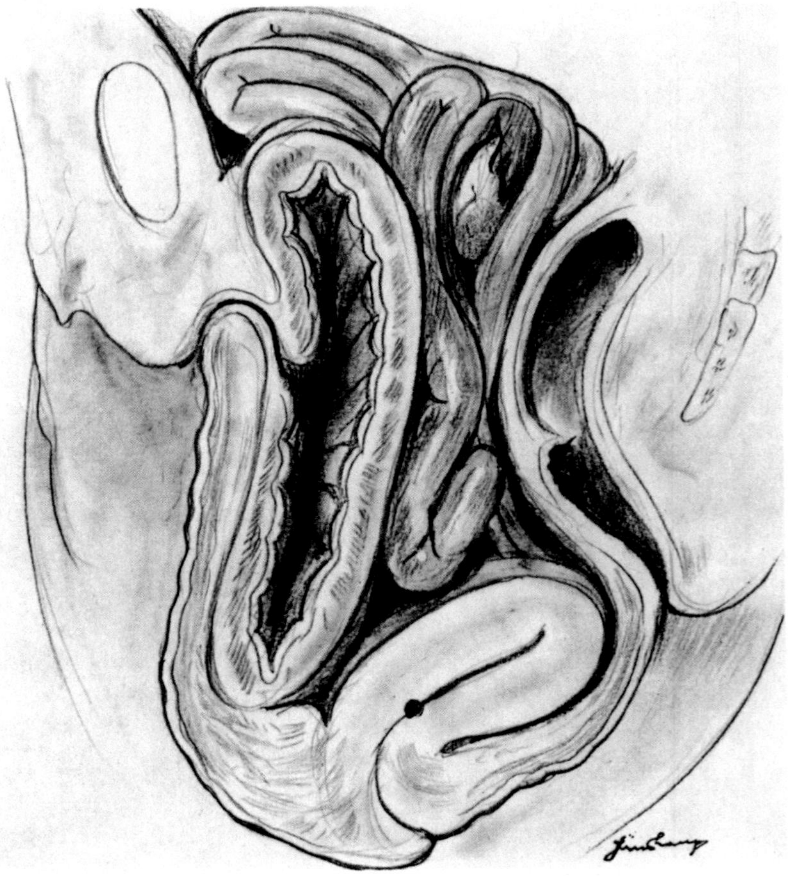

Abb. 80
Totalprolaps mit Douglasozele

Abb. 81
Klemmenmethode. Parametrienklemme in situ

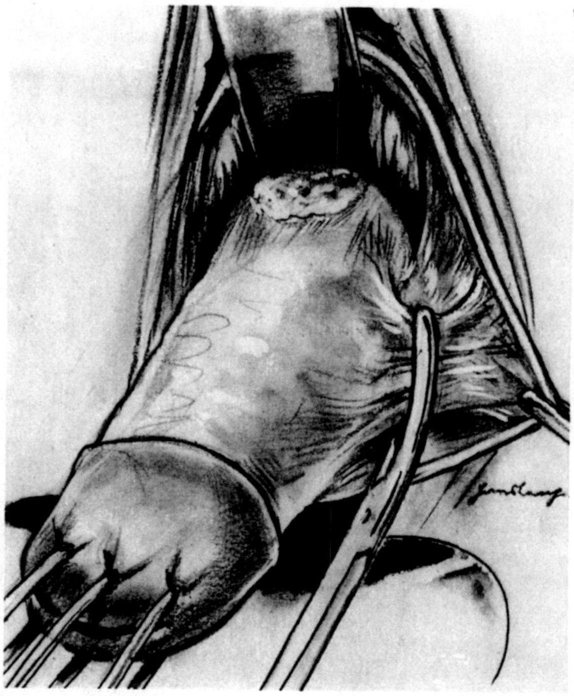

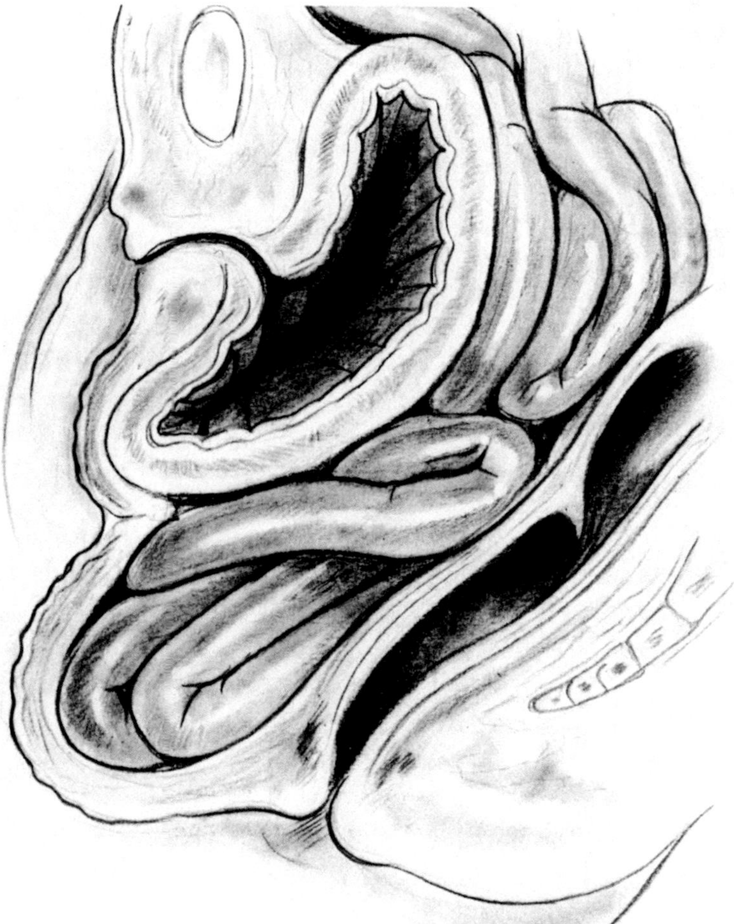

Abb. 82
Scheidenblindsackprolaps nach Uterusexstirpation

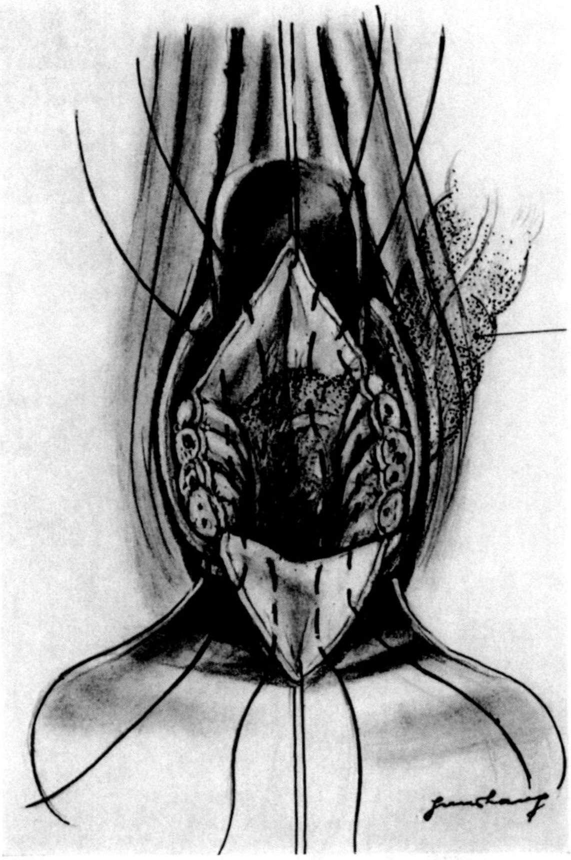

Abb. 83
Sagittale, hohe Raffnähte des Peritoneums unter Einbeziehung des Sigmas

Die vaginale Exstirpation des inneren Genitales beim Korpuskarzinom

Die vaginale Uterus- und Adnexexstirpation beim Korpuskarzinom bietet zwei Nachteile. Bei Befall des Myometriums und stärkerem exophytischen Wachstum kann es im Verlauf der Operation zum Austritt karzinomatösen Gewebes durch den Zervikalkanal in die Scheide kommen. Ähnliches ist beim Vorkippen des Uteruskörpers und dabei erfolgendem Einreißen der Uteruswand möglich. Hier kommt noch dazu, daß bei Ruptur der Uteruswand vor erfolgter Kippung Karzinomgewebe in die Bauchhöhle gelangen könnte. Wenn man sich trotzdem zum vaginalen Operationsweg entschließt, dann sind diese Nachteile durch das im folgenden beschriebene Vorgehen zu umgehen, bzw. einzuschränken. Außerdem kann bei möglichem Übergreifen des Karzinoms auf die Zervix auch Parametrium reseziert werden.

Zunächst verschließen wir die Portio durch 3 bis 4 Sagittalnähte. Da dieser Verschluß einen Austritt von Karzinombrei nicht verhindern könnte, bilden wir nun eine allerdings kürzere Scheidenmanschette als sonst bei der vaginalen Radikaloperation. Vor dem Verschluß der Scheidenmanschette wird als dritte Sicherung gegen ausfließende Karzinommassen ein querverlaufender Tupfer eingelegt.

Nach Anlegung dieser „kleinen" Scheidenmanschette ist der weitere Verlauf anatomisch gegenüber der einfachen Uterusexstirpation verändert.

Zwei Möglichkeiten stehen zur Verfügung:

1. Bei eventueller Mitbeteiligung des oberen Zervixanteiles ist die vaginale Radikaloperation durchzuführen, wobei aber nur auf die Resektion von Parametrium Wert zu legen ist. Das Parakolpium kann an der Einstrahlungsstelle der deszendierenden Blasenpfeiler durchtrennt werden. Im übrigen wird, wie oben beschrieben, vorgegangen.

2. Nach Bildung der kleinen Scheidenmanschette kann die einfache Uterus- und Adnexexstirpation angeschlossen werden, wobei folgendes zu beachten ist: das Eindringen in den am Sagittalschnitt V-förmigen Raum (siehe oben) zwischen Zervix und Scheidenfaszie ist etwas schwieriger als bei der einfachen vaginalen Hysterektomie, da dieses Areal jetzt wesentlich höher liegt, jedoch etwas leichter als beim Schauta. Wenn man vorne — wie immer — Scheidenhaut und Scheidenfaszie durchtrennt, gelangt man in das feine perivesikale Bindegewebe. Schneidet man zu tief, dann gerät man in die Faszie der inneren Scheidenwand. Präpariert man aber in der richtigen Schichte, im feinen Bindegewebe nach oben, dann gelangt man bald zum Übergang der Scheidenfaszie in die Zervixfaszie. Manchmal sieht man auch den rötlichen Muskel der Blase durchschimmern. Bei vorwiegend scharfer Präparation wird die weißschimmernde Plica vesicouterina wie bei der einfachen vaginalen Uterusexstirpation sichtbar. Auch dorsal erfordert die Darstellung der Plica rectouterina ein Höherhinaufpräparieren, da ja die Portio weiter abdomenwärts liegt als bei der einfachen vaginalen Uterusexstirpation (Abb. s. bei SCHAUTA). Nach Eröffnung der Plica vesicouterina ist als Präventivmaßnahme gegen das Einreißen der Uteruswand folgendes möglich: Das Erfassen des Uteruskorpus mit der Kugelzange ist kontraindiziert. Deshalb kann durch Sakralwärtsschieben der Scheidenmanschette und der Zervix der Uteruskörper soweit nach vorne gebracht werden, daß die Ligg. rotunda an ihrem Abgang vom Uterus erfaßt und angeschlungen werden können (Abb. s. bei SCHAUTA) Ist dies beidseitig gelungen, so ist dann eine Kippung im Sinne der anterioren Hebelwirkung nicht mehr schwierig. Zur Verhinderung des Austrittes von Karzinombrei durch die Tuben ist jetzt ihre Ligierung oder Abklemmung am Fimbrienende zu empfehlen. Der weitere Verlauf entspricht dem der einfachen vaginalen Uterusexstirpation. Nur sind wir beim Korpuskarzinom immer bestrebt, Uterus und Adnexe in einem abzusetzen.

Die vaginale Uterusexstirpation bei Pathologie der Parametrien.

Auch stark verkürzte Parametrien und SUL (Sakrouterinlig.) nach alten Entzündungen oder isolierter retrozervikaler Endometriose (s. unten) stellen keine Kontraindikation gegen die vaginale Operation dar, falls das Korpus gut beweglich ist. Da die Stümpfe kurz geraten, sind mehr Umstechungen als gewöhnlich nötig. In solchen Fällen führt oft die Klemmenmethode besser zum Ziel.

Die vaginale Uterusexstirpation bei pathologisch veränderten Adnexen und Peritoneum.

Veränderungen der Adnexe und Verwachsungen des Peritoneums stellen im allgemeinen eine Kontraindikation gegen den vaginalen Weg dar. Weder bei soliden noch bei zystischen Tumoren kann Malignität ausgeschlossen werden. Zur Differentialdiagnose — solid oder zystisch — kann der Ultraschall, zum Ausschluß eines Dermoids das Röntgen herangezogen werden. Gut bewegliche Zysten, bei denen Malignität mit Wahrscheinlichkeit ausgeschlossen werden kann, dürfen vaginal operiert werden, eventuell auch dann, wenn man punktieren muß, um sie vorzuwälzen.

Entzündliche, verwachsene oder endometriotisch veränderte Adnexe stellen eine Kontraindikation dar, weil es meist nicht gelingt, nach ihrer vaginalen Entfernung die Bauchhöhle mit intaktem Peritoneum abzuschließen und so einem oft erst nach Jahren auftretenden Ileus vorzubeugen. Hat man sich in der Diagnose geirrt und für den vaginalen Weg entschieden, dann kann (wie oben erwähnt) der Douglas oft erst später eröffnet werden.

Seltener ist die Plica vesicouterina verödet (s. u.). Man muß dann an der Oberfläche des Uterus weiterpräparieren, bis man in die Bauchhöhle gelangt.

Die verwachsenen Adnexe lassen sich meist stumpf lösen. Hierbei und bei der Unterbindung des Lig. infund. pelv., das nahe an den Ureter herangezogen sein kann, ist dieser besonders gefährdet. Auch Gefäßverletzungen sind möglich. Vorangegangene Peritonitiden stellen somit auch eine Kontraindikation dar. Eine Ausnahme kann man bei Zustand nach diffuser Peritonitis machen. Hier kann die vaginale Hysterektomie günstiger sein, weil man die Darmschlingen nicht zu trennen und somit ihre hinsichtlich Ileus bisher günstige Lagerung nicht zu ändern braucht. Knapp an der Oberfläche des Uterus — im feinen Bindegewebe zwischen ihm und den Darmschlingen — präparierend, zieht man ihn unter dem verwachsenen Darmkonvolut, das unverändert bleibt, nach unten weg.

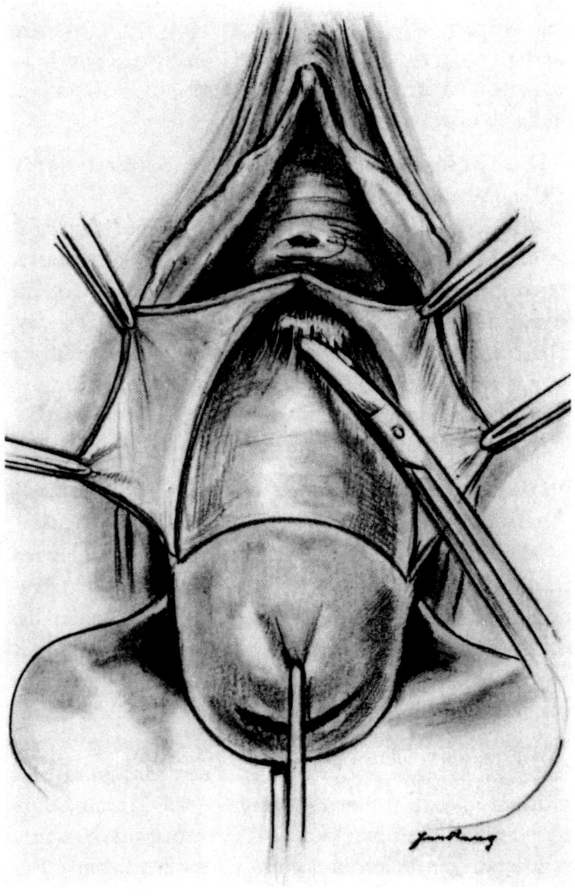

Abb. 84
Hochliegende Blase nach vorangegangener plastischer Operation

Die vaginale Uterusexstirpation nach vorangegangenen Operationen.

Nach vorangegangenen Laparotomien ist eine vaginale Hysterektomie nur bei entsprechender Beweglichkeit des Uterus indiziert. Stümpfe nach supravaginaler Uterusamputation sollten, wenn irgend möglich, vaginal entfernt werden. Es ist wesentlich leichter und ungefährlicher.

Wenn umgekehrt die Zervix entfernt oder verkürzt wurde — durch Kollumamputation, Manchesteroperation oder Konisation — dann kann bei schlechter Herabziehbarkeit der abdominale Weg günstiger sein, besonders dann, wenn damals auch eine Plastik bei Harninkontinenz mit gutem Erfolg durchgeführt worden war.

Durch die vorangegangene Operation kann es zu unerwünschten Veränderungen der Topographie von Blase, Rektum und Douglas kommen. Diese Organe, bzw. ihre Adventitia können miterfaßt worden sein oder infolge postoperativer Entzündung sehr stark mit der Vagina oder dem Zervixstumpf verwachsen sein, so daß das Abpräparieren Schwierigkeiten bereitet. Diese sind beim abdominalen und beim vaginalen Vorgehen die gleichen, daher ist die Indikation von der Beweglichkeit des Korpus und der Herabziehbarkeit abhängig.

Wenn man bei der Zirkumzision auf die Blase trifft, dann führt das beim Prolaps beschriebene Vorgehen zum Ziel. Dasselbe gilt für das Abpräparieren des Rektums.

Nach Manchesteroperation sind naturgemäß die Parametrien stark verkürzt. Hier kann eventuell auch die Klemmenmethode angezeigt sein. Sowohl nach Manchesteroperation als auch nach einfacher Plastik kann die Blase verschieden hoch liegen, je nachdem, wie weit sie damals abpräpariert wurde (Abb. 84).

Die vaginale Uterusexstirpation bei Status nach Interposition

Zur Vermeidung einer Blasenverletzung, die wegen der Verwachsung von Uterus und Blase gelegentlich vorkommt, sollte man sich beim Abpräparieren der Blase (nach Zirkumzision und vorderer Kolpotomie) von der Uterushinterwand immer knapp an diese halten. Gelingt das Abpräparieren der Blase von vorne nicht, dann kann nach Symphysenzug der Zervix vom Douglas aus das verlagerte Blasenperitoneum durchtrennt und die Blase vom Uterus so weit als möglich separiert werden (Abb. 85 u. 86). Es gelingt dann, den noch am Fundus adhärenten Blasenanteil abzulösen. Bei Schwierigkeiten erleichtert die mediane Kolpotomie und eventuell die Spaltung des Uterus das weitere Vorgehen.

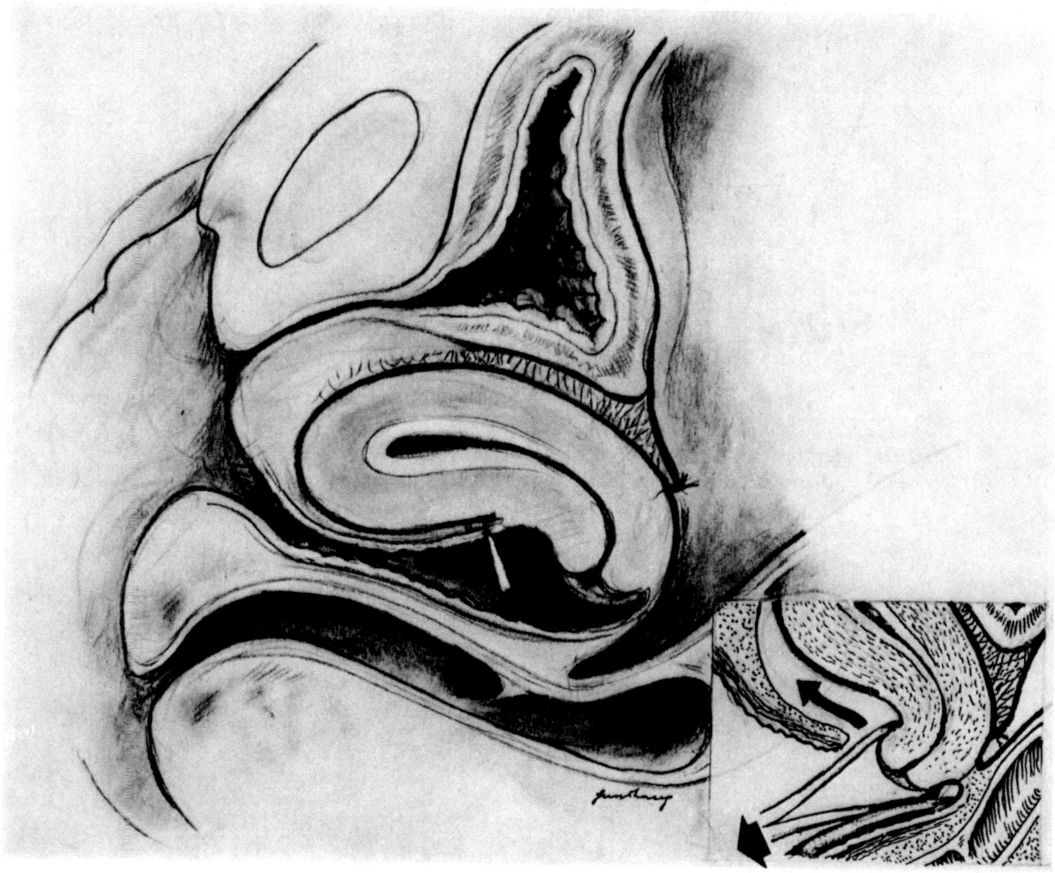

Abb. 85
Status nach Interposition. Richtige Inzisionsstelle vorne. Rechts: Weg des Abpräparierens der vorderen Scheidenwand und der Blase vom Uterus

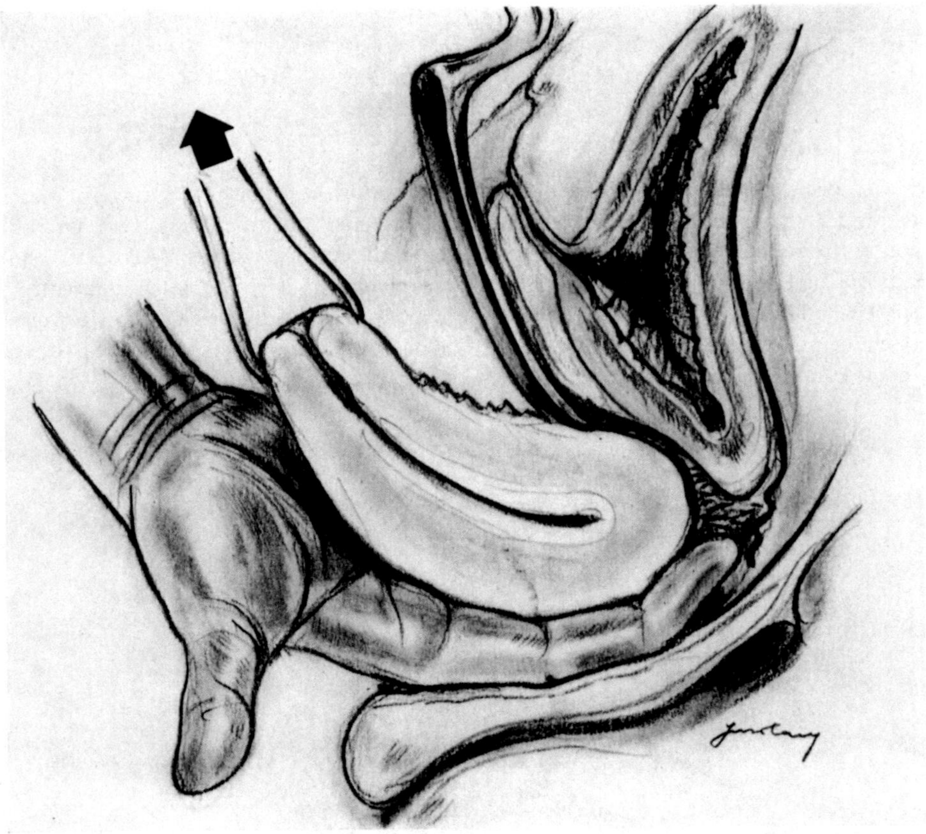

Abb. 86
Status nach Interposition. Nach entsprechendem Abpräparieren der Blase vorne und Eröffnen des Peritoneums hinten ist es manchmal notwendig, den restlichen adhärenten Anteil der Blase stumpf abzulösen

Abdominale Hysterektomie

Durch den Zug am Corpus uteri nach aufwärts wird das Paragewebe — Parametrium und Parakolpium — in entgegengesetztem Sinn als bei der vaginalen Uterusexstirpation verzogen und verformt. Ebenso werden vorne die Blase mit ihrem Peritoneum und hinten der Douglas hochgezogen. Hierdurch und durch die weiteren Operationsschritte ergeben sich jeweils verschiedene Veränderungen der Topographie des Ureters (Abb. 87—91). Die Fornices vaginae erfahren durch den Aufwärtszug am Uterus eine Abflachung, deren Ausmaß im weiteren Verlauf der Operation — insbesondere nach Durchtrennung der Parametrien — verstärkt wird.

Durchtrennung der Ligamente und Abpräparieren der Blase bei Hysterektomie mit Entfernung der Adnexe

Die ersten Schritte der Isolierung des inneren Genitales bestehen in der Durchtrennung der Ligamenta infundibulopelvica (SUSP. OV.) und rotunda (TERES UT.) sowie dem Abpräparieren der Blase. Die Reihenfolge dieser Schritte ist unterschiedlich wie die Art der Durchtrennung des Bandapparates (Klemmenmethode oder primäre Unterbindung). Wir geben der primären Unterbindung normalerweise den Vorzug, um einen Arbeitsgang einzusparen.

Nach Hochheben der Adnexe muß das gefäßfreie Areal unterhalb des Lig. infundibulopelvicum sicher mit der Nadel, dem Déchamps oder der Klemmenspitze lokalisiert werden (Abb. 92). Nach seiner Durchtrennung kann leicht durch Spaltung des Lig. latum und Separieren der beiden Blätter der Ureter — wenn nötig — zur Darstellung gebracht werden. Wird auch das Lig. rotundum unterbunden und durchtrennt, so wird nach Abschieben des noch nicht separierten feinen Bindegewebes im Lig. latum das Parametrium lateral in seinem oberen Anteil sichtbar. Bei stumpfer Präparation ist seine Isolierung vom Lig. sacrouterinum leicht möglich, aber nicht unbedingt erforderlich, wenn letzteres nicht verdickt ist (Abb. 93).

Nach kontralateraler Durchführung der beschriebenen Schritte gelangt man unterhalb der querverlaufenden Fixationslinie des Blasenperitoneums am Uterus in das zarte perivesikuläre Bindegewebe (Abb. 94). Nach querer Tunellierung erfolgt die Durchtrennung des Blasenperitoneums circa 1 bis 2 cm unterhalb der Fixationslinie. Dies ist leicht möglich, da anatomisch der Normalsitus durch den Aufwärtszug insofern verändert ist, als der Fixationsbereich des Blasenperitoneums nach oben verzogen wird und sich somit um einige Zentimeter vom Blasenrand — der meist als querverlaufende Vorwölbung imponiert — entfernt (Abb. 96).

Bei primärer Blasenablösung soll die Querinzision des Peritoneums nach Anheben einer Falte im selben Bereich erfolgen (Abb. 95, 96). Die Separierung der Blase durch Einschneiden und Abschieben des gespannten gefäßlosen Bindegewebes im vesikozervikalen Raum erfolgt soweit kaudal, als es ohne Blutung möglich ist (Abb. 97). Meist gelingt es so, bis in die Höhe der Portio vorzudringen und auch die seitlichen zarten Fasern, die dem lateralen Parametrium aufliegen (also die Blase mit dem Parametrium verbinden) bis zum Vesikouterinligament abzuschieben. Letzteres strahlt in circa 1 cm Entfernung vom Zervixrand in das Parametrium ein (Abb. 98, 101). Daraus ergibt sich, worauf schon AMREICH hingewiesen hat, daß der Name Lig. vesicouterinum falsch ist. Der Ureter, die Arteria und Vena vesicalis superior verlaufen in ihm und *somit* in einiger Entfernung vom Zervixrand (Abb. 106). Dieser Umstand ermöglicht die im folgen-

(Fortsetzung des Textes S. 67)

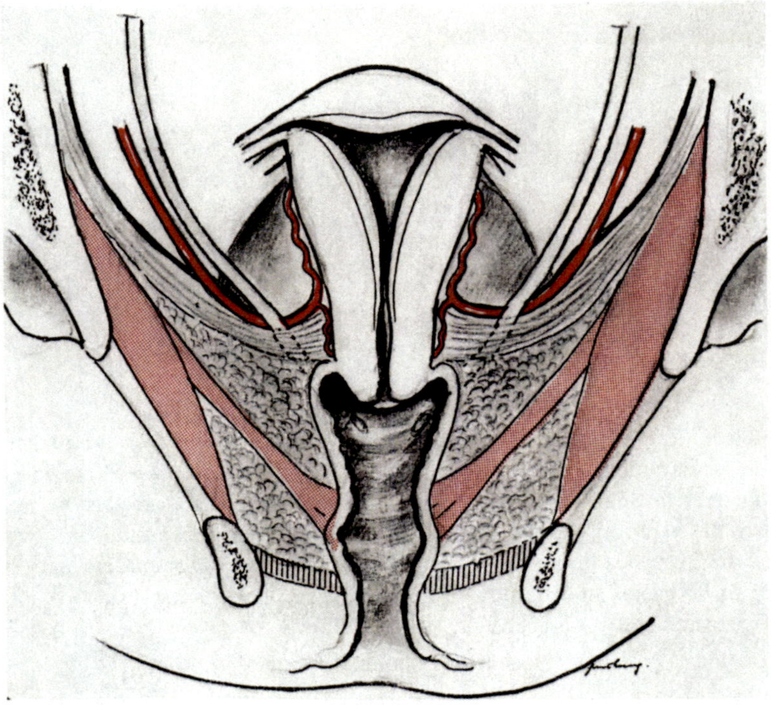

Abb. 87
Frontalschnitt durch das kleine Becken. Die Blase in gefülltem Zustand. Genitale in situ (ohne Zug). Ansicht von hinten

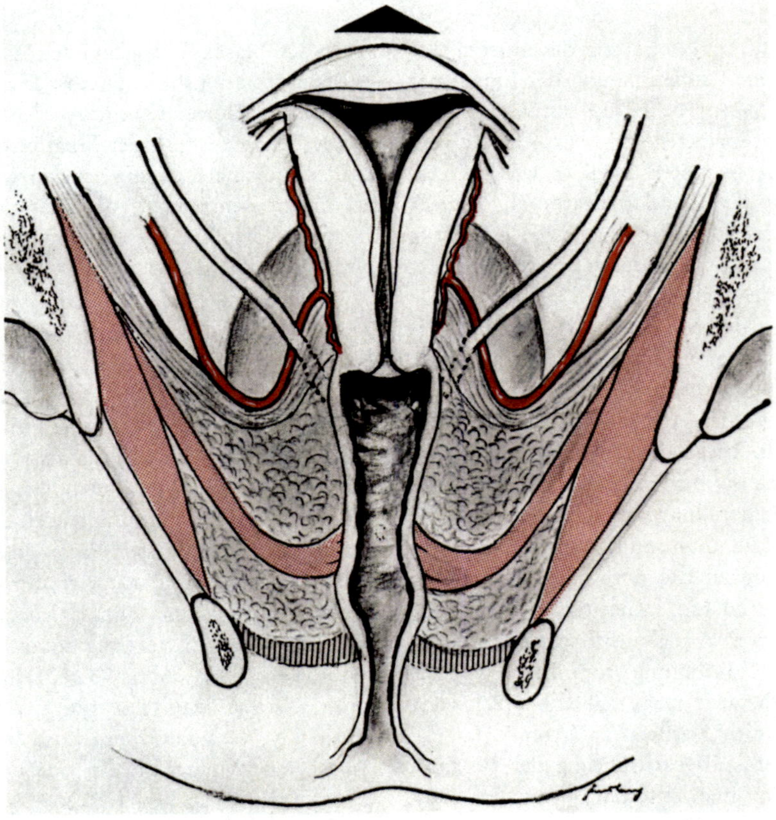

Abb. 88
Schema: der Uterus operationsbedingt nach oben verzogen. Dadurch Streckung der Scheide und Abflachung des Scheidengewölbes. Auch der Levator wird verformt. Die am Uterus fixierten Gebilde folgen dem Zug, wodurch die gezeigte Lageveränderung der Uteringefäße, des Parametriums, Parakolpiums, Blasenpfeilers und Ureters entsteht. Ansicht von hinten

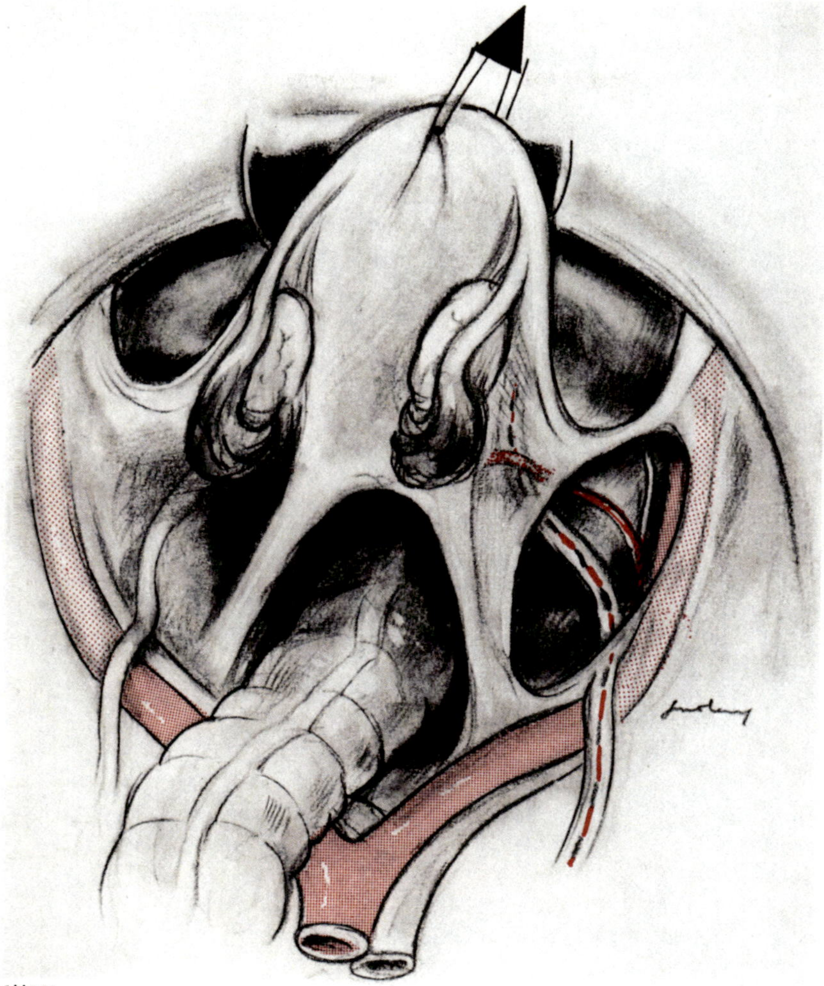

Abb. 89

Abb. 89, 90, 91

zeigen die topographischen Relationen zwischen Ureter und A. uterina bei eingeführtem Zebrakatheter unter verschiedenen Bedingungen: Abb. 89 bei Zug nach vorne oben, Abb. 90 ohne Zug und Abb. 91 bei Zug nach oben hinten — nach Abpräparieren der Blase

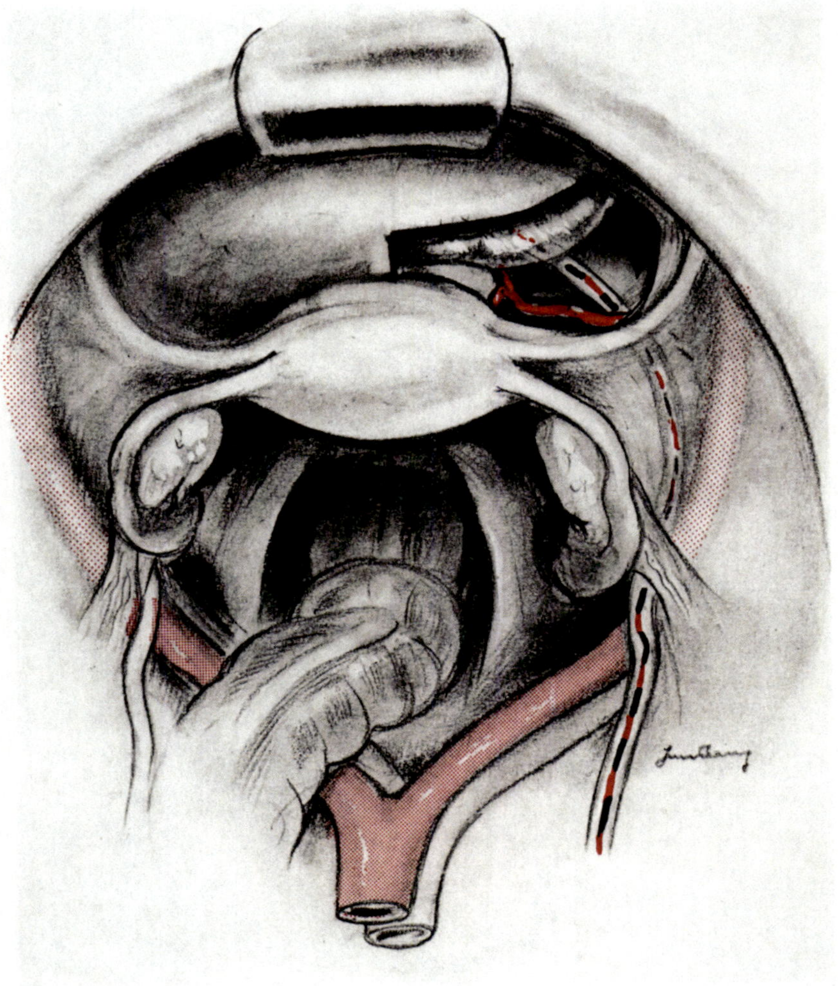

Abb. 90

Abb. 89, 90, 91
zeigen die topographischen Relationen zwischen Ureter und A. uterina bei eingeführtem Zebrakatheter unter verschiedenen Bedingungen: Abb. 89 bei Zug nach vorne oben, Abb. 90 ohne Zug und Abb. 91 bei Zug nach oben hinten — nach Abpräparieren der Blase

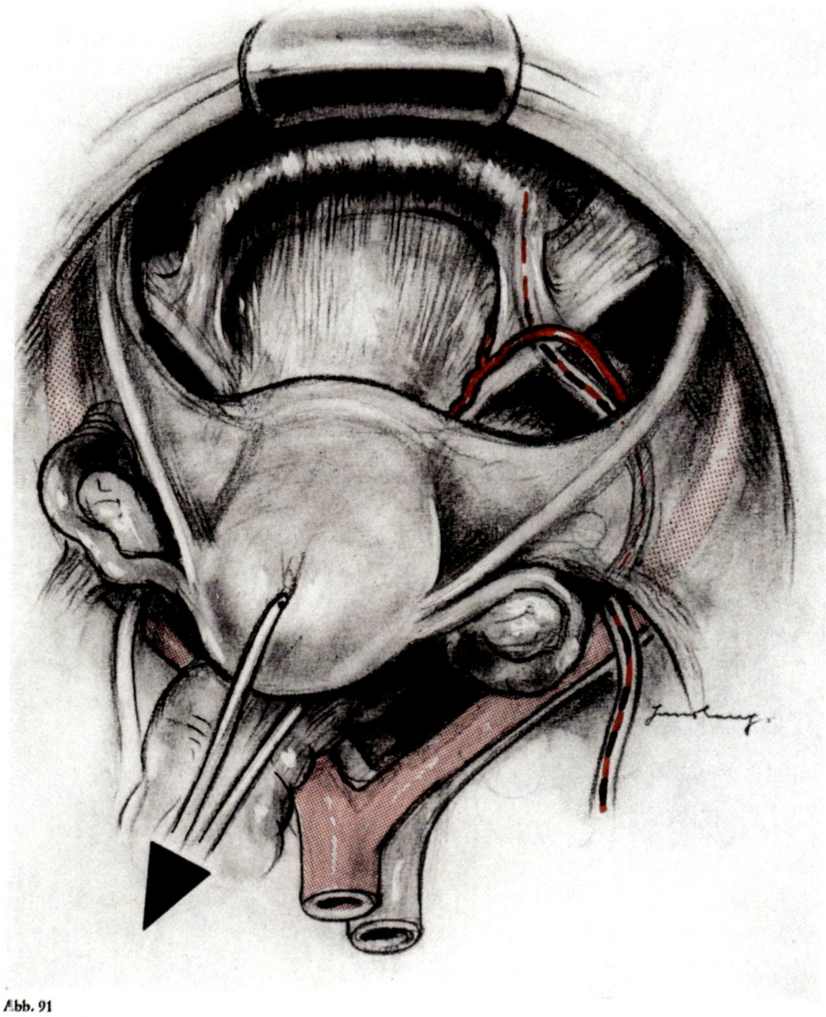

Abb. 91

Abb. 89, 90, 91
zeigen die topographischen Relationen zwischen Ureter und A. uterina bei eingeführtem Zebrakatheter unter verschiedenen Bedingungen: Abb. 89 bei Zug nach vorne oben, Abb. 90 ohne Zug und Abb. 91 bei Zug nach oben hinten — nach Abpräparieren der Blase

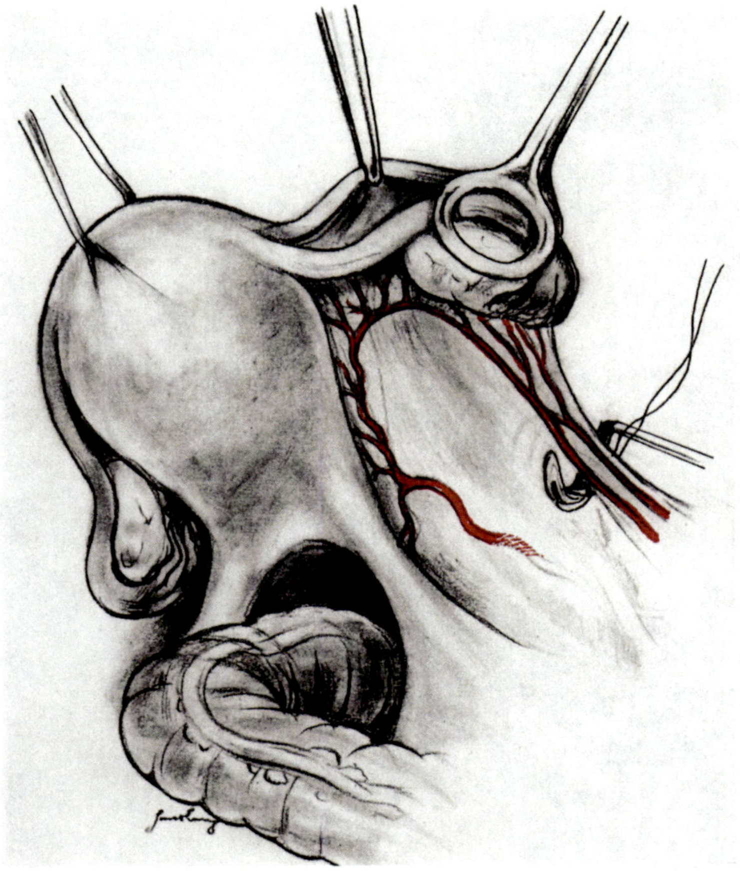

Abb. 92
Das gefäßfreie Areal zwischen Lig. infundibulo-pelvicum (Lig. susp. ovarii) und Ureter wird mit dem Déchamps demonstriert

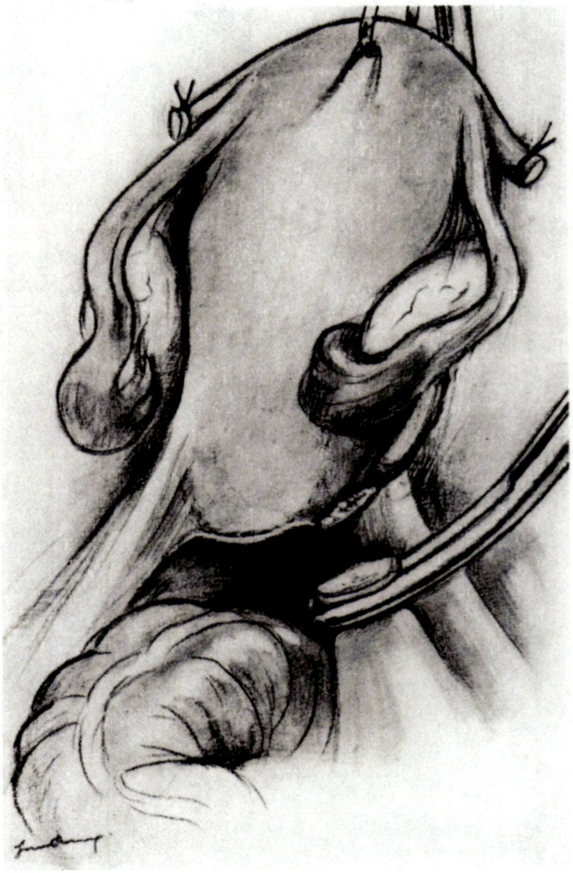

Abb. 93
Das pathologisch verdickte Sakrouterinligament ist abgeklemmt und durchtrennt

Abb. 94
Nach erfolgter Unterbindung und Durchtrennung der Ligg. infund. pelv. und rotund. (Ligg. susp. ovarii und teres uteri) erfolgt die Tunnelierung des perivesikalen Bindegewebes knapp unter dem Blasenperitoneum. Aus didaktischen Gründen sind Ureter und Beckenwandgefäße rechts dargestellt

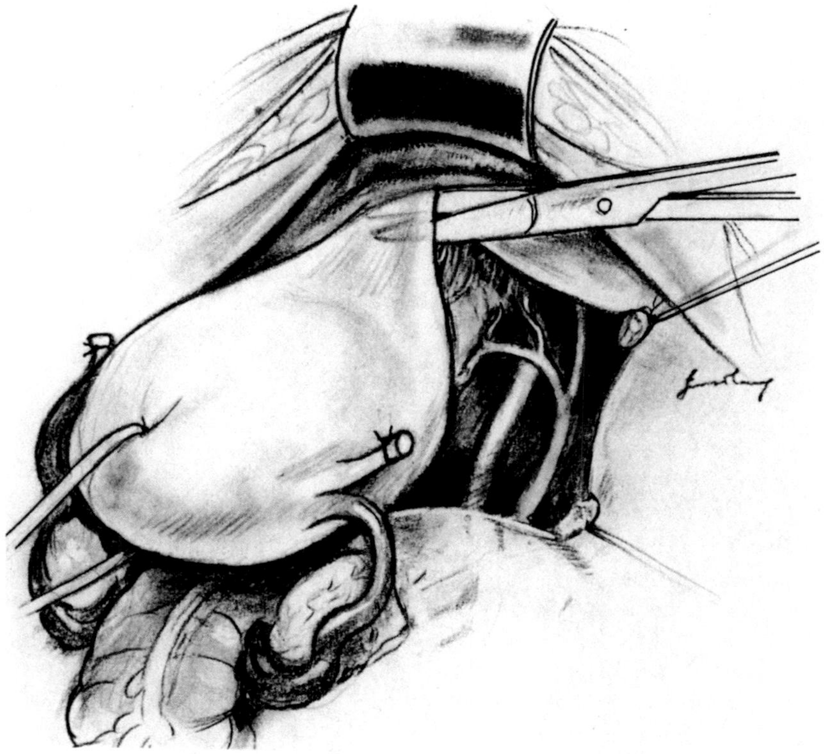

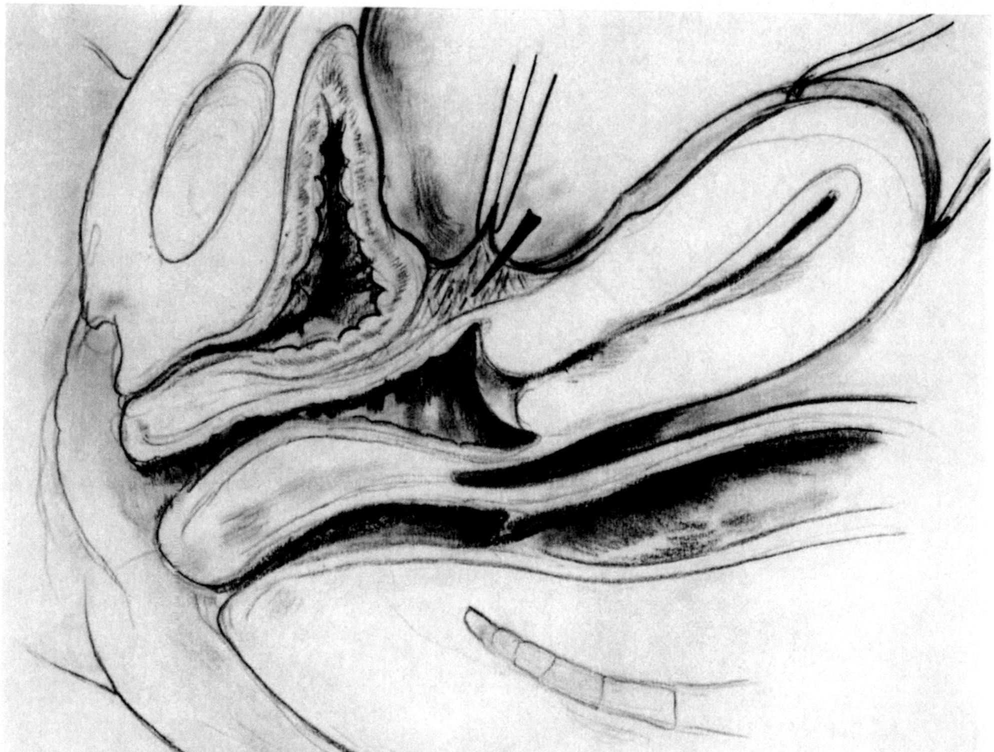

Abb. 95
zeigt die richtige Inzisionsstelle des Blasenperitoneums nach Anheben der Falte mittels Pinzette. Hierdurch gelangt man in das feine perivesikale Bindegewebe — den Präparationsbereich

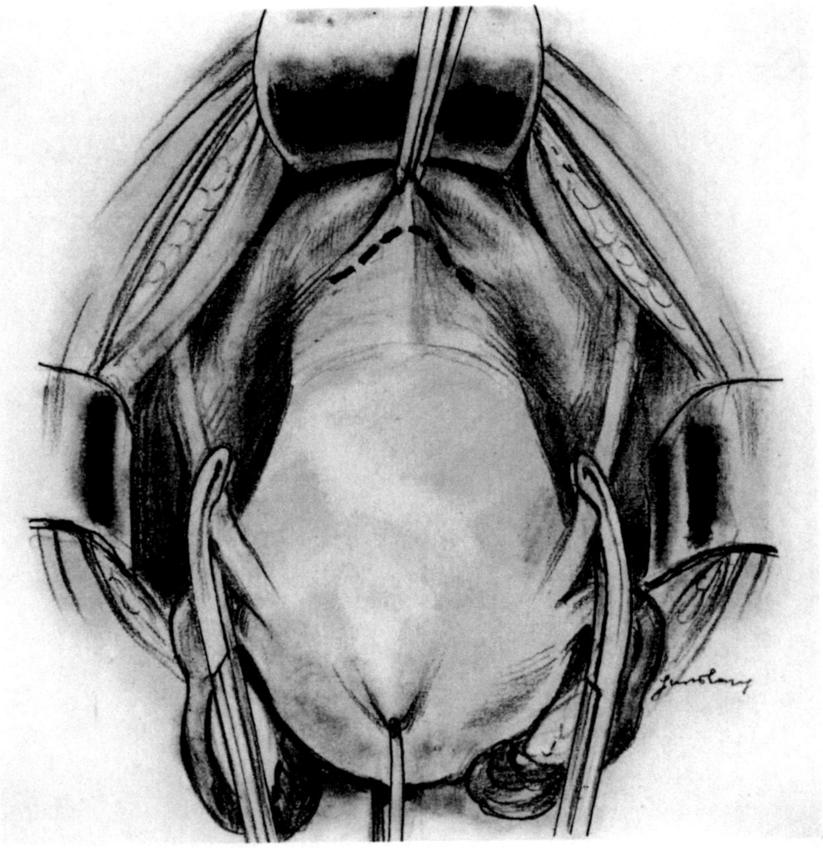

Abb. 96
Die Inzisionslinie des Blasenperitoneums strichliert, in der Ansicht von oben

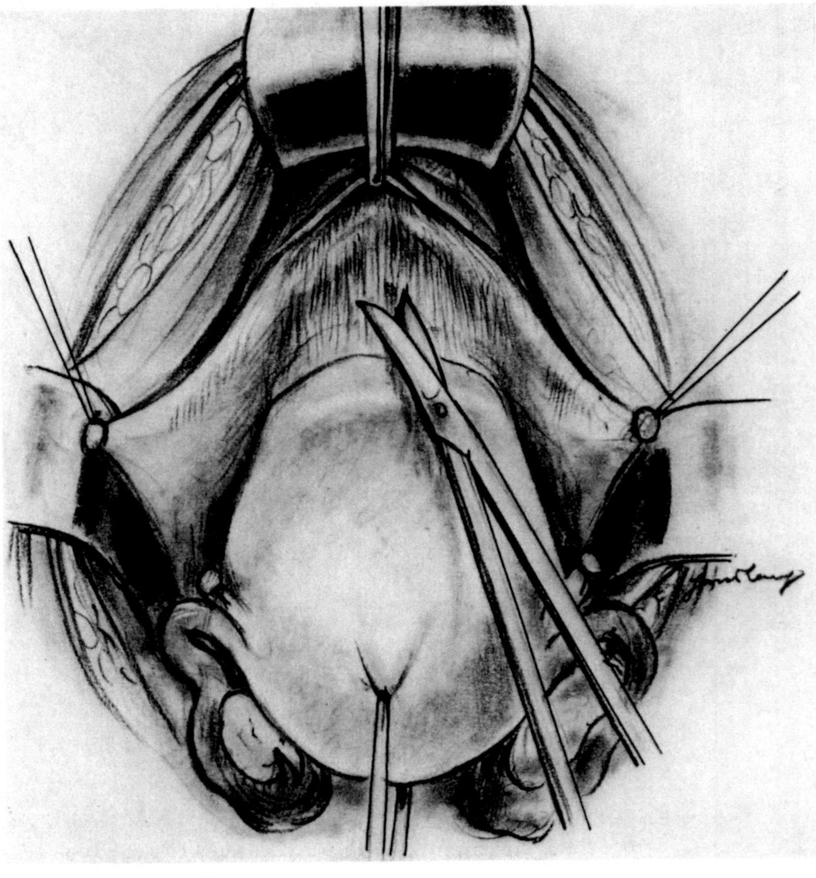

Abb. 97
Abpräparation der Blase im gefäßarmen perivesikalen Bindegewebe

Abb. 98
1. Auf der rechten Seite wurden die zarten Bindegewebsfasern noch nicht bis zu dem Winkel zwischen Blasenpfeiler und Parametrium abpräpariert (siehe Horizontalschnitt Abb. 101), 2. zeigt diese Präparation, 3. Effekt der Präparation

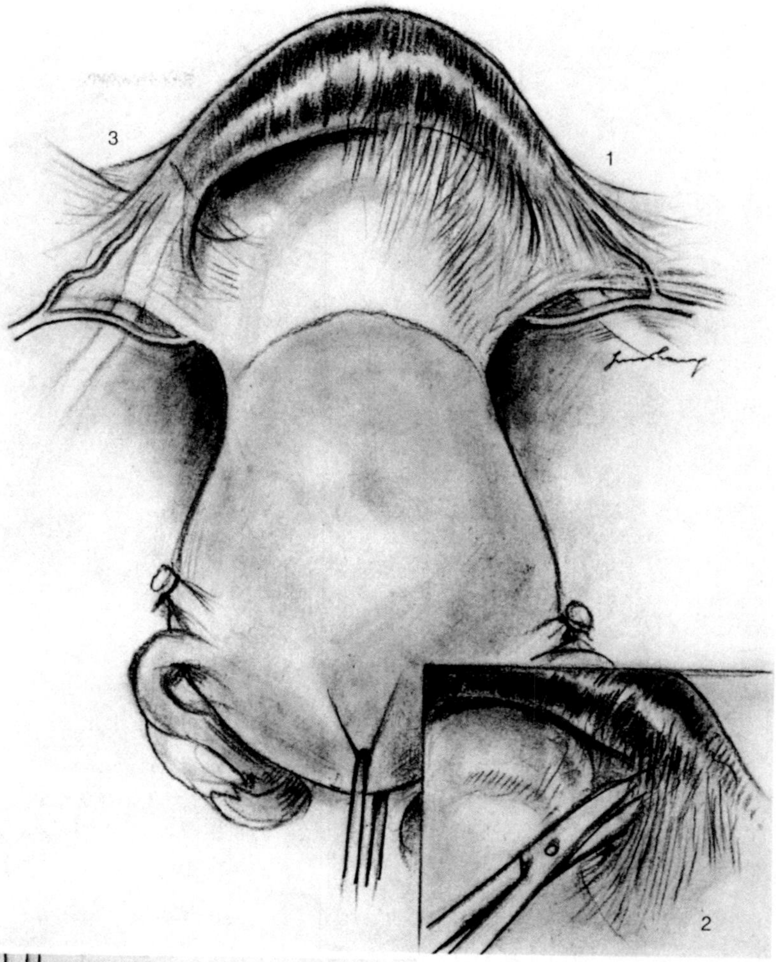

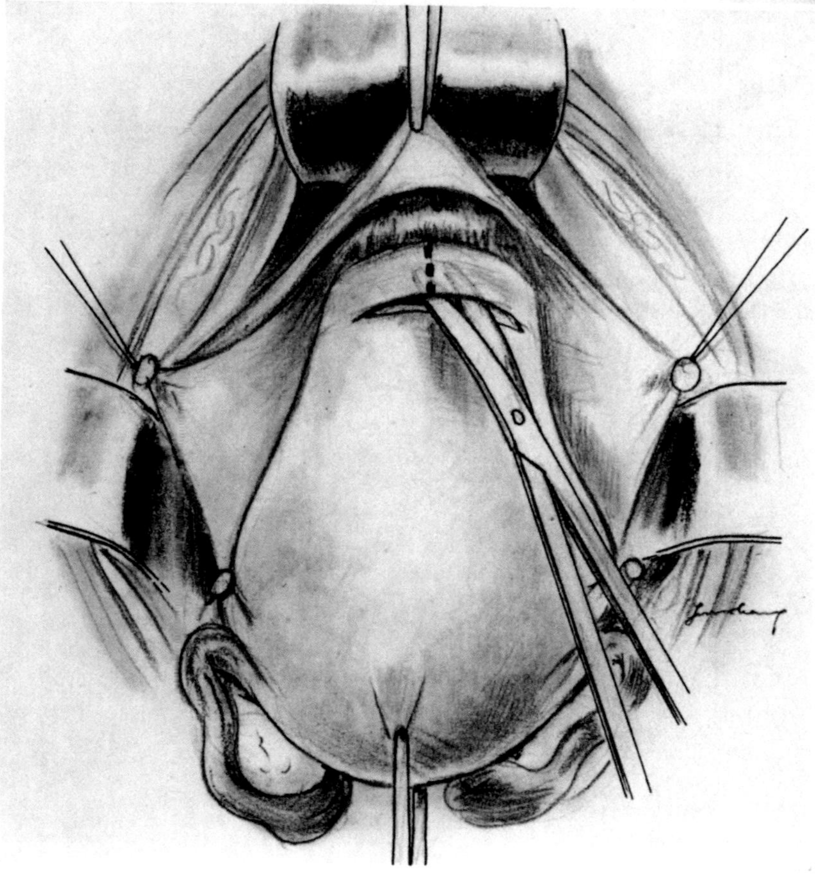

Abb. 99
Intrafasziale Technik mittels T-Schnittes in der Zervixfaszie

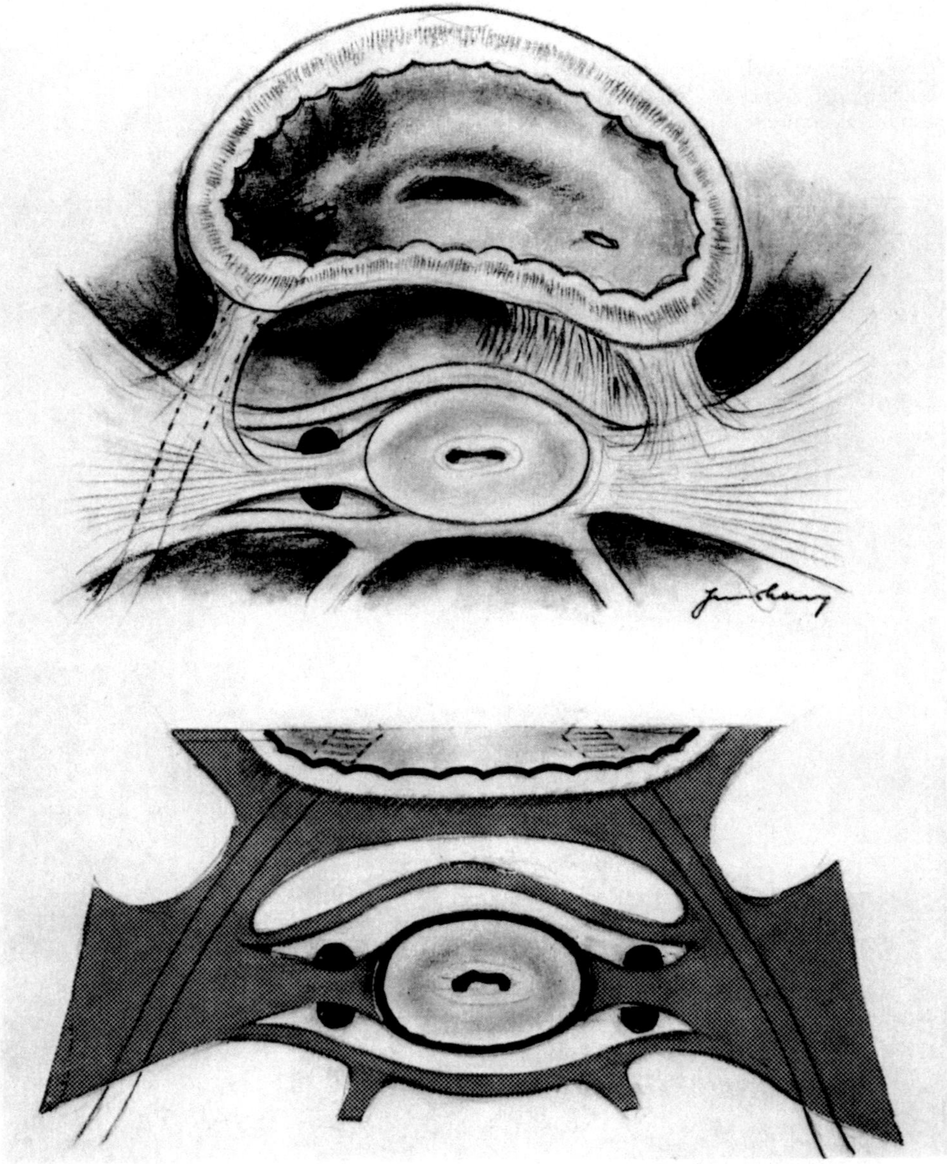

Abb. 100
zeigt schematisch die Parametrienklemmenanlegung bei der intrafaszialen Hysterektomie: oben im realen Querschnittsbild, unten im Querschnittsschema

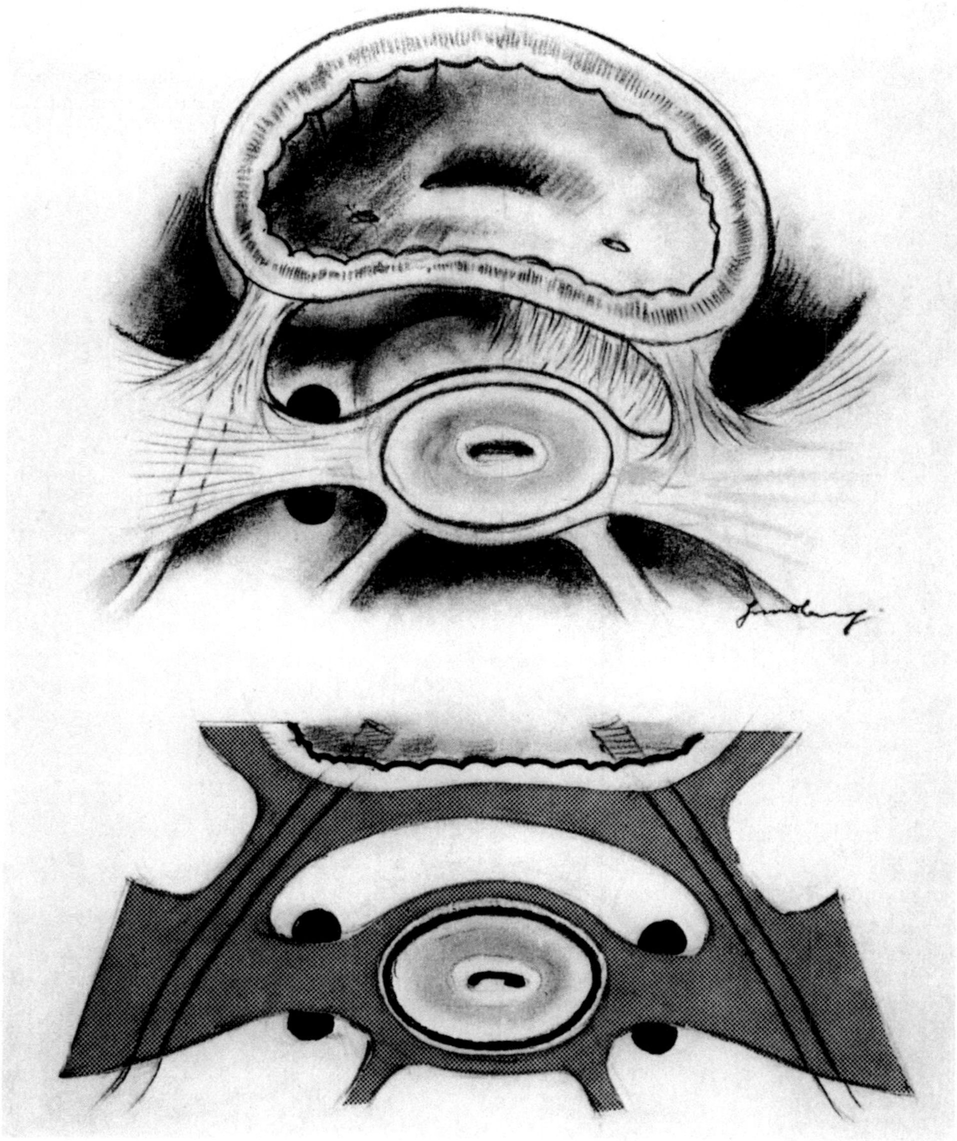

Abb. 101
Extrafasziale Klemmenanlegung bei der normalen Uterusexstirpation: oben reales Querschnittsbild, unten Querschnittsschema (siehe auch Abb. 98)

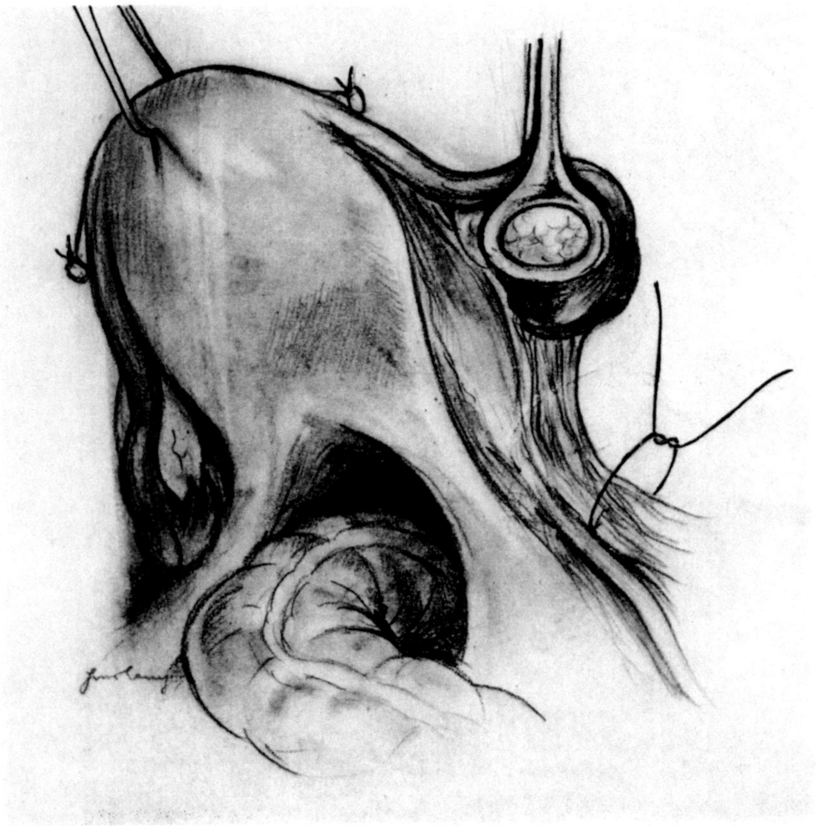

Abb. 102
Lig. susp. ovarii (Lig. infund. pelv.) und Ureter entzündungsbedingt einander angenähert, dadurch besondere Gefahr der Verletzung des Ureters

Abb. 103
Stichverletzung variköser Venen infolge Nichtbeachtung des gefäßfreien Areals

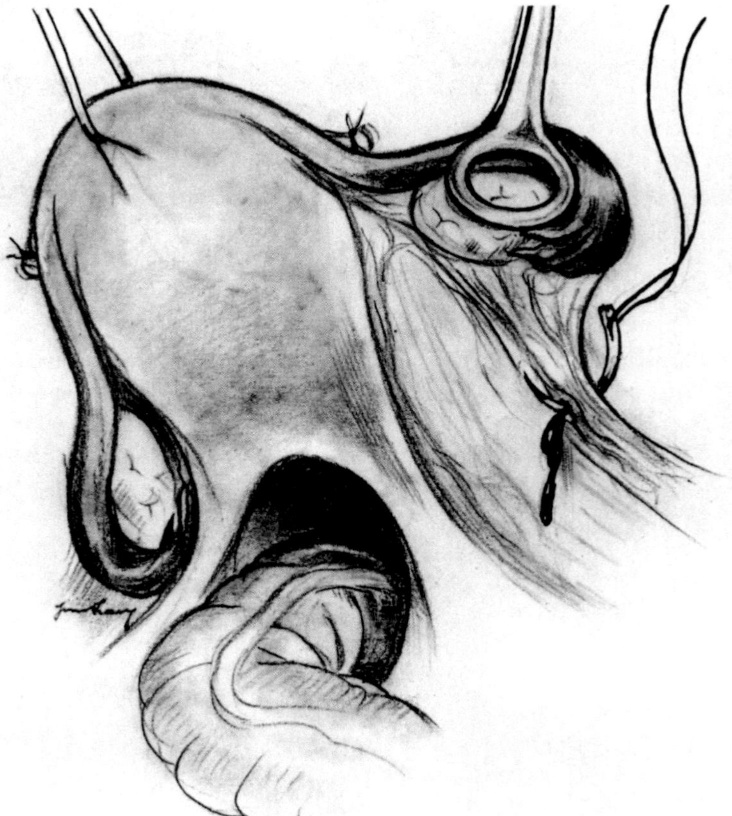

den beschriebene Technik der Klemmenanlegung und läßt die sogenannte intrafasziale Uterusexstirpation — bei nicht stark veränderten Parametrien — überflüssig erscheinen.

Bei der intrafaszialen Technik, die in den USA häufig angewendet wird, inzidiert man die Zervixfaszie quer oder T-förmig (Abb. 99). Nun löst man letztere von der Zervix nach lateral und kaudal ab. Auch dorsal ist das Peritoneum quer zu inzidieren und im Zusammenhang mit der Faszie nach unten abzupräparieren. Die Abklemmung des Parametriums erfolgt isoliert innerhalb der abpräparierten Lappen, wie es Käser u. Iklé in ihrem Atlas „Gynäkologische Operationen" gezeigt haben, so daß diese nicht mitentfernt werden (Abb. 100). Der Zweck dieses Vorgehens ist die Schonung von Blase und Ureteren.

Fehler und Gefahren. Werden die Adnexe nicht genügend hochgehoben und damit das oben beschriebene gefäßfreie Areal zwischen Lig. infundibulopelvicum und Ureter nicht deutlich zur Darstellung gebracht, so besteht einerseits die Gefahr der Einbindung, bzw. Verletzung des Ureters, andererseits des Anstechens von Gefäßen (Abb. 102, 103). Erfolgt die primäre Querinzision des Blasenperitoneums, wie oben beschrieben, nicht im richtigen Bereich, so ergeben sich folgende Möglichkeiten: wird aus Angst, die Blase zu verletzen, zu zervixnahe präpariert (Abb. 104), so gelangt man in oder unter die Zervixfaszie. Letzteres wird bei intrafaszialer Technik (siehe oben) bewußt angestrebt. Gelangt man aber bei der Normaltechnik *irrtümlich* zwischen Faszie und Zervix, dann besteht die Gefahr, die Zervixfaszie nach vorne zu brüsk zu durchtrennen, so daß man nach Passage des Vesikozervikalspaltes die Blasenwand selbst perforiert.

Umgekehrt ist eine Blasenverletzung auch dann möglich, wenn die Inzision des Blasenperitoneums primär zu nahe an der Blase (Abb. 105) erfolgte oder wenn man trotz richtigen Primärschnittes sekundär zu knapp an der Blasenmuskulatur präpariert.

Beim oben geschilderten Abschieben der perivesikalen Fasern, die neben der Zervix dem Parametrium aufliegen, kann es bei zu scharfer Präparation zu Gefäßeröffnungen und bei der nun notwendigen Blutstillung zur Verletzung des Ureters kommen.

Absetzen des Uterus von den Parametrien und von der Vagina

Bei Anwendung der Klemmenmethode wird mit der ersten krummen Klemme der Rest des Lig. latum und das uterine Gefäßbündel gefaßt. Dies gelingt am besten, wenn die Klemmenachse mehr waagrecht oder zumindest schräg zur Zervixachse zu liegen kommt. Dabei soll die Klemmenspitze in halber Höhe der Zervix liegen (Abb. 107). Die Topographie der Arteria uterina und des Ureters verhält sich hier infolge des Kranialzuges völlig unterschiedlich von der Situation bei der vaginalen Hysterektomie (Abb. 106). Die zweite krumme Klemme wird parallel zur Zervix und nahe an ihr gesetzt, wobei ihre Spitze etwas kranial vom Niveau des äußeren Muttermundes liegen soll (Abb. 107). Das Lig. sacrouterinum wird hierbei erreicht, aber (meist) nicht mitgefaßt (Abb. 108). Letzteres kann entweder getrennt abgeklemmt (Abb. 108), bzw. umstochen oder später mit der seitlichen Scheidenklemme mitgefaßt werden.

Vor der Eröffnung der Scheide muß die Blase noch so weit abpräpariert werden, daß die untere Begrenzung der nur von Vaginalwand bedeckten Portio deutlich zu tasten ist (Abb. 107). Dorsal ist ein Ablösen des Peritoneums von der Portio und Scheide kaudalwärts besonders bei Endometriose und Relikten nach Entzündungen zu empfehlen (Chrobak u. Amreich).

Anstelle der Klemmenmethode ist auch — ähnlich wie bei der vaginalen Hysterektomie — die primäre Umstechung möglich. Beim Aufwärtszug des Uterus ist die Verformung des Paragewebes wesentlich anders als bei der vaginalen Hysterektomie. Deshalb ist die Aufladung des Parametriums auf den Zeigefinger nicht möglich. Um ein richtiges anatomisches Vorgehen zu gewährleisten, ist das Anlegen einer Pinzette oder besser des Tauber'schen Instrumentes knapp an der Zervix zweckmäßig, um die Umstechungen (z. B. Tauber'sche Kettennaht) in der nötigen Entfernung zu placieren.

Das Eröffnen der Scheide kann vorne nach Anhaken der durchzutastenden Portio, seitlich oder hinten erfolgen. Ersteres bietet den Vorteil, daß mit der querdurchschnittenen Vaginalwand die Blase mit den prävesikalen Ureterabschnitten kaudal gleitet und damit das weitere Vorgehen ungefährlich wird (Abb. 109). Nach Fassen des vorderen kaudalen Scheidenschnittrandes ist bei Aufwärtszug der Zervix das

(Fortsetzung des Textes S. 75)

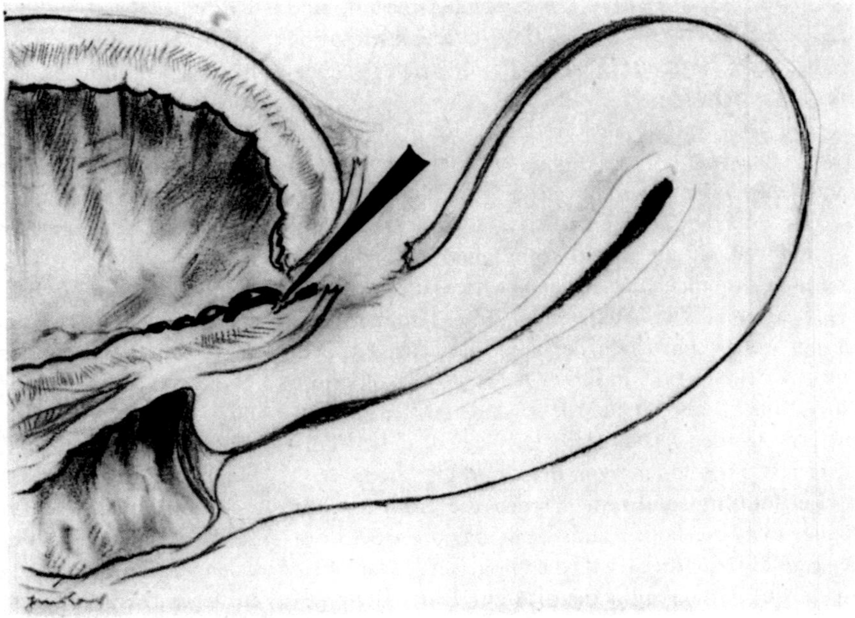

Abb. 104
An Stelle des perivesikalen Raumes wurde irrtümlich der subfasziale Raum eröffnet und dann — beim Versuch, in das perivesikale Spatium zu gelangen — die Faszie mit der dort direkt anliegenden Blasenwand perforiert

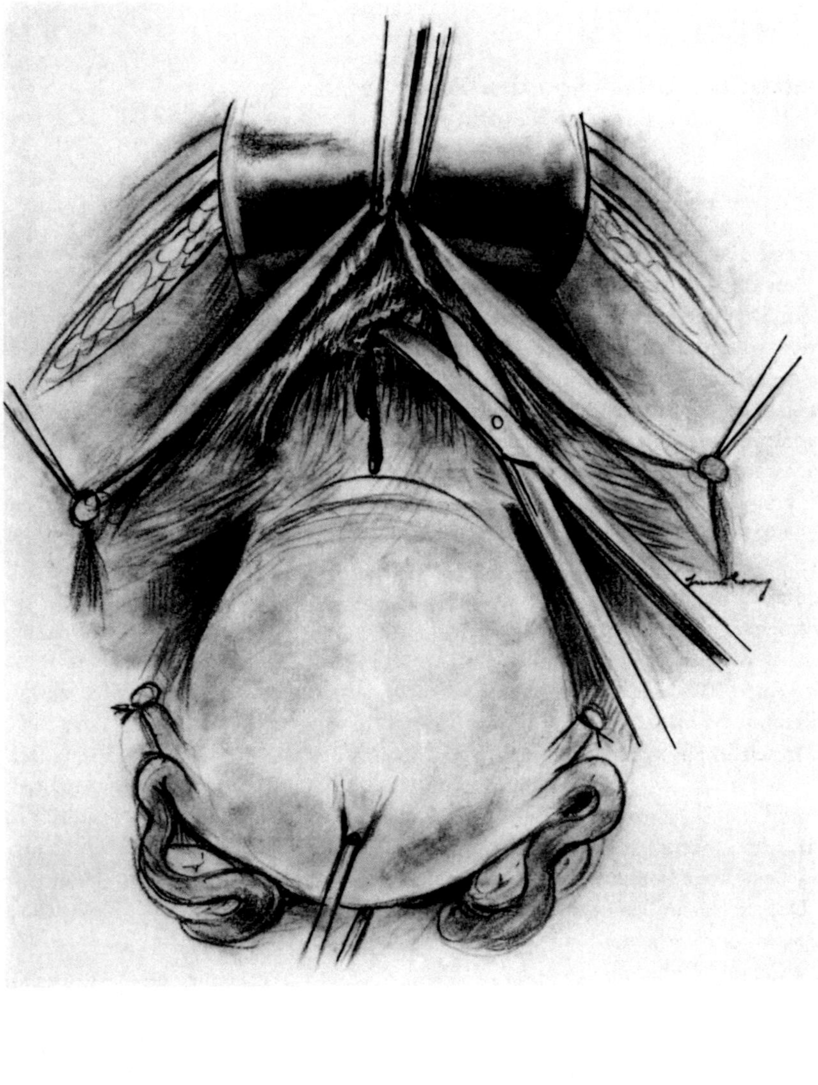

Abb. 105
Perforation durch zu knappes Präparieren an der Blasenwand

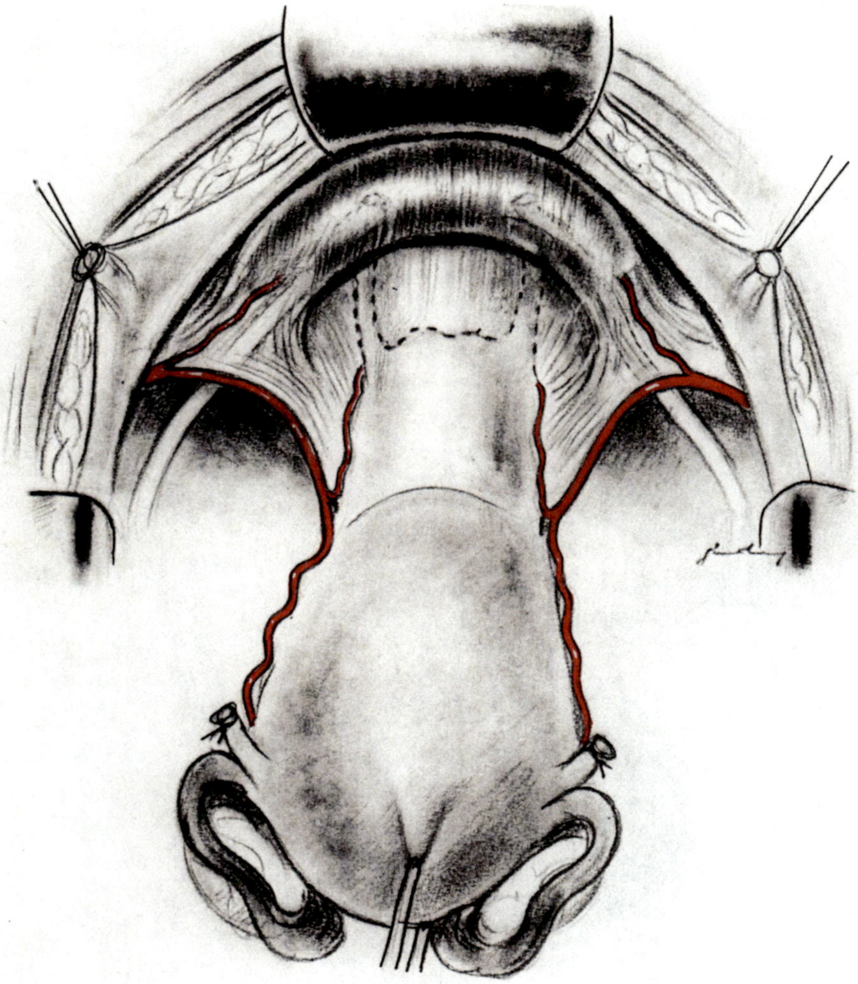

Abb. 106
Topographische Situation von Gefäßen, Ureter und Bindegewebsapparat bei abpräparierter Blase und hochgezogenem Genitale. Strichlierte Linie: die Portio samt abgeflachtem Scheidengewölbe

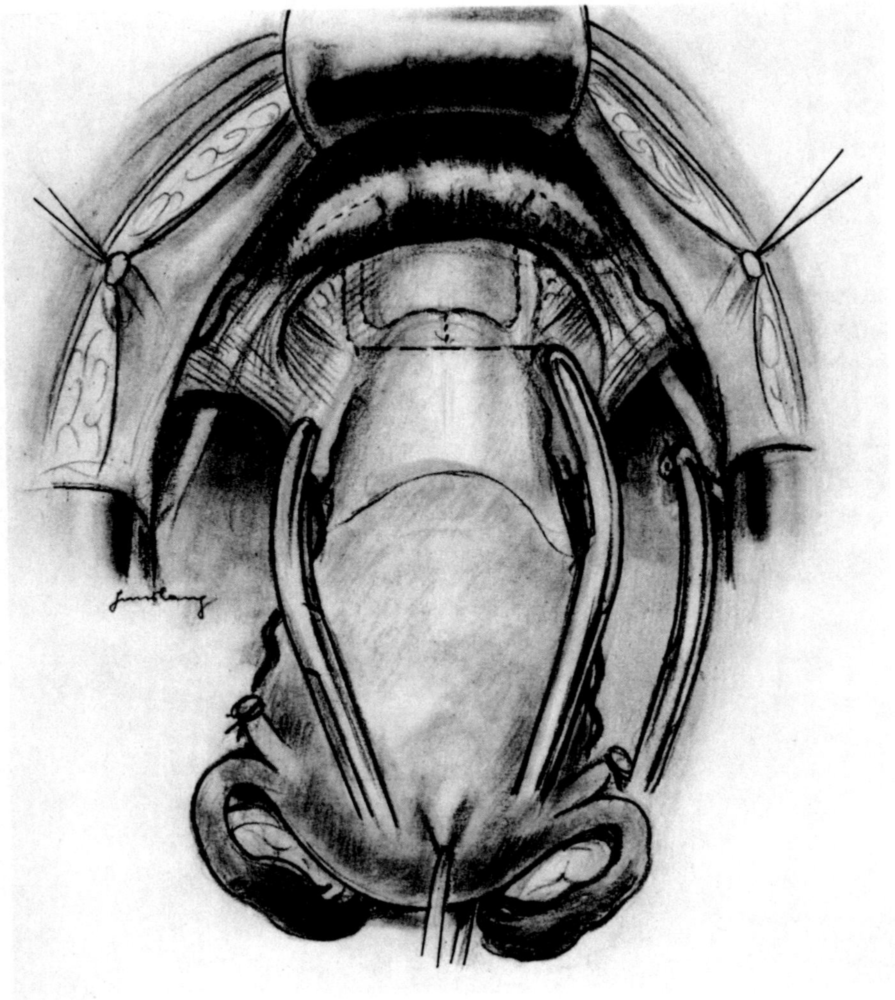

Abb. 107
Links ist die Uterinaklemme angelegt. Rechts ist der Gefäßstrang durchtrennt (eine eventuelle primäre Ligatur angedeutet) und die Parametrienklemme am unteren Parametrium angelegt. Man beachte die Lokalisation der Klemmenspitze: höher als das Portioniveau (Scheidengewölbe und Portio strichliert)

Abb. 108
A: Frontalschnittschema: Zervix und Sakrouterinligamente. Die Klemmenspitze der Parametrienklemme in richtiger Höhe, ohne das Sakrouterinligament mitzufassen, B: links Klemmenanlegung, rechts Umstechung des verdickten Sakrouterinligamentes (s. auch Abb. 93)

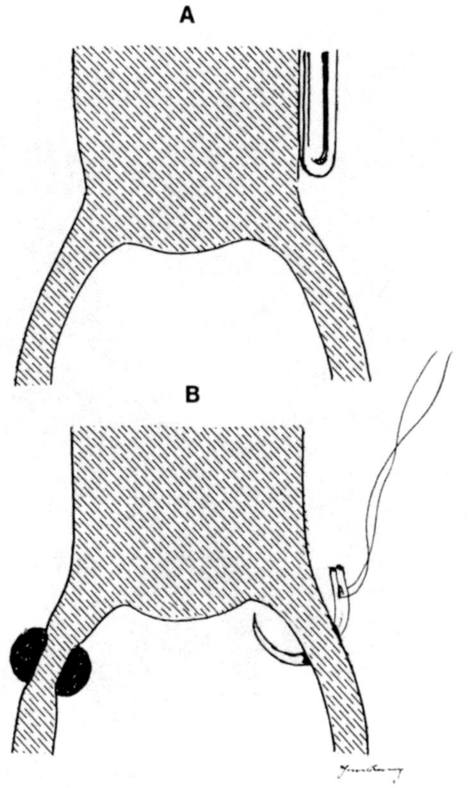

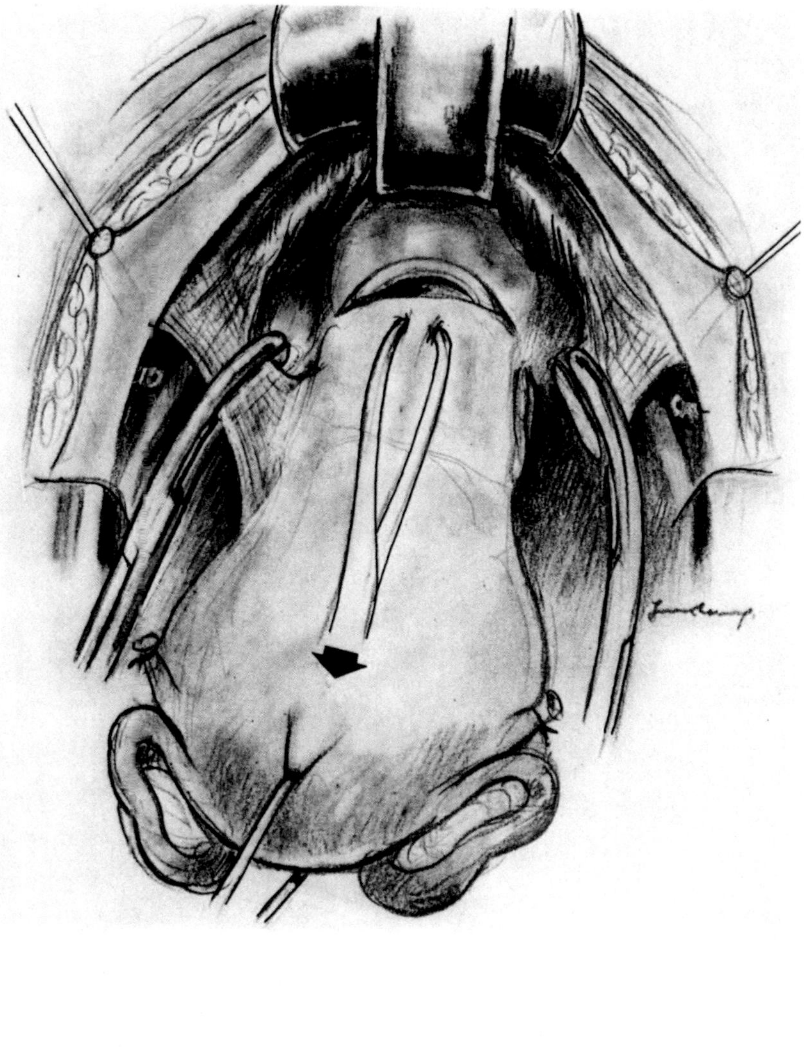

Abb. 109
zeigt die quer eröffnete Scheidenwand, wobei die Blase vom oberen Scheidenanteil kaudalwärts abpräpariert ist. Nach Abpräparation der Blase in den seitlichen Anteilen unter Erhaltung der Blasenpfeiler zeigt sich, daß hier (trotz relativ lateraler Abklemmung links) keine Gefahr einer Ureterverletzung besteht (siehe auch Abb. 106)

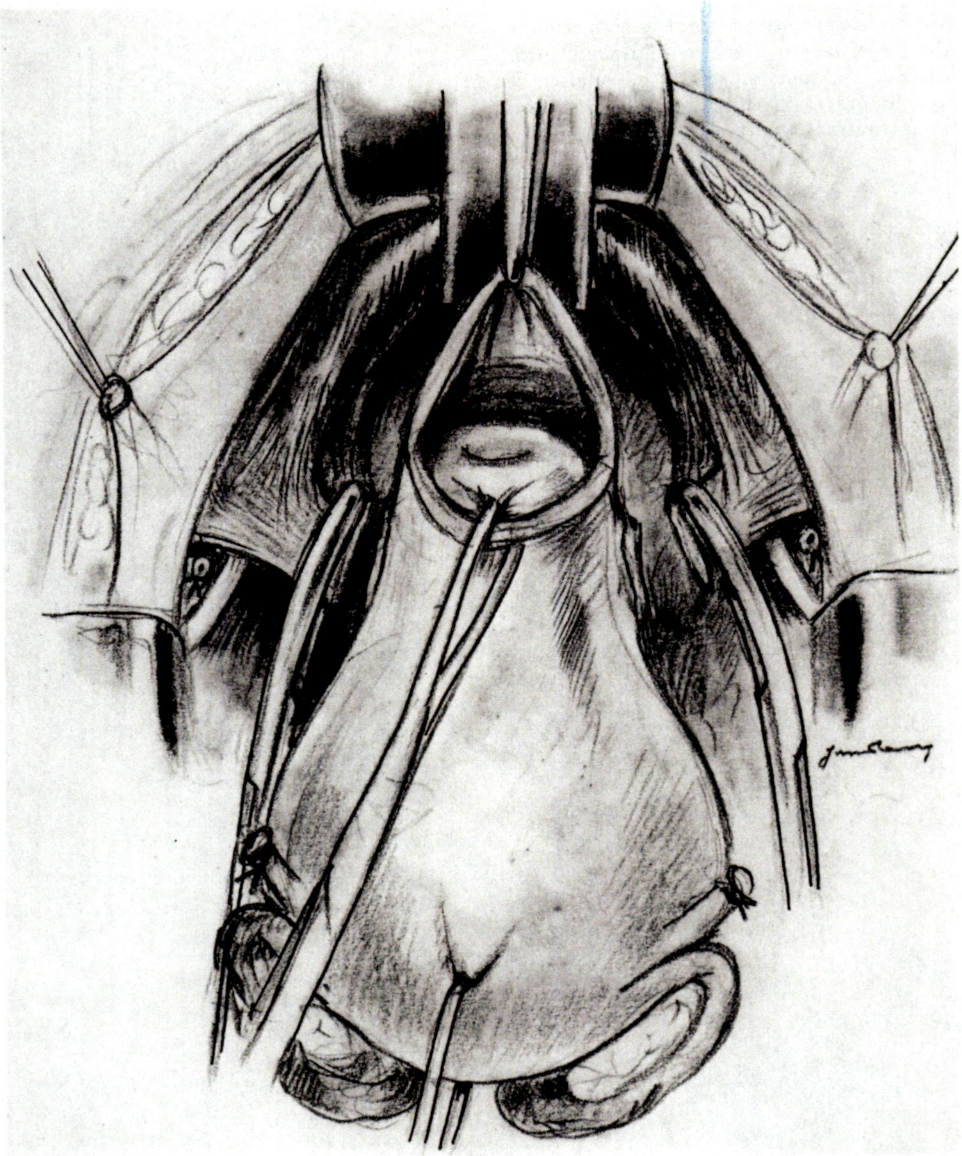

Abb. 110
Die vordere Scheidenwand ist angehoben. Die Portio in der Scheide sichtbar

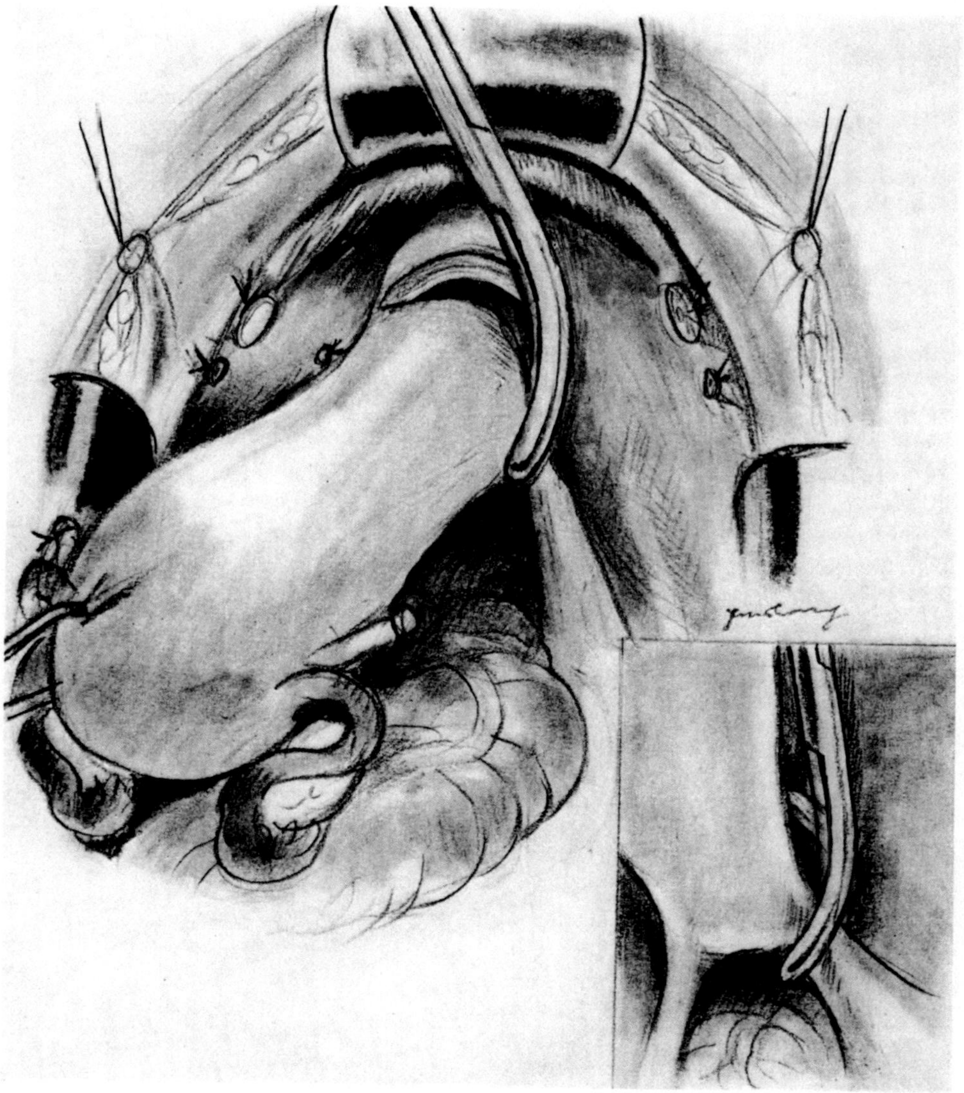

Abb. 111
zeigt die Methode der Scheidenabklemmung mittels krummer Klemmen. Im Eckbild wird das Mitfassen des normalen Sakrouterinligamentes — zwecks Sicherung von seitlicher Scheidenwand und Sakrouterinligament in einem — besonders deutlich. Auf die Darstellung der vorderen Scheidenklemme wurde verzichtet

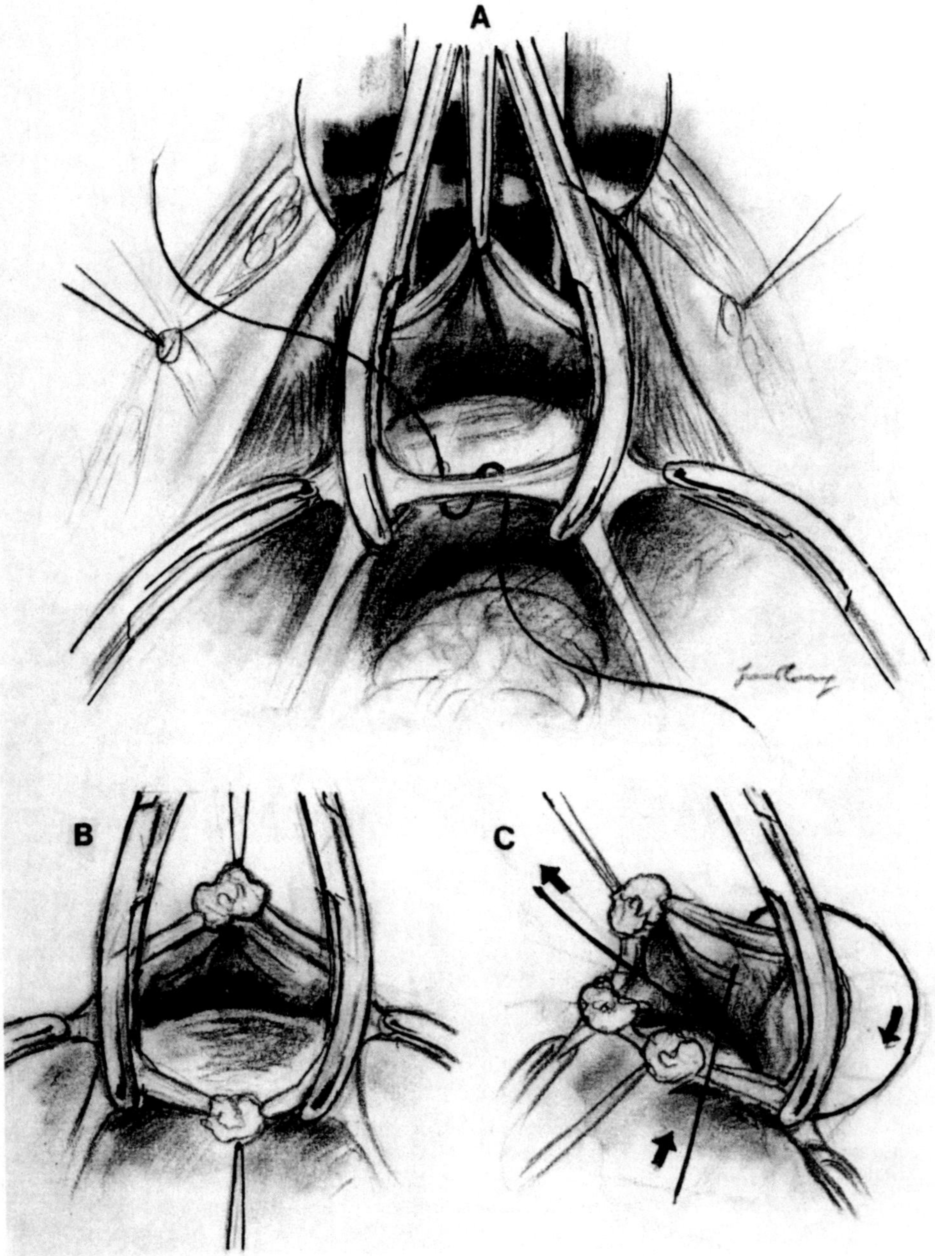

Abb. 112
Scheidenwandumstechungen. a) Die Nähe der Blase und Blasenpfeiler zeigt die Gefahr für Blase und Ureter beim Ersatz der seitlichen Scheidenwandklemme. b) Nach Nahtversorgung des vorderen und hinteren Scheidenwundrandes die beiden seitlichen Klemmen in situ, c) die Stich- und Fadenführung der seitlichen Scheidenklemmenumstechung garantiert ein möglichst geringes Verletzungsrisiko des Ureters

seitliche Anlegen zweier krummer Klemmen in der Scheidenwand nahe der Portio in sagittaler Richtung jetzt gefahrlos (Abb. 110, 111). Hierbei werden auch die Sakrouterinligamente mitgefaßt, falls sie nicht schon, wie oben beschrieben, durchtrennt worden sind. Die quere freie Durchtrennung der hinteren Scheidenwand gestaltet sich nach Abklemmung der seitlichen Partien blutungsarm. Dies ist nicht der Fall, wenn das Vaginalrohr frei in toto durchschnitten wird oder wenn gerade Klemmen, meist 4, senkrecht zum Schnittrand gesetzt werden. Die Scheidenumstechungen zum Zweck der Blutstillung können auf verschiedene Art durchgeführt werden: als Einzelumstechungen der 4 Klemmen (U- oder Z-Nähte) oder als fortlaufende Zirkulärnaht bei Erhaltung der Scheidenstumpföffnung zur Drainage (Abb. 112). Viele Schulen bevorzugen einen völligen Scheidenverschluß durch fortlaufende oder Einzelnähte.

Fehler und Gefahren. 1. Ausgleiten des uterinen Gefäßbündels bei insuffizientem Anlegen der ersten krummen Klemme. Wird sie nicht tief genug angelegt, so könnten die Uteringefäße nur tangential gefaßt werden und somit ausgleiten.

2. Wenn die zweite Klemme nicht knapp parallel zur Zervix oder mit ihrer Spitze unter das Niveau des Muttermundes zu liegen kommt, besteht beim Klemmenersatz Gefahr für den Ureter (Abb. 113).

3. Verletzung der Blase bei ungenügendem Abpräparieren. Vor der Inzision der Scheide, bzw. der Anlegung der vorderen Scheidenwandumstechung muß die weißliche Fascia vaginalis auf mindestens 1/2 cm Breite sichtbar gemacht werden (Abb. 107).

Peritonealisierung

Zur Abdichtung des kleinen Beckens gegen die Bauchhöhle soll nur intaktes Peritoneum verwendet werden. Zur Vermeidung von Läsionen hat das Anstechen oberflächlich zu erfolgen. Um Verziehungen zu vermeiden, empfiehlt es sich, zu Beginn 3 Fixnähte zu setzen: die beiden Ecknähte unter Versenkung der Infundibulopelvikumstümpfe und eine Mittelnaht (Abb. 114).

Fehler und Gefahren. Zu tiefes Einstechen kann bei den Ecknähten zu Gefäß- und Ureterläsionen, median zu Blasen- und Darmverletzungen führen.

Hysterektomie mit Belassung der Adnexe

Werden Ovar und Tube erhalten, so ergeben sich keine anatomischen Probleme. Es empfiehlt sich jedoch, Lig. rotundum einerseits, Tube und Lig. ovarii proprium gesondert zu versorgen.

Werden die Tuben exstirpiert, ist zu beachten, daß die Mesosalpinx eher schmal (d. i. Distanz zwischen Ovar und Tube), dagegen entsprechend der Tubenlänge ziemlich ausgedehnt ist. Dies erfordert das Anlegen mehrerer Klemmen und Umstechungen.

Fehler und Gefahren. Gefäßverletzungen im Bereich der Mesosalpinx. Bei insuffizienter Versorgung Gefahr der Hämatom- und sekundären Infiltratbildung.

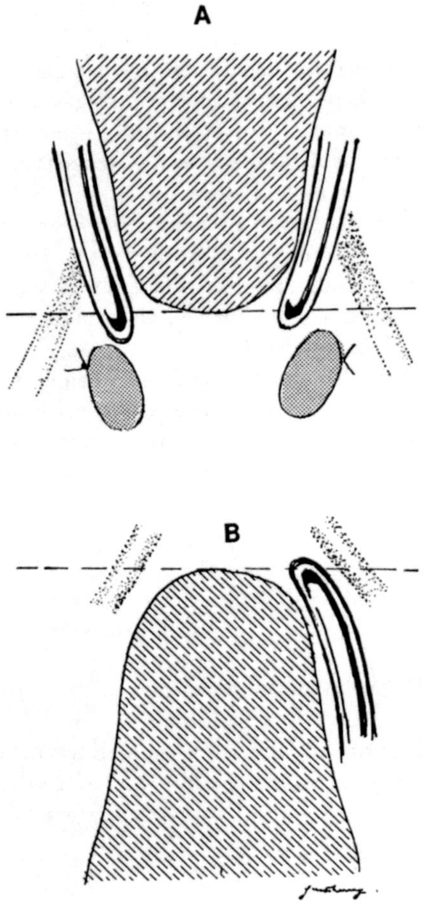

Abb. 113
Die Sakrouterinligamente wurden bereits ligiert und durchtrennt. Die Klemmenspitzen der Parametrienklemmen liegen fälschlicherweise unter dem Niveau der Portio. Hierbei besteht die Gefahr der Verletzung des Ureters, A) Ansicht von hinten, B) Ansicht von vorne (siehe auch Abb. 108)

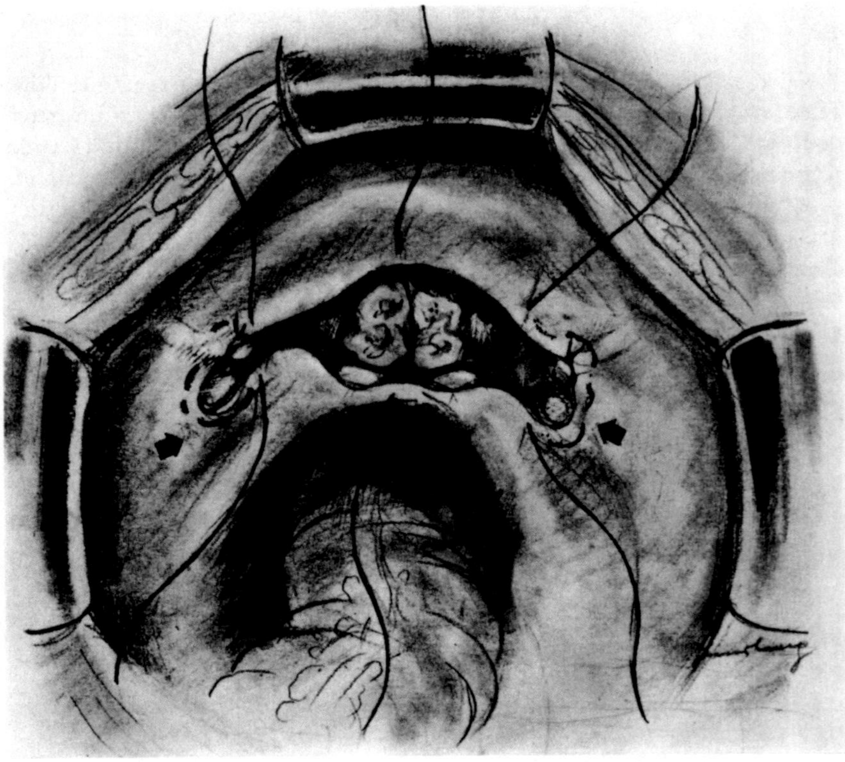

Abb. 114
Peritonealisierungsbeginn mit Anlegung der beiden Ecknähte und der Vereinigungsnaht zwischen Blase und Douglasperitoneum median. Gefahr für den Ureter bei zu tiefem Einstechen im Bereiche der Ecknähte (Pfeil)

Abdominale Hysterektomie bei höhergradig pathologisch verändertem Genitale

A. Stark vergrößertes Korpus
B. Vergrößerte Zervix
C. Veränderungen der Adnexe, Adhäsionen, Infiltrationen anderer Organe
D. Neoplasma corporis

ad A.: Bei entsprechend großem Bauchschnitt wird ein Morcellement kaum je nötig sein. Ist die Zervix kurz und lädt das Myom oberhalb derselben seitlich stark aus, dann kann das Anlegen der Klemme hier schwierig und der Ureter gefährdet sein (Abb. 115). Dem kann durch knappes Anlegen der Klemmen an den Uterusseiten bzw. freies Präparieren im Lig. latum begegnet werden.

Intraligamentäre Knoten: Diese sind meist nach Unterbindung des Lig. infund. und rotundum sowie Spaltung des Lig. latum aus ihrem Bett herauszuheben, indem man in der Schicht des zarten Bindegewebes teils scharf, teils stumpf präpariert. Es ist häufig nicht nötig, den Ureter darzustellen (Abb. 116).

ad B.: Bei stark verbreiterter Zervix (bei Zervixtonnenmyom und bei Uterus post partum) ist das Parametrium zum Großteil aufgebraucht. Es ist hierbei nicht möglich, Klemmen anzulegen ohne den Ureter zu gefährden (Abb. 117). Daher ist es indiziert beim Zervixtonnenmyom oder bei der Exstirpation des Uterus post partum (z. B. wegen Uterusruptur) die Ureteren darzustellen und sie, ähnlich wie beim kleinen Wertheim — nach Unterbindung der Arteriae uterinae und der Vesikouterinligamente — vom kaudalen Parametrium abzupräparieren, so daß Raum für die Parametrienklemmen geschaffen wird.

ad C.: Bei Zysten, die zu groß sind, um auch bei größtmöglichem Bauchschnitt ohne Eröffnung entfernt zu werden, ist zu bedenken, daß sie pseudomuzinösen Inhalt haben können. Die Entfernung von intraligamentären und pseudointraligamentären Zysten, Tuboovarialzysten, Pyovarien, Pyosalpingen usw. erfordert fast immer eine Darstellung der Ureteren. Dasselbe gilt besonders für die Endometriose, bei der die klassischen Schichten fehlen (Abb. 118, 119).

ad. D. s. u.

Ureterpräparation

1. Nach Unterbindung des Lig. infundibulopelvicum, wird der Ureter, wie später bei der Originalmethode nach Wertheim beschrieben, präpariert.

2. Ist die primäre Unterbindung des Lig. infund. pelv. z. B. bei Endometriose nicht möglich, muß der Ureter höher im Bereich noch gesunden Bauchfelles aufgesucht werden. Das ist ungefähr in der Höhe der Linea innominata an der Kreuzungsstelle mit der Arteria iliaca communis, nach Anheben einer Falte und Spaltung derselben, möglich (Abb. 118, 119). Nach seiner Auffindung wird die Unterbindung des Lig. infund. pelv. gefahrlos.

ad D.: Neoplasma corporis. Von manchen wird vor der Hysterektomie eine Scheidenmanschette gebildet und über der Portio zur Verhinderung von Vaginalmetastasen verschlossen. Die Hysterektomie selbst wird von der Mehrzahl als einfache (1), von einigen Kliniken mit zusätzlicher Lymphonodektomie (2), von anderen als etwas erweiterte Uterusexstirpation (3 — kleiner Wertheim mit Lymphknotenentfernung) durchgeführt.

ad 1.: Wegen der Gefahr der Uteruswandruptur und des Austrittes von Karzinomzellen in und durch die Tuben empfehlen sich zwei Maßnahmen: Erstens Anlegen zweier gerader Klemmen (anstelle des Uterusfaßinstrumentes) neben dem Uterus beidseits am Adnexabgang und Lig. latum, zweitens Ligatur der Tuben nahe am Fimbrienende.

Ein zu knappes Anlegen der Klemmen beim Absetzen des Uterus ist hier kontraindiziert, weil man damit dem allgemein gültigen chirurgischen Grundsatz, mindestens 1 cm von der Karzinomgrenze entfernt im Gesunden zu operieren (z. B. bei fast völliger Durchsetzung der Uteruswand), zuwiderhandelt.

ad 2.: Hierzu ergibt sich zusätzlich folgendes: ohne auf die Diskussion, welche regionären Lymphknoten entfernt werden sollen, einzugehen, sei betont, daß diejenigen, die bei der einfachen Hysterektomie die Lymphonodektomie wie beim Zervixkarzinom durchführen, die abführenden Lymphwege an der Art. ut. belassen.

ad 3.: Beim kleinen Wertheim mit Lymphonodektomie werden die abführenden Lymphwege auch nur dann mitentfernt, wenn man das gesamte obere Parametrium reseziert (siehe Wertheim).

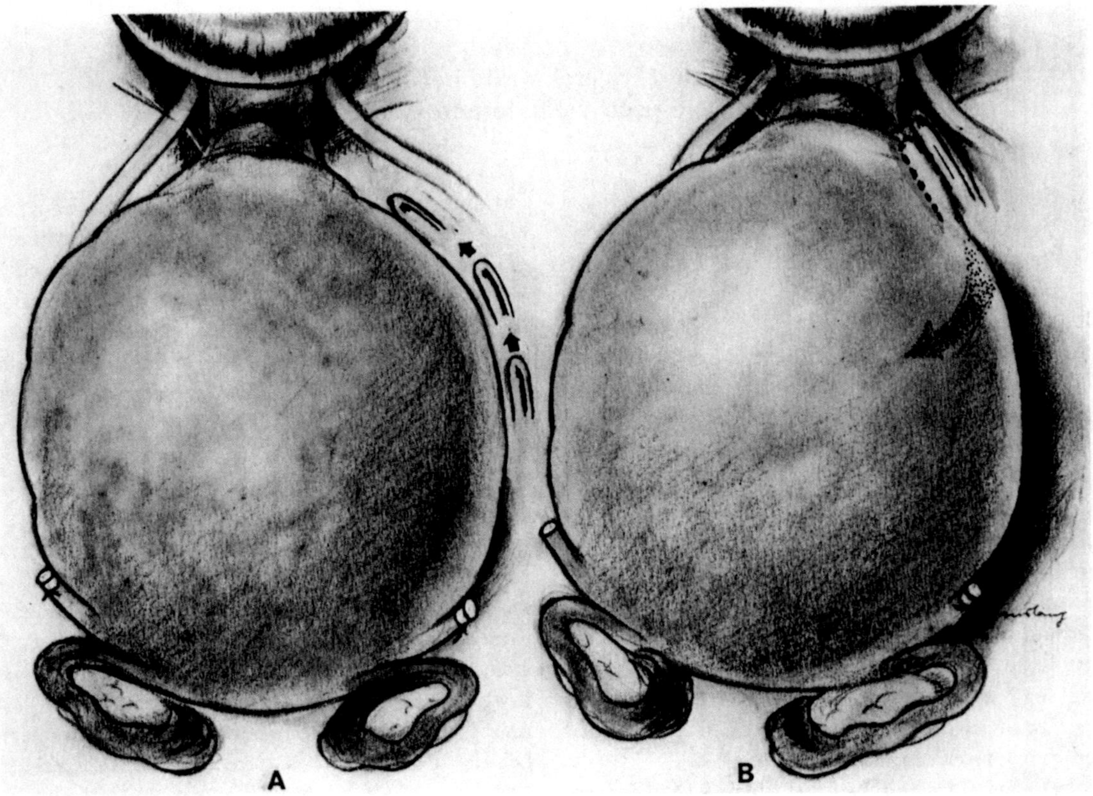

Abb. 115
a) Richtiges Anlegen der Parametrienklemmen bei großem Kugelmyom und kurzer Portio. b) Der Pfeil deutet an, daß der Uterus stark nach links verzogen werden muß, um die Klemmen richtig zu placieren. (Strichliert: Klemme richtig, ausgezogen: Klemme falsch, da zu nahe am Ureter)

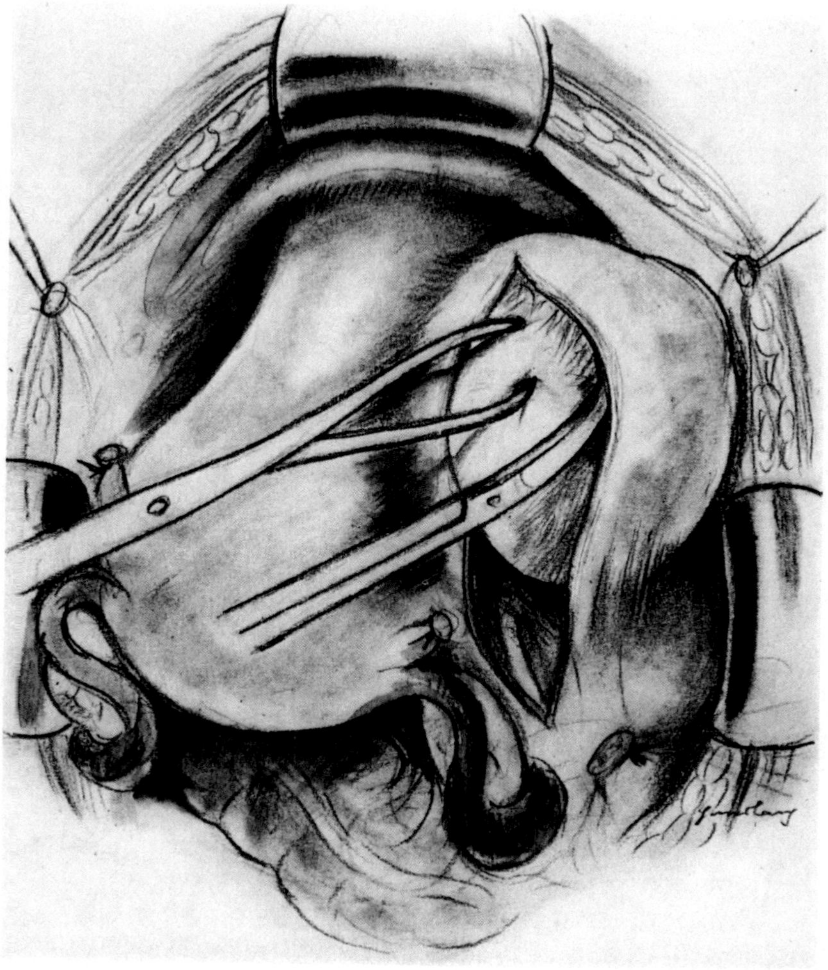

Abb. 116
Intraligamentäres Myom. In diesem Fall ist der Ureter in der Tiefe sichtbar

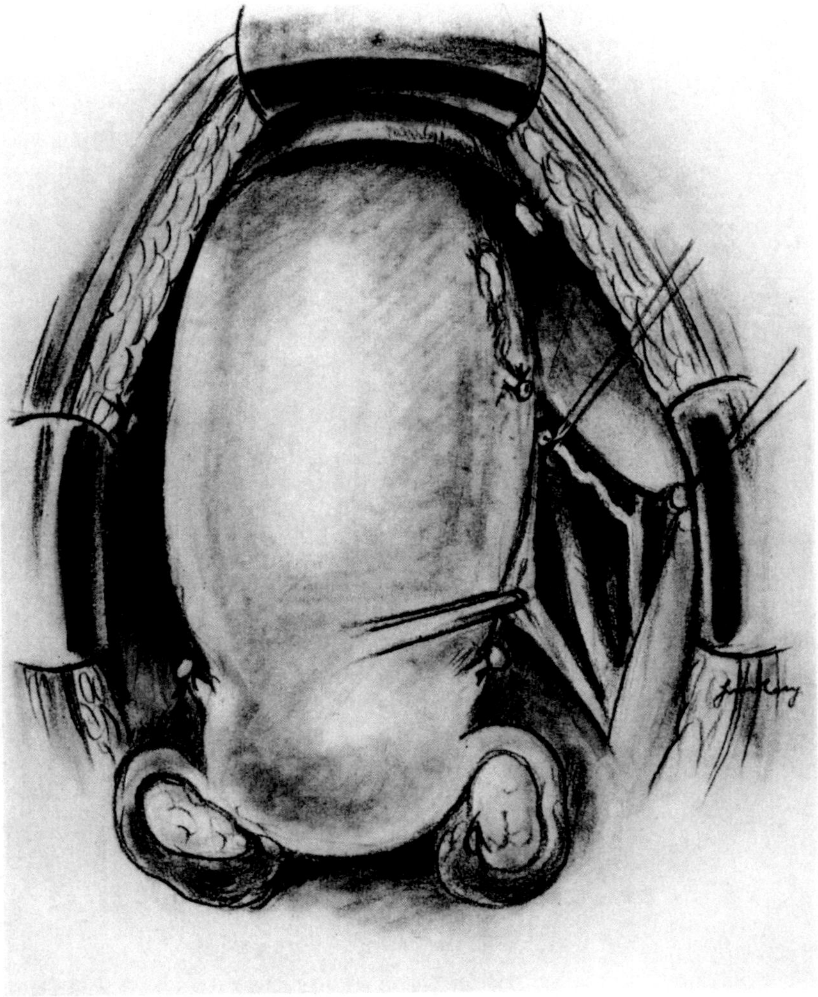

Abb. 117
Obligate Darstellung des Ureters beim Zervixtonnenmyom

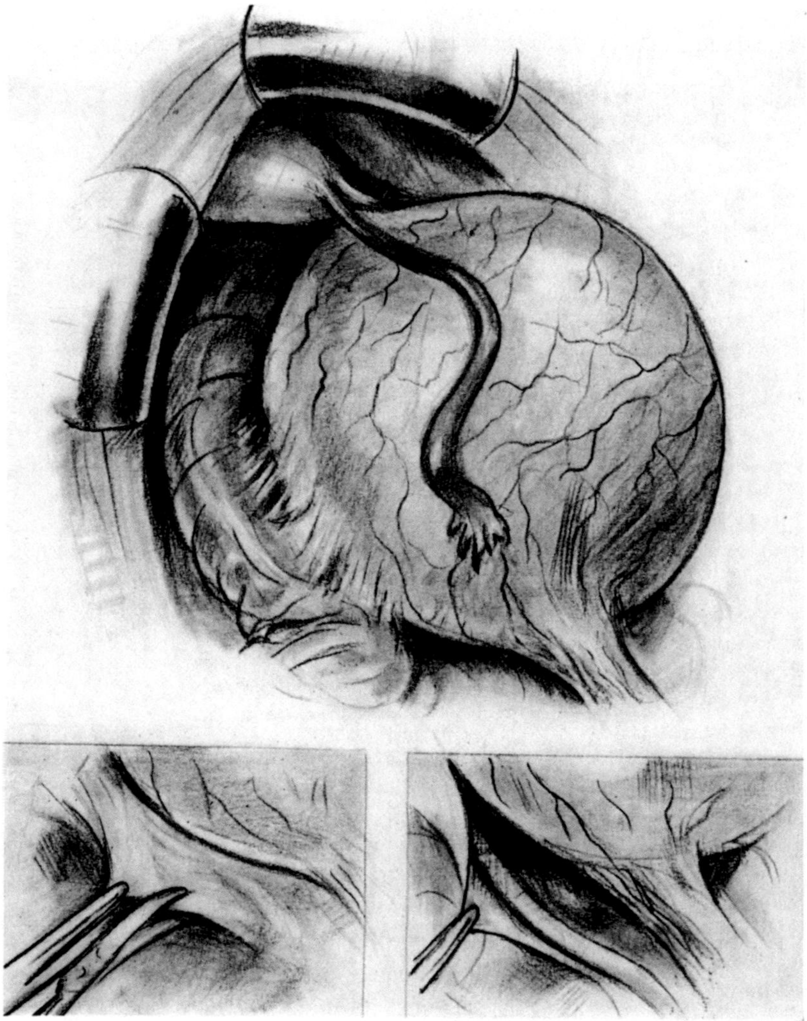

Abb. 118
Spaltung des Peritoneums medial vom Lig. infund. pelv. und Darstellung des Ureters vor Unterbindung des Ligamentes

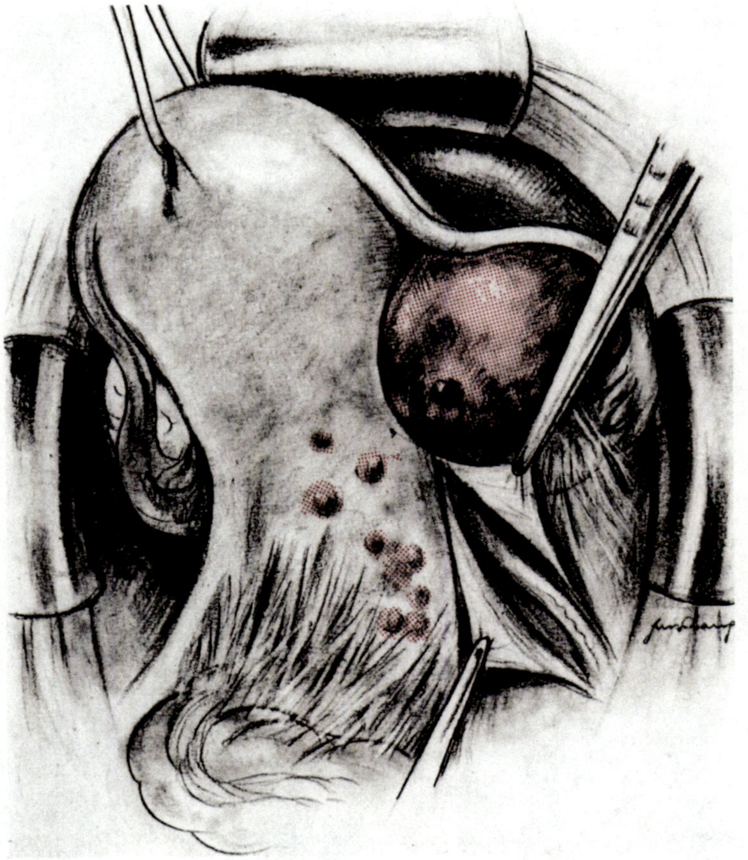

Abb. 119
Aufsuchen des Ureters (wie in Abb. 118) bei Endometriose

Vaginale Radikaloperation des Kollumkarzinoms

Die Topographie der jeweiligen Operationsakte unterscheidet sich wesentlich von der bei der einfachen vaginalen Uterusexstirpation. Sie wird bestimmt durch das Herabziehen der Blase, des Rektums und der Parakolpien bei Bildung der Scheidenmanschette. Je nach Länge derselben ergeben sich verschiedene operativ-anatomische Verhältnisse. Im allgemeinen sollte man wie bei der abdominalen Radikaloperation ca. ein Drittel der Scheide entfernen. Die Abbildungen zeigen die Situation ohne, sowie bei geringerem und stärkerem Zug (Abb. 120—125). Die Parakolpien bilden seitlich Kegelmäntel um den zu resezierenden Scheidenabschnitt. Sie werden zwischen den beiden Blättern der Manschette zusammengedrückt und gehen nach vorne und hinten zu in die Scheidenfaszie über (Abb. 126). Hinten werden das Rektum — weniger der Douglas — vorne die Blase mit heruntergezogen (Abb. 127). Die seitlichen Blasenanteile liegen unter dem kegelmantel- bzw. schalenartig verformten Parakolpium (Abb. 128). Von diesem muß man die Blase — bei längerer Manschettenbildung — sehr weit abpräparieren, um zu den Ureteren zu gelangen — es sei denn, daß man das Parakolpium relativ nahe der Scheide seitlich durchschneidet. Hierauf gleitet die Blase mit dem verbleibenden Parakolpium nach oben. Am Operationspräparat findet sich dann nur wenig Parakolpium (Abb. 129). Wenn man nach Amreich versucht, das Parakolpium stumpf von seiner Insertionsstelle an der Beckenwand abzulösen (bei Vereinigung des Spatium paravesicale und pararectale), reißt es bei brüskem Vorgehen nicht dort ab, sondern in der Mitte seines Verlaufes, oder aber nahe der Scheide. Will man mehr Parakolpium gewinnen und trennt es mehr lateral ab (siehe unten), dann kann es bei freier Durchschneidung aus den Venenplexus stärker bluten. Das Abpräparieren der seitlichen Blasenanteile und die Darstellung der Ureteren ist dann wesentlich schwieriger. Im folgenden soll unter Berücksichtigung der durch die Operation geänderten Topographie aufgezeigt werden, wie ohne stärkere Blutung eine weitgehende Resektion des Parakolpiums möglich ist.

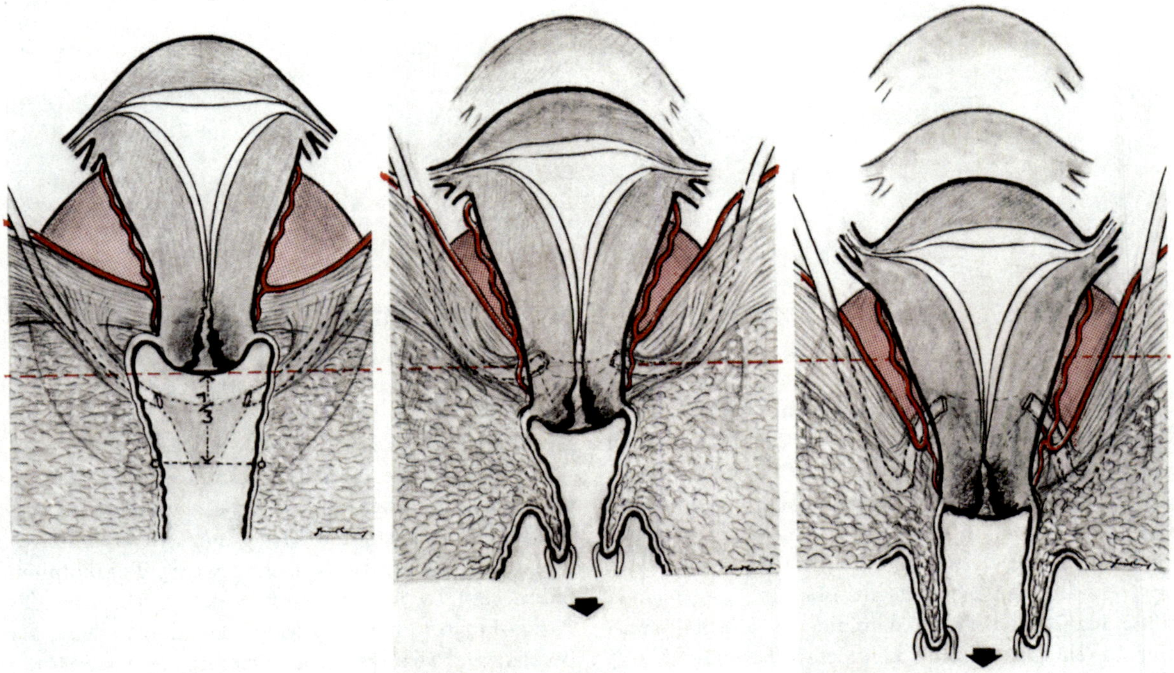

Abb. 120—122

Topographische Anatomie bei graduell gesteigertem Zug an einer Scheidenmanschette. *Ansicht von hinten.* 120. Frontalschnittschema. Genitale in situ, ohne Zug, bei gefüllter Blase. Die Ausdehnung der Scheidenmanschette (ein Drittel der Scheide) strichliert angezeigt. Das Trigonum (strichliert) ist in die vordere Scheidenwand projiziert. Der Ureter tritt durch das Parametrium und über das Parakolpium und die Scheidenwand in die Blase, 121. zeigt die Scheidenmanschette und das Genitale unter mäßigem Zug nach unten. Seitlich wird das Parakolpium in die Scheidenmanschette einbezogen. Durch den von der Scheidenmanschette auf den Uterus mitgeteilten Zug werden die Parametrien mit der A. uterina und den Blasenpfeilern herabgezogen. 122. Durch den starken Zug nach unten und die im Verlauf der Operation erfolgte Abpräparation der Blase (s. Text) ist das typische Ureterknie entstanden. Diese Ansicht von hinten zeigt deutlich die nunmehr entstandene, tiefer gezogene Uterinaschlinge

Abb. 123

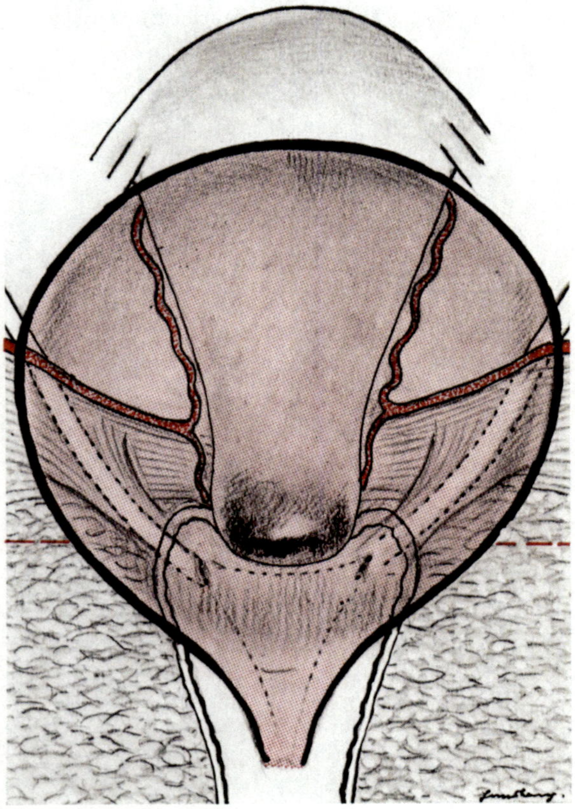

Abb. 123, 124, 125

Schematische *Ansicht von vorne.* Geänderte Topographie des inneren Genitales unter gesteigertem Zug. 123. Der Uterus in situ mit Blase und Blasenauslaß. 124. und 125. Die Uterinaschlinge tritt bei graduell gesteigertem Zug, nach Abpräparieren und Hochdrücken der Blase, hinter dem Ureter tiefer (s. auch Abb. 121 u. 122). Die schematische bogenförmige Linie deutet die ursprüngliche Topik der (gefüllten) Blase an

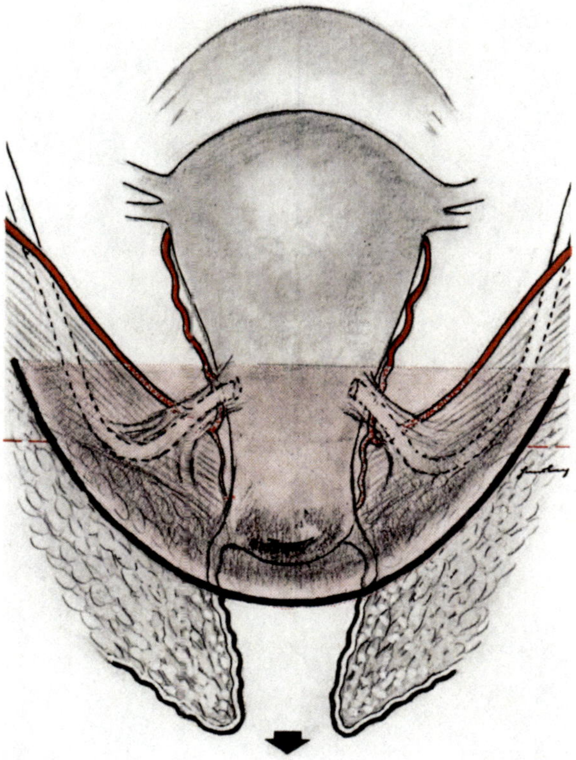

Abb. 124

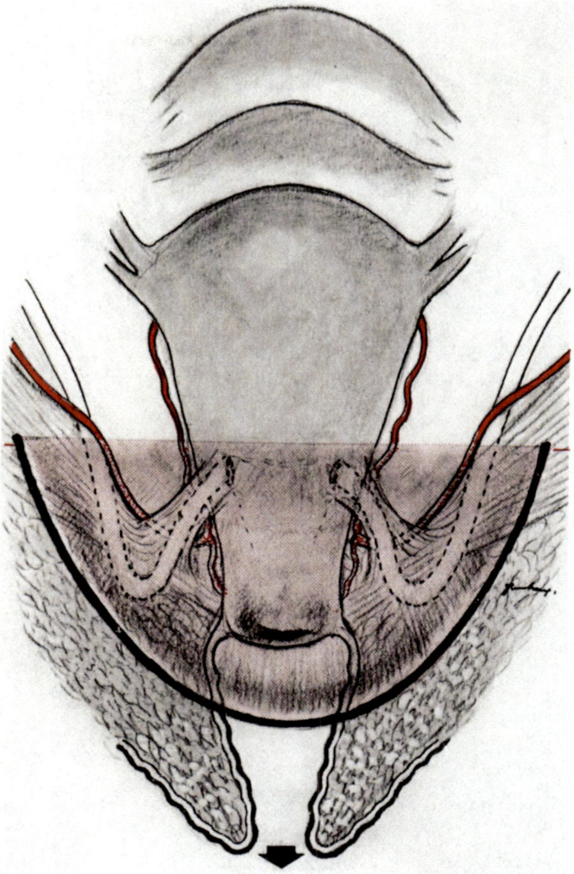

Abb. 125

Abb. 123, 124, 125

Schematische *Ansicht von vorne.* Geänderte Topographie des inneren Genitales unter gesteigertem Zug. 123. Der Uterus in situ mit Blase und Blasenauslaß. 124. und 125. Die Uterinaschlinge tritt bei graduell gesteigertem Zug, nach Abpräparieren und Hochdrücken der Blase, hinter dem Ureter tiefer (s. auch Abb. 121 u. 122). Die schematische bogenförmige Linie deutet die ursprüngliche Topik der (gefüllten) Blase an

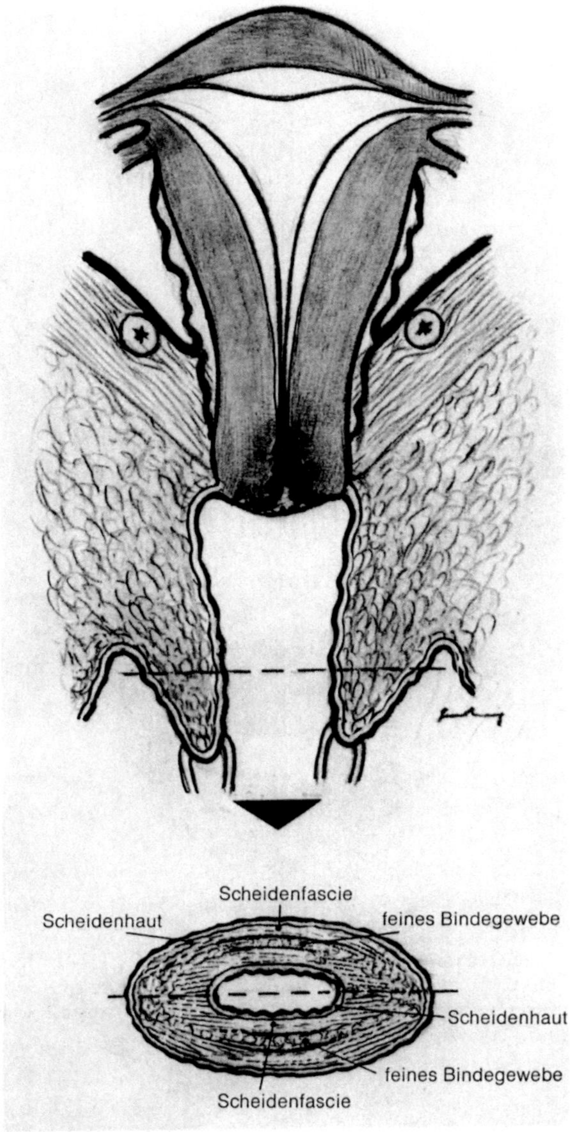

Abb. 126
Der Horizontalschnitt unten zeigt die Schichtenfolge der im Frontalschnitt dargestellten Ebene (strichliert) auf. Die Scheidenfaszien sind nur hinten und vorne zu sehen, da sie seitlich in das Parakolpium ausstrahlen

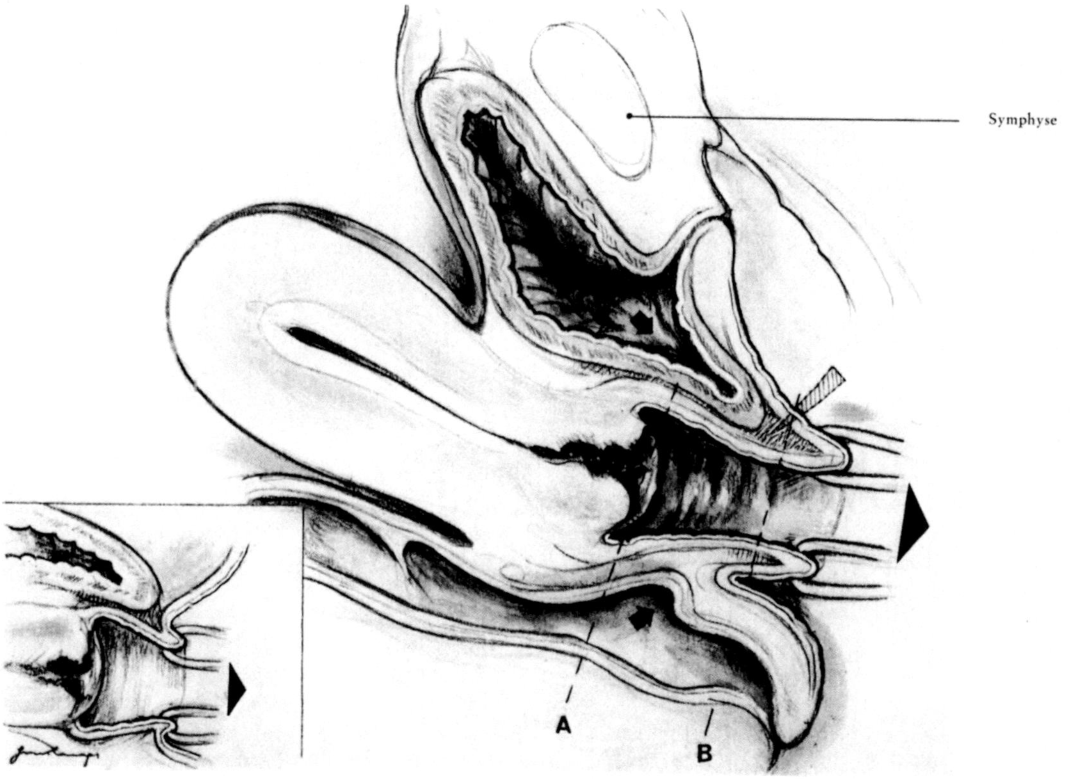

Abb. 127
Der Sagittalschnitt zeigt 1. die Einbeziehung von Blase und Rektum in die Scheidenmanschette bei gegenüber dem Eckbild gesteigertem Zug, 2. wird das Zirkumzisionsareal demonstriert (Pfeil vorne). Die Spitze des Pfeiles zeigt in die richtige Präparationsschichte des feinen Bindegewebes

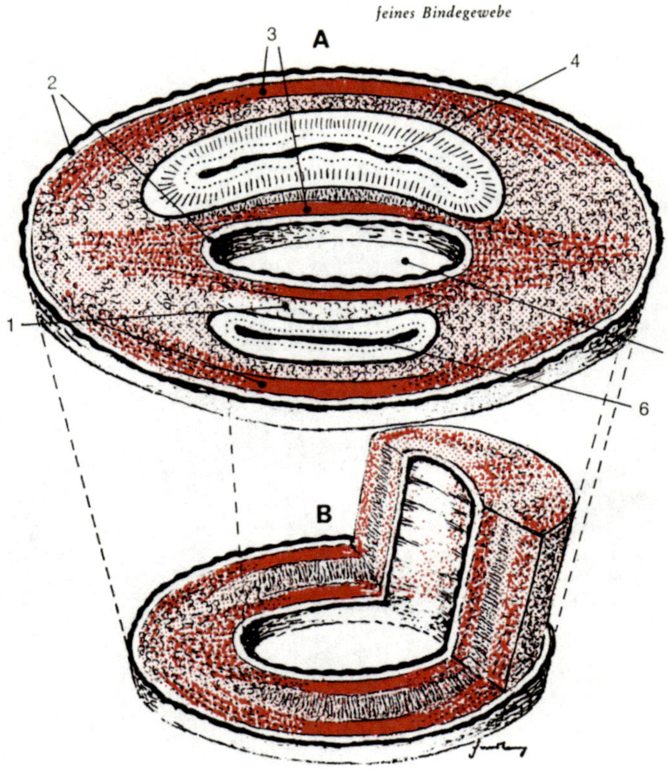

Abb. 128
Schema der Querschnitte im Bereiche a) und b) der Abb. 127. Die Scheidenwand (Scheidenhaut und Scheidenfaszie) ist infolge der Manschettenbildung verdoppelt. Die Scheidenfaszien strahlen beiderseits ins Parakolpium aus (Scheidenfaszie und Ausstrahlung rot). Bei A wurde auch das Rektum in die Scheidenmanschette eingestülpt (im Gegensatz zu Abb. 127, wo dies nur durch den Pfeil angedeutet ist)

1 Fettgewebe
2 Scheidenhaut
3 Scheidenfascie
4 Blase
5 Scheide
6 Rektum

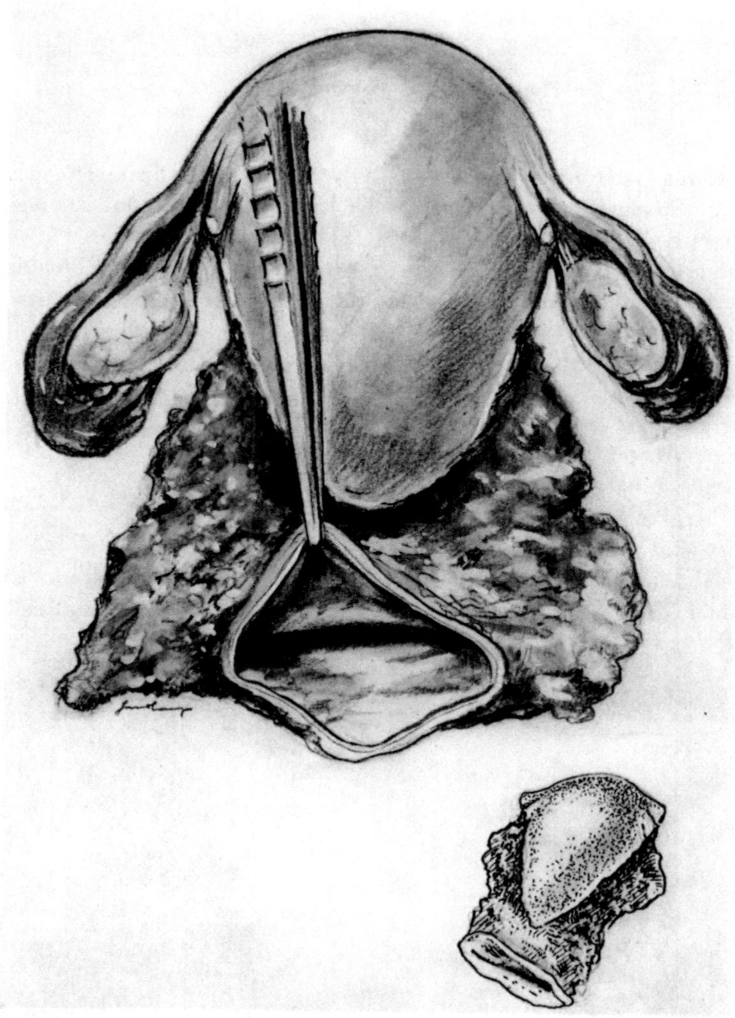

Abb. 129
Präparat mit Parametrium- und Parakolpiumresektion. Im Eckbild Präparat nur mit Parametrium- und wenig Parakolpiumresektion

Schuchardtschnitt

Meist wird die schräg laterale Schnittführung links bevorzugt. Unter Spannung des Inzisionsgebietes (Abb. 130) beginnt der Schnitt fingerbreit links von der hinteren Kommissur und wird wie bei einer ausgedehnten Episiotomie gegen das Tuber ossis ischii geführt. Nach Durchtrennung des Dammes und der Scheide gelangt man in die Fossa ischiorectalis, deren Fett an seiner groblappigen Beschaffenheit unverkennbar ist. Nunmehr kann der jetzt zur Darstellung gelangende Levatoranteil unter Medianabdrängung des Rektums und nicht zu nahe von diesem unter Beibehaltung der Schnittrichtung durchtrennt werden.

Der Scheidenschnitt wird portiowärts bis zu jener Höhe verlängert, in der man die Scheide abzusetzen gedenkt. Eine entsprechende Spannung der Gewebe durch erneuten distrahierenden Zeigefinger- oder Klemmenzug erleichtert das weitere Vorgehen (Abb. 131).

Jetzt ist die weitere Mobilisierung und Abdrängung des Rektums medianwärts leichter möglich. Dadurch wird die spätere Darstellung des Pararektalraumes links und damit der kaudalen Anteile des linken Rektumpfeilers vorbereitet. Wenn erforderlich, kann jetzt der Levator noch weiter durchtrennt werden (Abb. 132).

Fehler und Gefahren 1. Schnittführung zu weit medial bedeutet Gefahr der Rektumverletzung.

2. Insuffizientes Durchschneiden des Levators, dadurch erschwerte Isolierung des Rektums.

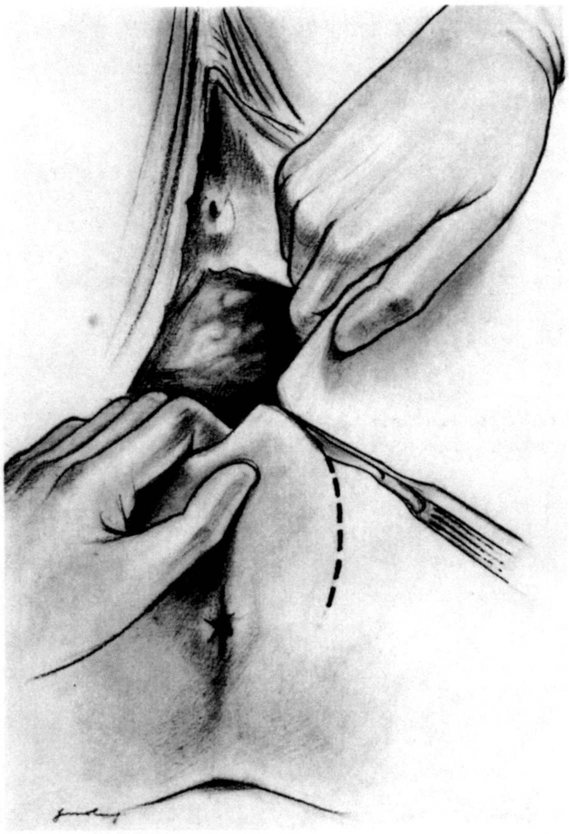

Abb. 130
Scheiden-Dammschnitt nach Schuchardt

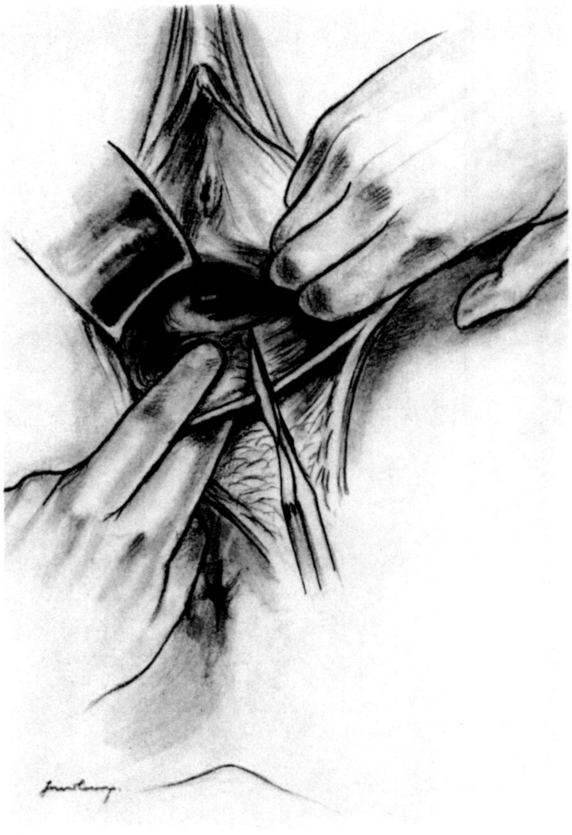

Abb. 131
Inzision der Vagina bis zur Höhe der geplanten Zirkumzision

Scheidenmanschettenbildung

Am vorgesehenen Abtragungsrand wird die Scheide zirkulär gefaßt (Abb. 133), tiefergezogen und damit gefaltet. Diese Falte, bzw. Manschette, die bei stärkerem Zug größer und nach oben zu dicker wird, besteht vorne und hinten aus einem äußeren und inneren Blatt der Scheidenwand (i. e. Scheidenhaut und Scheidenfaszie), seitlich nur aus zwei Blättern der Scheidenhaut und Parakolpium (Abb. s. 126—128). Im Spalt zwischen diesen beiden Blättern findet sich vorne und hinten zartes, spinnwebartiges (vorne perivesikales, hinten perirektales) Bindegewebe. Vorwiegend die Blase, aber auch das Rektum sowie seitlich die Parakolpien werden durch den Klemmenzug in die Manschette hineingezogen (Abb. 122, 127, 128). Bei der Zirkumzision muß vorne und hinten das ganze äußere Blatt der Scheidenwand durchtrennt werden. Dann gelangt man in die beschriebene Schichte von feinem Bindegewebe (Abb. 134, 135). Seitlich darf bei der Zirkumzision nur die Scheidenhaut durchtrennt werden, da hier eine Scheidenfaszie fehlt (Abb. wie oben). Schneidet man tiefer, dann gelangt man in das Parakolpium, das oberflächlich aus einer ganz dünnen, etwas fester gewebten Bindegewebsschichte, darunter aber vorwiegend aus Fett und reichlich Gefäßen besteht.

Wie weit vorne und hinten Blase, bzw. Rektum an die Falte herangezogen werden, hängt von der Abhebbarkeit der Scheidenwand, bzw. von der Beschaffenheit des darunterliegenden zarten Bindegewebes ab. Ist es reichlicher und dehnbarer, dann läßt sich die Scheide leichter von den Nachbarorganen — Blase und Rektum — abheben und falten (s. Abb. 127). Somit werden diese Organe weiter oben in der Manschette liegen. Die klemmenwärts gelegenen Schnittränder werden nun — am besten über einem Alkoholtupfer — vernäht, oder mit Zystenfaßzangen zusammengefaßt (Abb. 136).

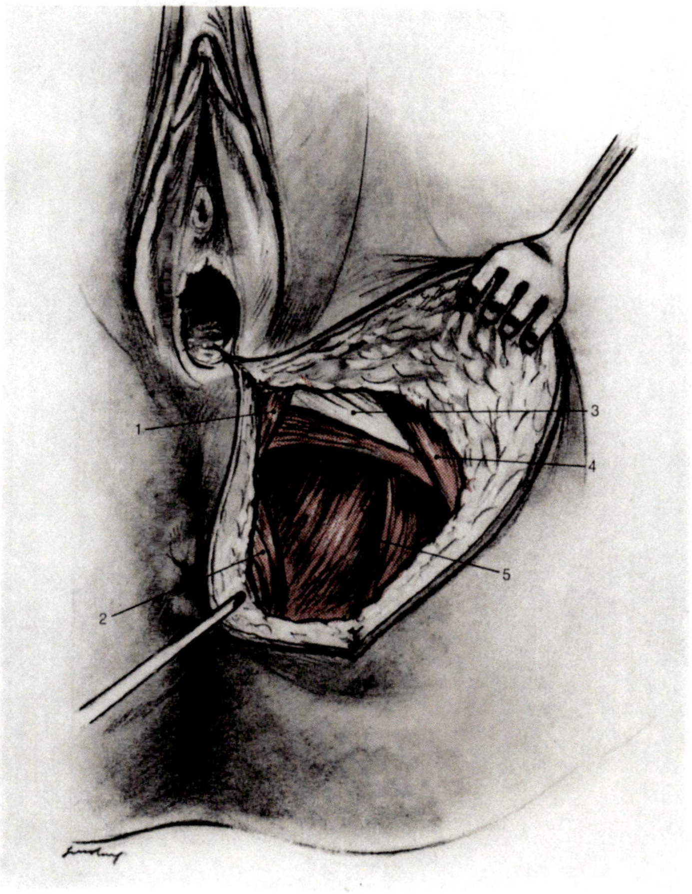

Abb. 132
Anatomie der Beckenbodenmuskulatur in der Tiefe des Schuchardtschnittes

1 M. bulbo cavernosus
2 M. sphinet ani ext.
3 Diaphragma urogenitale
4 M. ischio cavernosus
5 Levator ani (Diaphragma pelvis)

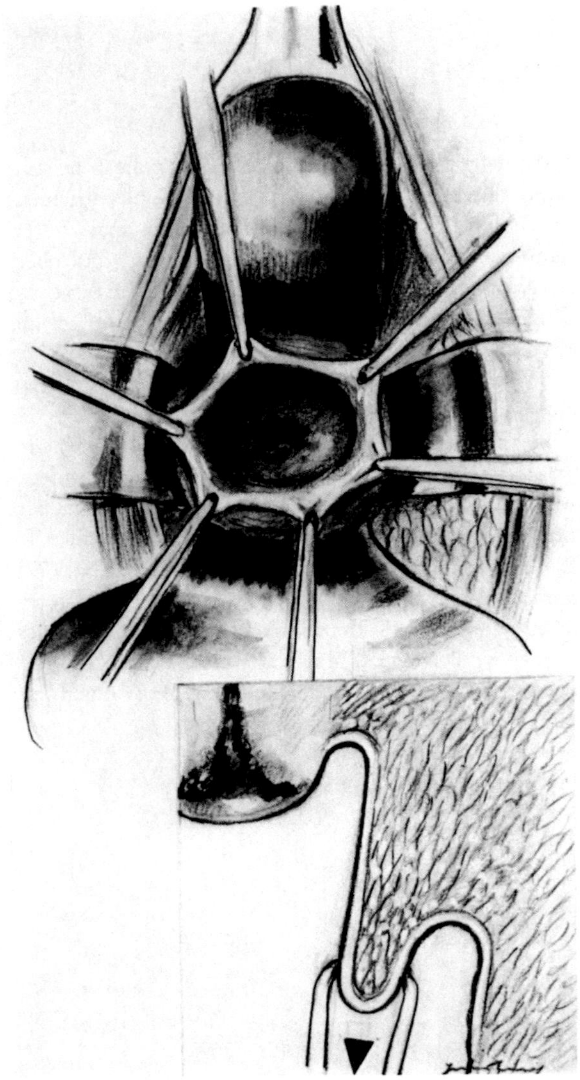

Abb. 133
Scheidenmanschettenbildung in der Aufsicht und im Frontalschnitt

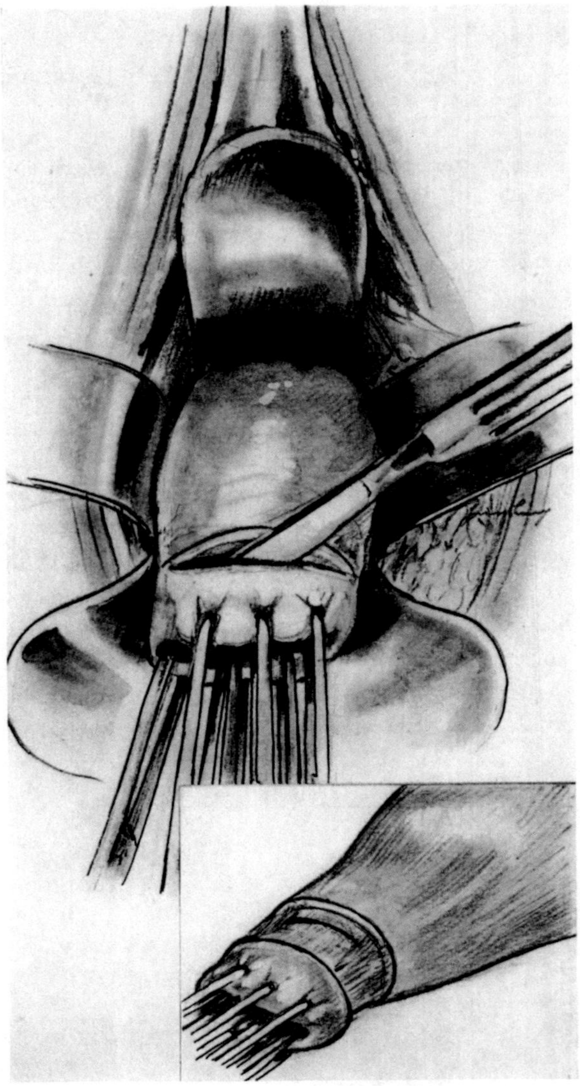

Abb. 134
Die Zirkumzision durchtrennt vorne die ganze Scheidenwand (Scheidenhaut und Scheidenfaszie). Eckbild: seitlich wird nur die Scheidenhaut durchtrennt

Abb. 135
Auch hinten wird bei der Zirkumzision die ganze Scheidenwand durchtrennt (Scheidenhaut und Scheidenfaszie). Eckbild: seitlich nur Durchtrennung der Scheidenhaut

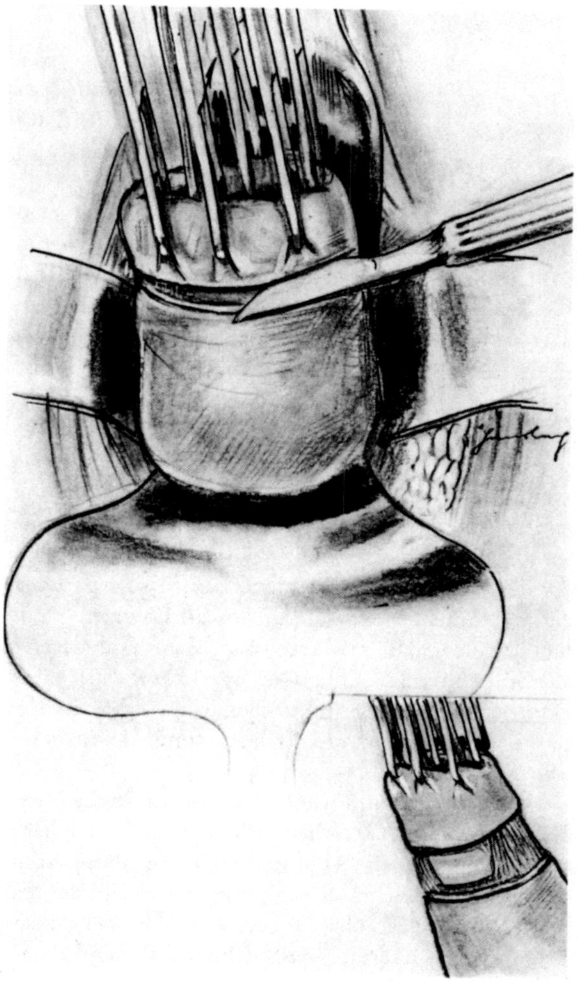

Fehler und Gefahren

1. Unvollständiges Durchtrennen der Scheidenwand vorne und hinten verhindert ein Vordringen in den perivesikalen und perirektalen Bindegewebsraum (Abb. s. o. 127, S. 87).
2. Bei zu tiefer Schnittführung kann die Faszie des inneren Scheidenwandblattes verletzt, die Manschette zu dünn und eröffnet werden.
3. Erfolgt die Umschneidung zu weit von den Klemmen entfernt, dann ist eine Läsion der Blase bei Nichtbeobachtung ihrer Beschaffenheit möglich (s. vaginale Hysterektomie).
4. Blutungsgefahr aus dem Parakolpium, wenn seitlich mehr als die Scheidenhaut durchtrennt wird, wenn also — wie es meist geschieht — das Parakolpium frei durchschnitten oder durchrissen wird.

Blasen- und Ureterpräparation; Resektion der Parakolpien und kaudalen Rektumpfeiler

Hat man vorne die ganze Scheidenwand bis zum feinen Bindegewebe durchtrennt, ist es nicht schwierig, in dieser Schichte weiter mit Messer oder Schere nach oben zu präparieren, wobei die Blase vom inneren Blatt der Manschette abgelöst wird (Abb. 137). Am sichersten gelingt dies, wenn man die Blase, die bald sichtbar wird, mit einer feinzähnigen Pinzette anhebt und median bis nahe zur Plica vesicouterina abpräpariert (Abb. 137). Seitlich liegt die Blase nicht wie beim Wertheim auf einer Platte von Parakolpium, sondern einer Art Rinne, die dieses Gewebe infolge der Kegelmantelverformung bildet (Abb. 143, S. 99). Vor der weiteren Abpräparation der Blase separieren wir die Scheidenhaut lateral möglichst weit vom Parakolpium, das mantelförmig Blase und Ureter umgibt (Abb. 138, 139). Die Darstellung des pararektalen Raumes, die links schon beim Schuchhardtschnitt vorbereitet wurde, ist jetzt stumpf leicht möglich (Abb. 140).

Operativ am einfachsten ist es — wie es die Operateure der STOECKELschen Schule tun — zugleich mit dem medianen Abpräparieren die Blase auch seitlich unter Durchtrennung des Parakolpiums in gleicher Höhe nach oben abzulösen (Abb. 141). Dies hat zur Folge, daß eine ausgedehntere Parakolpiumresektion kaum möglich ist.

Wenn man aber die seitlichen Blasenanteile vom Parakolpium löst und dabei die sagittalen Bindegewebspfeiler (die kaudale Fortsetzung der Ligg. vesicouterina), die 1—2 cm vom Vaginalrand entfernt (parallel zu diesem) verlaufen, durchtrennt, dann ist die Darstellung des Spatium paravesicale nach AMREICH leicht möglich (Abb. 140, 142), wenn die Parakolpien vorher weit lateral nach Umstechung ligiert wurden. Dieser Schritt unterscheidet u. a. die SCHAUTA-AMREICHsche Operation von der Originalmethode nach SCHUCHARDT-SCHAUTA. Nun kann das höher gelegene Parakolpium nahe der Beckenwand frei oder nach Unterbindung abgesetzt werden, womit die Trennung zwischen paravesikalem und pararektalem Raum aufgehoben ist (Vereinigung der Etagen nach AMREICH). Auf diese Weise gelingt es, genausoviel Parakolpium zu resezieren wie bei der abdominalen Radikaloperation (Abb. 140, 129).

Um die Scheidenmanschette und damit das Genitale mobiler zu machen, ist es günstig, jetzt das Rektum in der Schichte des feinen perirektalen Bindegewebes von der Scheide und von den Rektumpfeilern (der kaudalen Fortsetzung der Ligg. sacrouterina) abzupräparieren und diese nach Darstellung des Spatium pararectale möglichst weit hinauf zu durchtrennen. Dieser Schritt kann bei Straffheit der letzteren, wenn er vor Abpräparieren der Blase gesetzt wird, den Operationsverlauf erleichtern.

Wenn man sich nun wieder der Blase zuwendet und sie in ihrer ganzen Breite gleichmäßig nach oben abpräpariert, dann werden nach Durchschneiden des seitlichen vorderen Parakolpiums die Ureteren sichtbar (STOECKEL u. HALTER) (s. Abb. 141, 142). Es wird dabei allerdings aus der Art. vesicalis bluten, wenn man das Lig. vesicouterinum frei durchschneidet und nicht ligiert.

Löst man das Parakolpium nach AMREICH stumpf von der Beckenwand ab oder reseziert es bis zum deszendierenden Blasenpfeiler (kaudale Fortsetzung des Vesicouterinligamentes), dann gleiten — wie oben beschrieben — die seitlichen Blasenanteile nach oben. Median ist ein Abpräparieren der Blase bis über die Plica hinauf notwendig. Man kann nun von lateral her nach AMREICH (Abb. 141) — oder modifiziert in Winkelform nach HÖGLER (Abb. 141) — das Parakolpium einschneiden und den Ureter aufsuchen. Die Schnittführung verläuft, wie die Abbildungen zeigen, in dem Anteil des Parakolpiums, der die äußere Schichte des Blasenpfeilers bildet.

Nach NAVRATIL, E., u. a. ist ein Durchtrennen des Vesikouterinligamentes schon jetzt möglich, wodurch das Ureterknie in seinem medialen Abschnitt zur Ansicht gelangt.

Wir gehen zu diesem Zweck wie folgt vor: die Isolierung des medialen Blasenpfeileranteils ermöglicht eine Unterbindung und sekundäre Durchtrennung desselben. Hierbei wird die Art. vesicalis sup. meist unterbunden, wodurch eine blutungsarme Präparation gewährleistet ist (Abb. 141).

Nach seitlichem Durchtrennen (Abb. 143 a) des Parakolpiums werden das paravesikale sowie paraureterale Fett und darunter der Ureter sichtbar. Würde man diese Schnittführung bei weitgehender Parakolpiumresektion primär ausführen, dann bestünde die Gefahr, daß man auf die seitlichen, vor dem Ureter gelegenen Blasenanteile trifft, sie eventuell verletzt oder den Blasenrand für den Ureter hält und diesen erst nach längerem mühevollen Suchen findet. Mit dem Ureter wird auch die A. uterina medial und hinter ihm sichtbar (Abb. 144). Sie wurde ja (wie bei der einfachen vaginalen Uterusexstirpation) als Schlinge medial und hinter dem Ureter tiefergezogen (weil der Aszendensabschnitt am Uterus fixiert ist). Sie wird umstochen und ligiert. Anschließend ist der Ureter in seinem Kanal weiter zu verfolgen und das ihm lateral aufliegende Parakolpium (nach eventueller Umstechung) zu durchschneiden (Abb. 145). Der Ureter wird dadurch in größerer Ausdehnung sichtbar und kann entlang der A. uterina noch höher hinaufgeschoben werden. In dieser Phase ringelt er sich oft förmlich um die A. uterina herum. Die Arterie kann dann noch weiter oben ligiert werden, was für die spätere radikale Resektion des Parametriums wichtig ist.

Gelingt es z. B. nach vorangegangener Konisation oder bei anderen Schwierigkeiten nicht, den Ureter mit einer der beschriebenen Methoden aufzufinden, dann kann das primäre Aufsuchen der Art. uterina von Nutzen sein. Schlingt man sie an, so ist die Kreuzungsstelle des Ureters durch Kletterligaturen erreichbar (siehe auch später Methode nach KRAUL (Abb. 150).

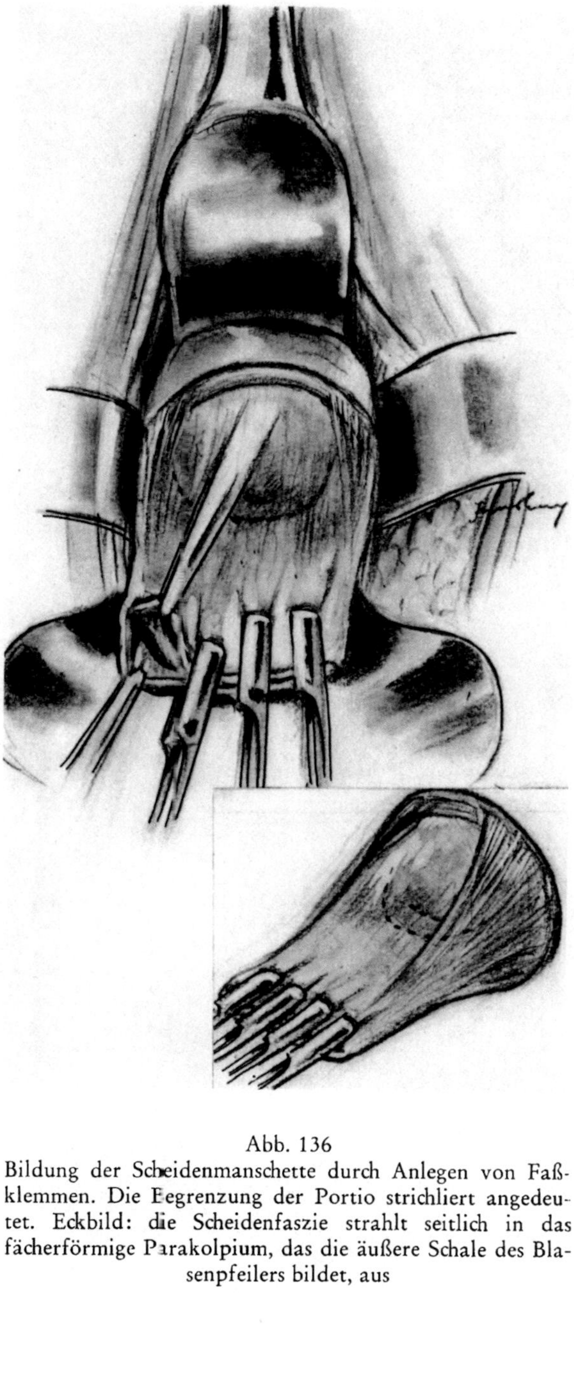

Abb. 136
Bildung der Scheidenmanschette durch Anlegen von Faßklemmen. Die Begrenzung der Portio strichliert angedeutet. Eckbild: die Scheidenfaszie strahlt seitlich in das fächerförmige Parakolpium, das die äußere Schale des Blasenpfeilers bildet, aus

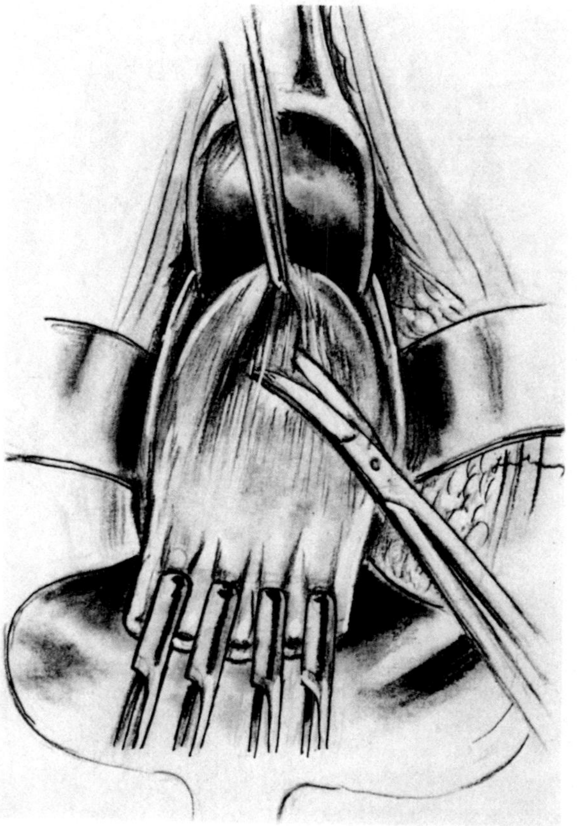

Abb. 137
Abpräparieren der Blase vom inneren Blatt der Scheidenmanschette

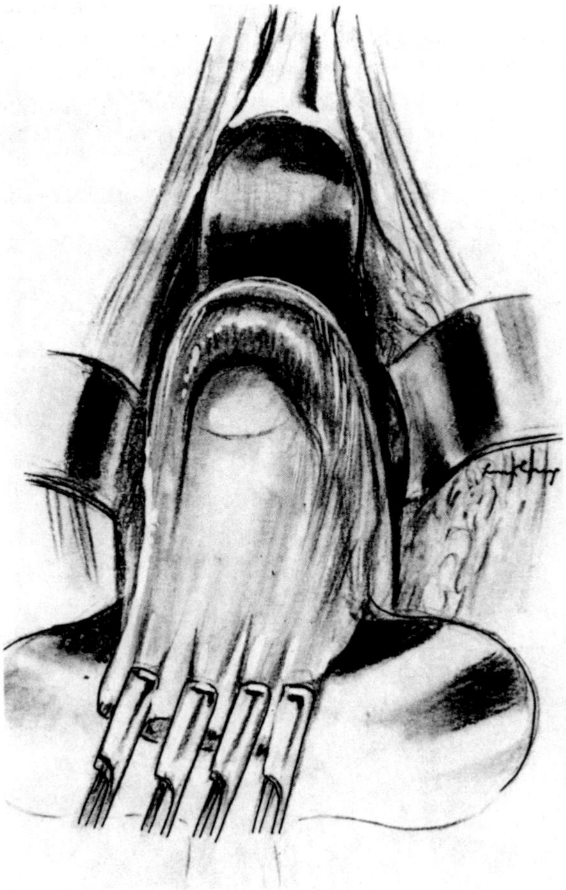

Abb. 138
Die Plica vesico-uterina ist sichtbar geworden

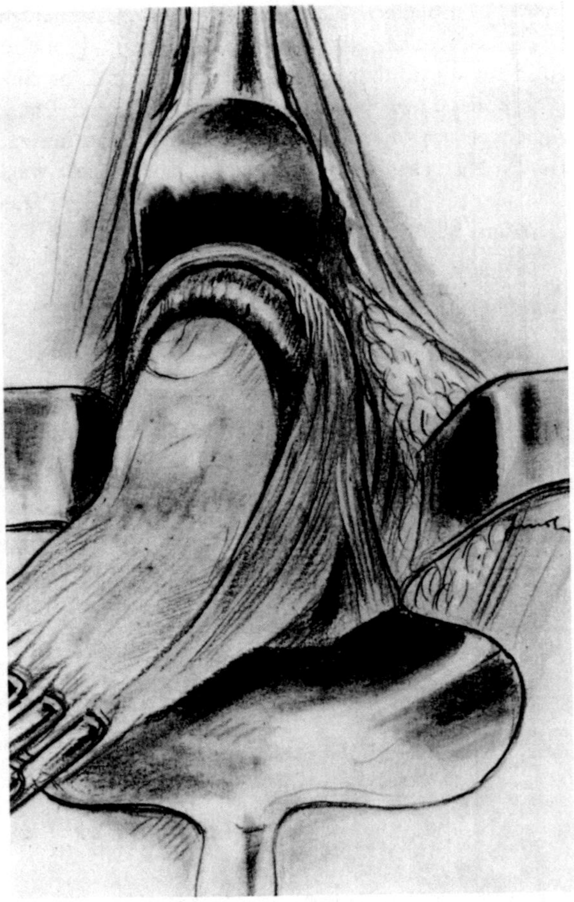

Abb. 139
Der Blasenpfeiler, der außen vom Parakolpium gebildet wird, ist deutlich sichtbar

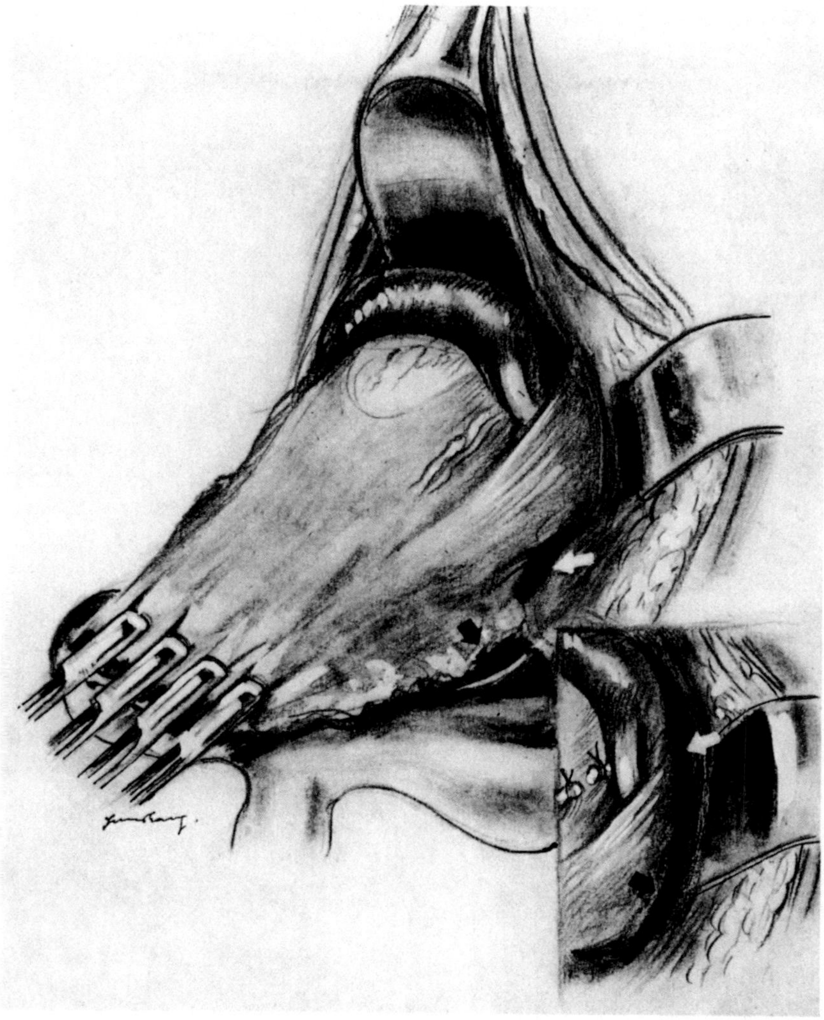

Abb. 140
Die Darstellung des Spatium pararectale erfolgt vom Schuchardtschnitt aus — durch den sie schon vorbereitet wurde — stumpf (schwarzer Pfeil). Die Darstellung des Spatium paravesicale (weißer Pfeil) kann anschließend durchgeführt werden. Eckbild: nach Durchtrennung des Parakolpiums ist die Vereinigung der Etagen nach AMREICH durchgeführt. (Die Blasen- und Ureterpräparation ist aus didaktischen Gründen vorweggenommen)

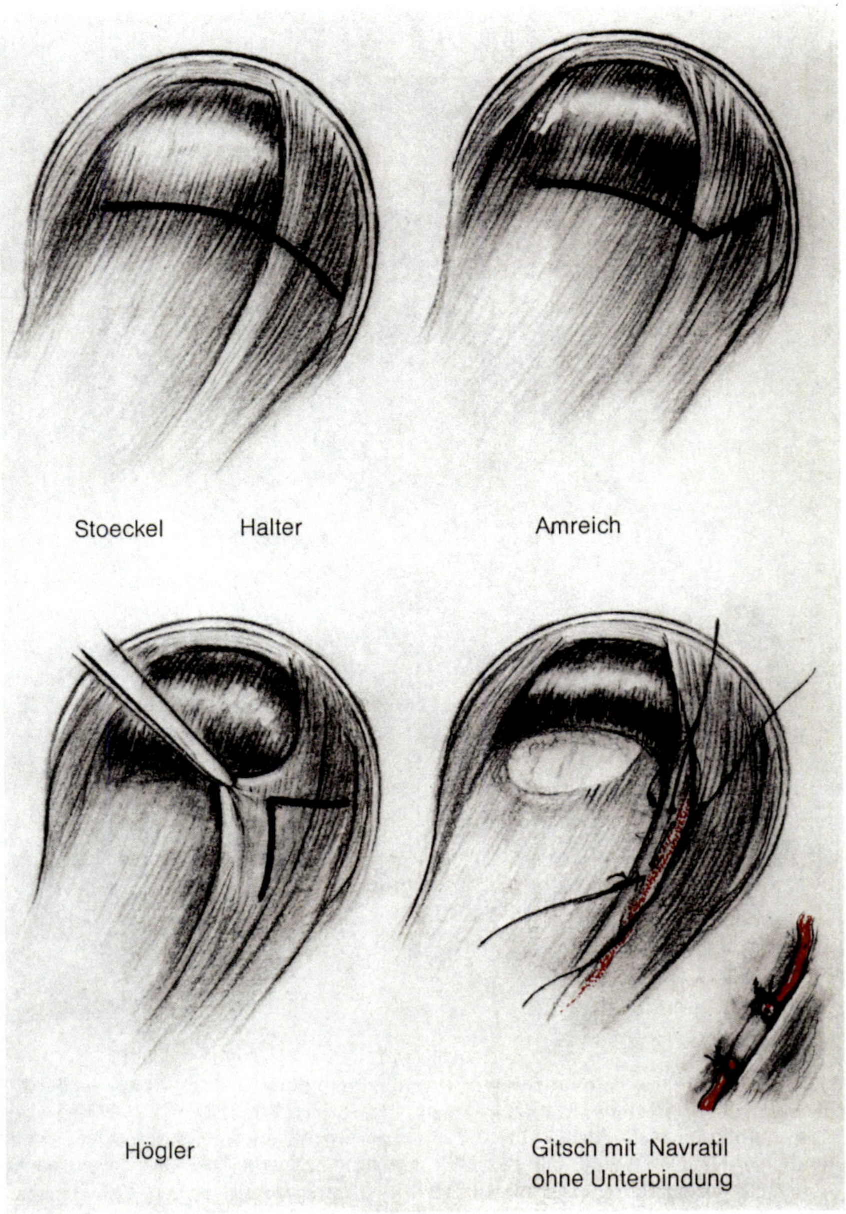

Abb. 141
demonstriert die verschiedenen Schnittführungen, bzw. Möglichkeiten, den Ureter aufzusuchen. Bild: rechts unten zeigt die Durchtrennung des medialen Blasenpfeilerabschnittes mit Unterbindung und Durchtrennung der A. vesicalis superior

Abb. 142
Die Pfeilspitze zeigt den Absetzungsbereich des Blasenpfeilers an

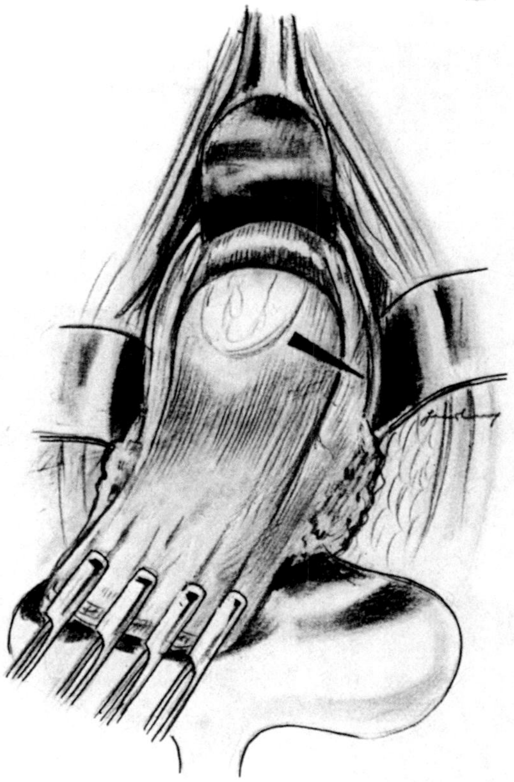

Abb. 143
Bei großer Manschettenbildung muß man die seitlichen Blasenanteile von der rinnenförmig verformten Innenfläche des Parakolpiums möglichst weit hinauf separieren, um zum Ureter zu gelangen. Die Kulisse des deszendierenden Blasenpfeilers ist dabei zu durchschneiden Pfeil 1. Anschließend kann das Parakolpium nach Umstechung weitgehend reseziert werden

Abb. 143 a
Der laterale Anteil des fächerartig verformten Parakolpiums wird nahe am hoch präparierten Scheidenrand bei 2 bis 3 Uhr umstochen und ligiert. Dadurch ist das stumpfe Eindringen in die paravesikale Grube (s. Eckbild) leichter möglich

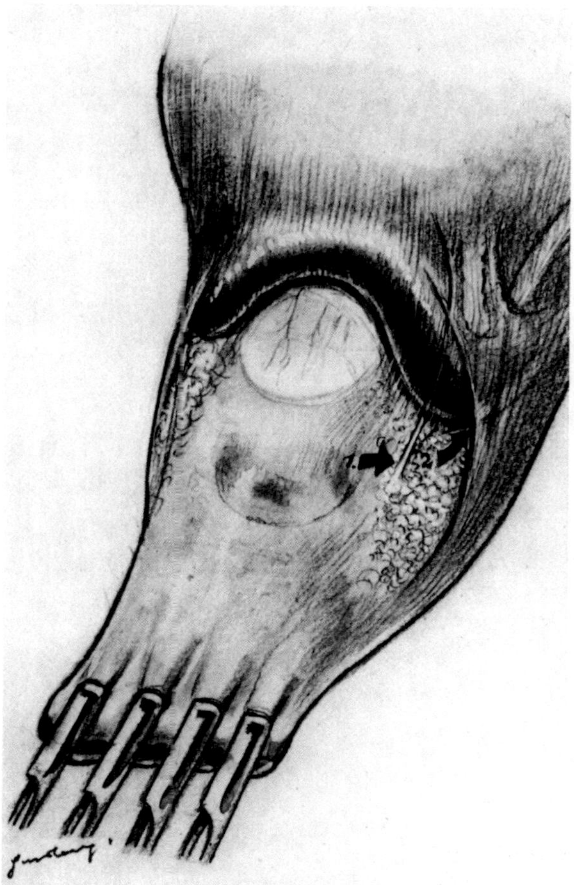

Abb. 143

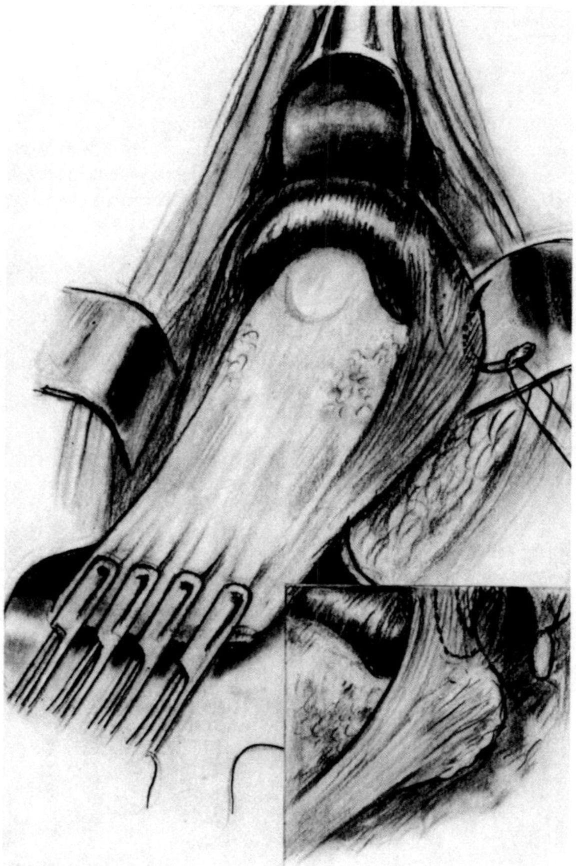

Abb. 143 a

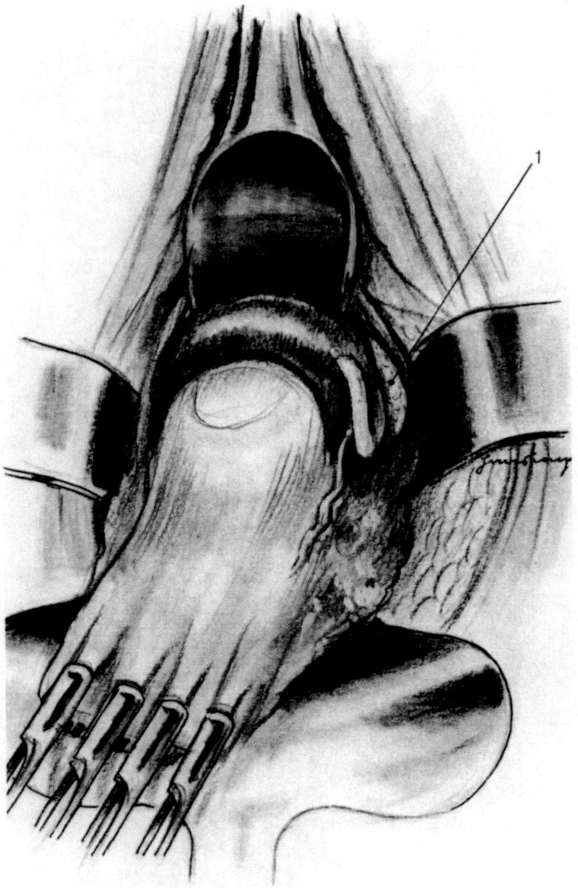

Abb. 144
Nach erfolgter Durchtrennung des Parakolpiums wird der Ureter mit der Art. uterina sichtbar. Der seitliche Spiegel stellt die Fossa paravesicalis mit ihrem Fettgewebe dar

1 = paravesikales Fett

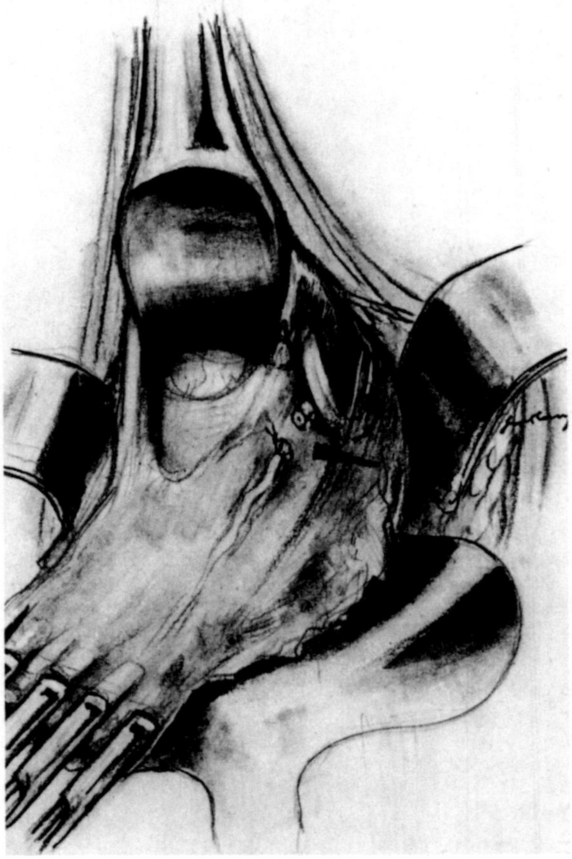

Abb. 145
Nach erfolgter Unterbindung und Durchtrennung der Art. uterina wird lateral das Parakolpium durchschnitten und damit das gesamte Ureterknie zur Darstellung gebracht

Fehler und Gefahren

1. Blasenverletzungen

a) Sie treten — wie schon beschrieben — vorwiegend seitlich auf, besonders bei Bildung einer großen Scheidenmanschette. Diese Läsionen der präureteralen Blasenanteile werden durch das Abpräparieren derselben vom Parakolpium am ehesten vermieden. Eine Verletzung des medial vom Ureter gelegenen Blasenanteiles wird durch entsprechendes Aufwärtspräparieren der gesamten zwischen den Ligg. vesicouterina gelegenen Blasenfront verhindert (Abb. 143).

b) Mediane Blasenverletzungen sind bei schlechten Schichtungen (nach vorangegangenen Operationen), oder bei Nichtbeachtung der feineren Anatomie möglich.

2. Ureterverletzungen sind an sich nicht häufig. Sie erfolgen am ehesten knapp am Blaseneintritt, wo der Ureter schlechter sichtbar ist. Die Feststellung der Distanz der Ureterostien bei der präoperativen Zystoskopie erlaubt die bessere Plazierung der Inzision zur Auffindung des Ureters (HÖGLER) Abb. 146). Ein relativ häufiger Fehler ist es, daß der Ureter nicht deutlich genug dargestellt wird. Das kann sich besonders dann ereignen, wenn das Vesikouterinligament auf einer Seite schon durchtrennt wird, bevor der Ureter auf der anderen dargestellt ist. Es kommt dann zum sogenannten Blasenflattern (AMREICH), d. h. die Blase gleitet nach der anderen Seite hinüber.

3. Gefäßverletzungen. Die A. vesicalis superior wird mit dem Lig. vesicouterinum häufig frei durchtrennt. Wird dabei zu tief geschnitten, dann kann auch die A. uterina verletzt werden. Beim Durchschneiden (oder Abklemmen) der deszendierenden Rektumpfeiler ist eine Läsion von Ästen der A. haemorrhoidalis (rectalis) möglich.

4. Rektum. Auch dieses kann, besonders bei langer Manschettenbildung — in Unkenntnis der geänderten Topographie gegenüber der einfachen vaginalen Uterusexstirpation — inzidiert werden. Dies ist dadurch zu verhindern, daß in der zarten rektovaginalen Bindegewebsschicht weit kranialwärts präpariert wird, wobei das pararektale Fett am Rektum verbleibt.

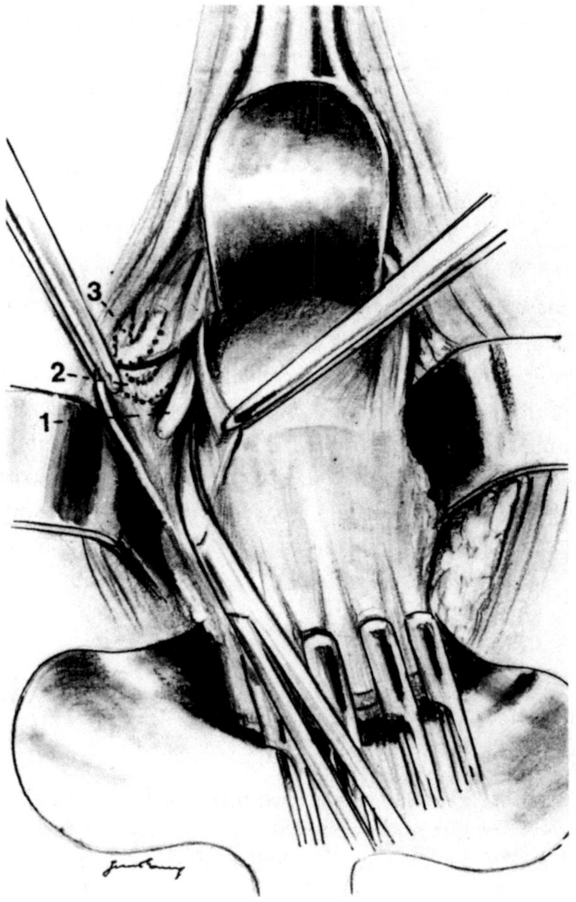

Abb. 146
Der Ureter kann sich scheinbar in verschiedener Höhe und mehr medial oder mehr lateral befinden. Dies kann bedingt sein a) durch verschiedene Distanz der Ureterostien (zystoskopisch nach HÖGLER festgestellt), b) durch verschiedene Länge der Manschette. Die mediale Lokalisation ausgezeichnet, die laterale strichliert

Eröffnung des Douglas und Darstellung der kranialen Abschnitte der Rektumpfeiler

Das Rektum wird, falls notwendig, weiter isoliert, der Douglas sichtbar gemacht und eröffnet (Abb. 147). Lange Spatel können nun links in das Spatium pararectale, das schon dargestellt wurde, lateral vom Rektumpfeiler (kaudale Fortsetzung des Lig. sacrouterinum) eingeführt werden, von dem das Rektum nun weiter abzulösen ist. Somit ist jener als sagittale Kulisse dargestellt (Abb. 148) und kann abgeklemmt oder frei durchschnitten werden. Dabei muß man auf die Gefäße im pararektalen Fett achten. Ebenso wird rechts vorgegangen, nachdem vorher das Spatium pararectale dargestellt wurde.

Man kann nun jetzt schon die Ligg. sacrouterina und die Parametrien nach Abklemmen durchtrennen. Günstiger aber ist es, dies erst nach Vorwälzen des Uterus zu tun.

Fehler und Gefahren

1. Einer Verletzung des Rektums oder seiner Gefäße kann durch genaues und genügend weites Abpräparieren des pararektalen Fettes vom Rektumpfeiler vorgebeugt werden. Das Gewebe des Rektumpfeilers unterscheidet sich vom lappigen pararektalen Fett durch seine Straffheit. Verwendet man krumme Klemmen zum Absetzen der Rektumpfeiler, läuft man Gefahr, die Darmwand mitzufassen.
2. Bei insuffizienter Darstellung des Spatium pararectale ist eine ausgiebige Resektion des Paragewebes nicht möglich.

Eröffnung der Plica

Wenn man die Ureteren durch Abpräparieren der Blase in einer Front freigelegt hat (was unter anderem den Vorteil hat, daß Blase und Ureteren nicht zu weit nach oben gleiten und verschwinden), muß man die Blase nun median weiter nach oben präparieren, um die Plica, die man bekanntlich an der weißen Farbe und den zarten längsverlaufenden, nur leicht geschlängelten Gefäßen erkennt, zu eröffnen (Abb. 149).

Hat man die Ureteren nicht nach einer der beschriebenen Methoden präpariert, dann ist es möglich, wie KRAUL vorzugehen; nach Vorwälzen des Uterus sowie Unterbindung der Ligg. infundibulopelvica und rotunda (Abb. 150) werden die A. uterinae am Grunde des Lig. latum (an der oberen Kante des Parametriums) aufgesucht und ligiert, vorerst in ihrem Aszendensabschnitt. Durch Anzügeln kann man sie immer weiter lateralwärts legieren, indem man die zirkumzidierte Scheide und die Parakolpien nach außen abpräpariert, bis der Ureter in kleiner Ausdehnung sichtbar wird. Die Art. uterina kann nun knapp medial vom Ureter ligiert, durchtrennt und das Parametrium — wie unten beschrieben — abgesetzt werden.

Fehler und Gefahren

Eine Eröffnung der Harnblase median (und funduswärts) ist noch leichter möglich als bei der vaginalen Hysterektomie. Ihr kann durch Anheben der gelbrot, gallertig erscheinenden Blase mit der feinzähnigen Pinzette und Durchschneiden der dadurch gestrafften feinen Bindegewebsfasern begegnet werden.

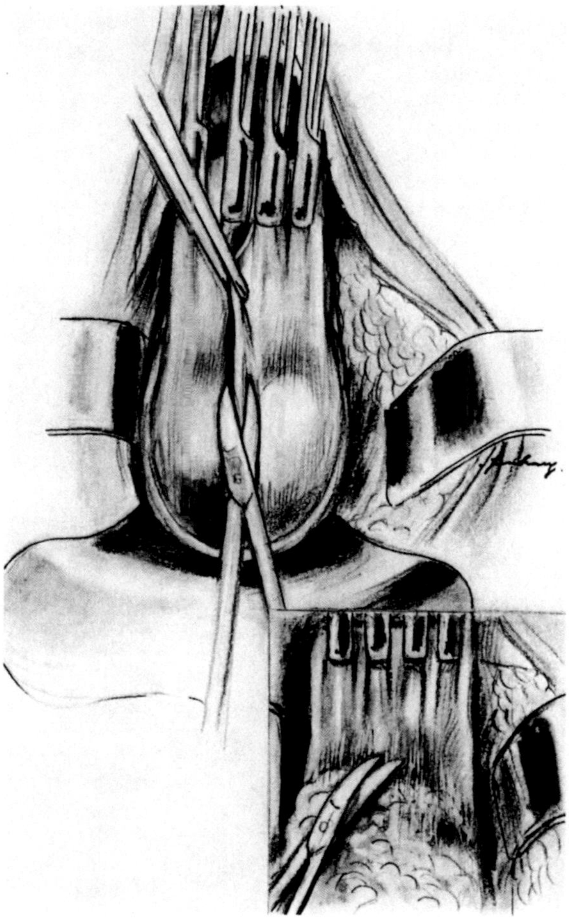

Abb. 147
Eröffnung des Douglas. Eckbild: Abpräparieren des Rektums in dem feinen Bindegewebe zwischen Scheidenwand und der fetthältigen Rektumfaszie

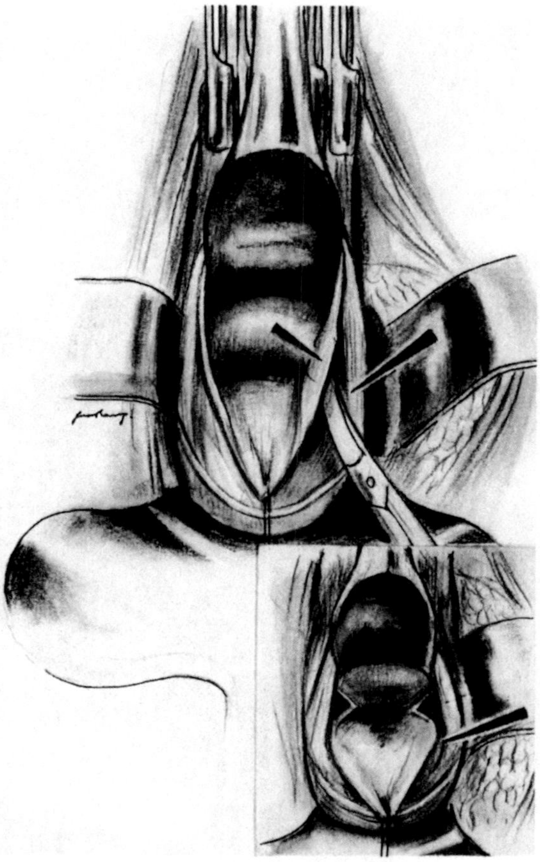

Abb. 148
Pfeil links zeigt das seitliche Douglasperitoneum, Pfeil rechts den deszendierenden Rektumpfeiler. Die Schere befindet sich zwischen Peritoneum und Rektumpfeiler. Lateral vom Rektumpfeiler ist das Spatium pararectale sichtbar. Eckbild: durchgeführte Inzision des Douglasperitoneums im Bereiche des im Hauptbild gezeigten kleinen Pfeiles. Der große Pfeil zeigt die Durchtrennung des deszendierenden Rektumpfeilers an

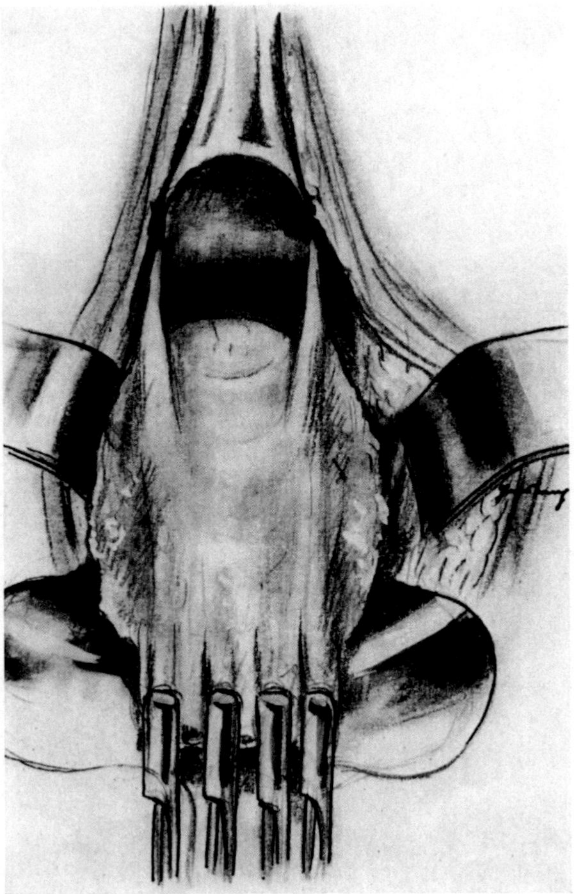

Abb. 149
Die Plica vesico-uterina ist sichtbar

Absetzen des Präparates

Nach Vorwälzen des Uteruskorpus wird man, wenn möglich, die Ligg. infund. pelv. (susp. ov.) und rotund. (teres ut.) ligieren (wie bei der vaginalen Uterusexstirpation mit Adnexentfernung) (Abb. 151—152). Die Ligg. lata werden soweit als möglich lateral durchtrennt und das Sakrouterinligament sowie das Parametrium links nach eventuellem Ligieren oder Umstechen unter Einstellung der Ureteren weitgehend reseziert (Abb. 153, 154). Auf der anderen Seite kann man jetzt unter besserer Sicht zuerst das Sakrouterinligament und dann das rechte Parametrium (Lig. cardinale sive transversum) nach Abklemmen radikal absetzen (Abb. 155).

Fehler und Gefahren

1. Ureterverletzungen:
   a) bei Unterbindung der Ligg. infund. pelv. (Vorbeugung: Hochheben derselben vor der Unterbindung)
   b) beim Absetzen der Parametrien, wenn er über die Art. uterina nicht hoch genug hinauf freipräpariert wurde
   c) bei schlechter Einstellung durch die Assistenz.
2. Gefäßverletzungen:
   a) die Art. uterina kann durch die Anlegung der Parametrienklemme verletzt werden, wenn sie nicht hoch genug ligiert wurde.
   b) Verletzung von Beckenwandvenen bei freier oder nicht unter Sicht durchgeführter Absetzung der Parametrien.

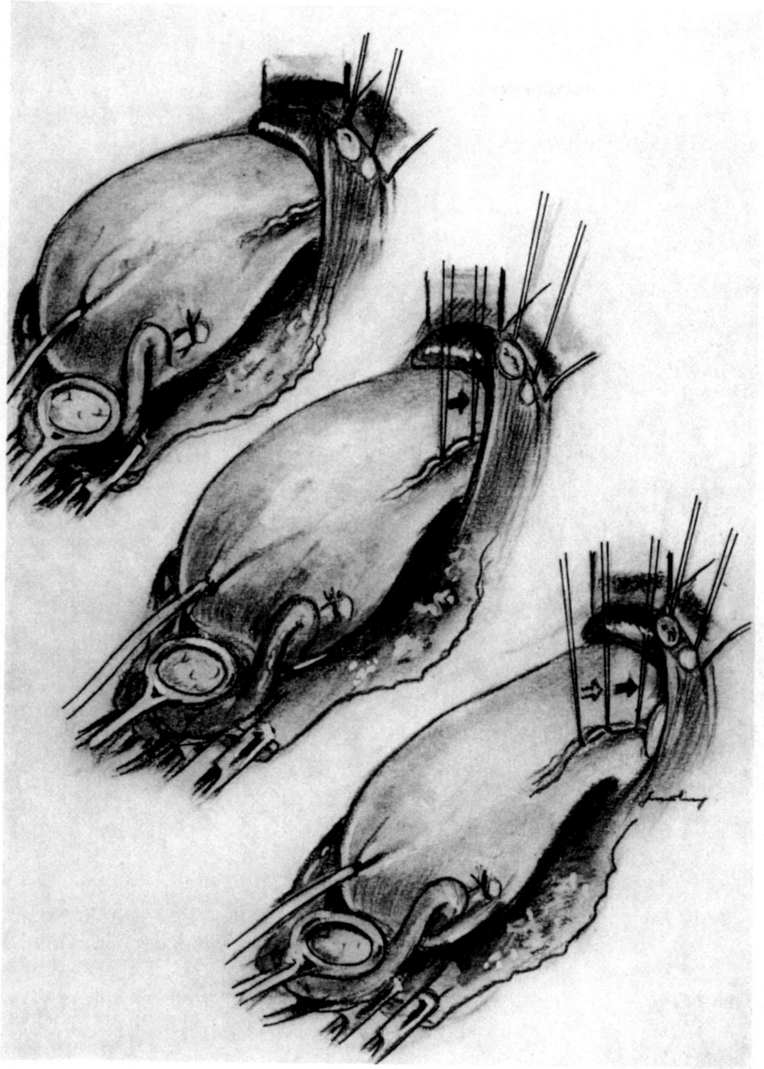

Abb. 150
Aufsuchen des Ureters mittels Kletterligaturen an der Arteria uterina nach KRAUL (nach Vorwälzen des Uterus)

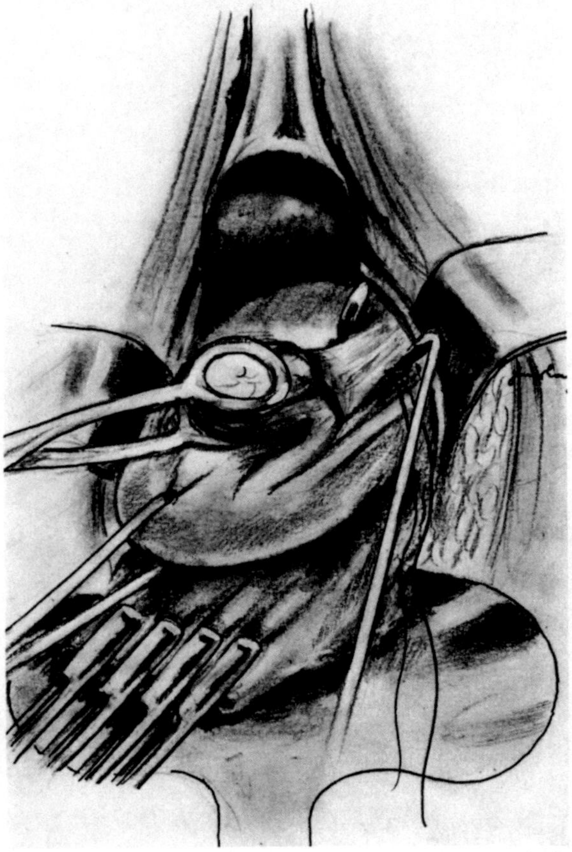

Abb. 151
Unterbindung des Lig. infund. pelv. (Lig. susp. ovarii)

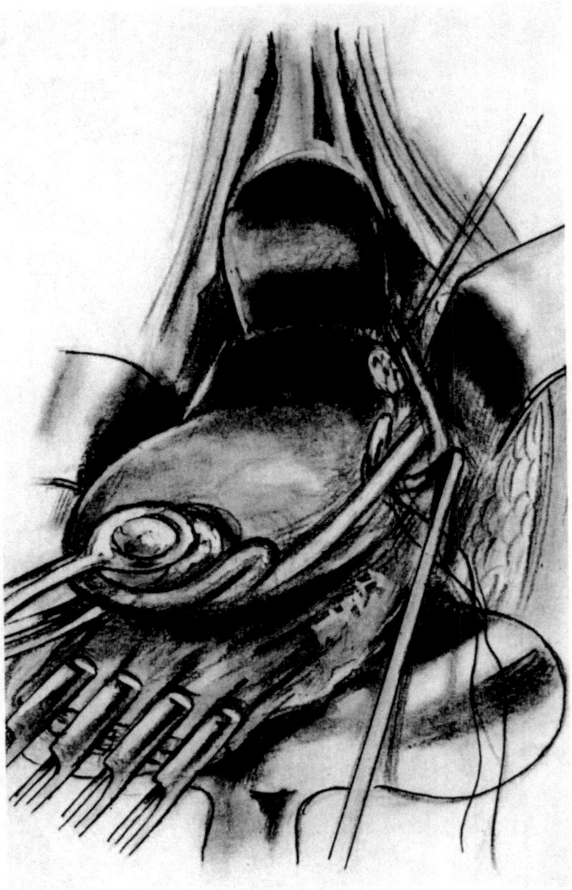

Abb. 152
Unterbindung des Lig. rotund. (Lig. teres uteri)

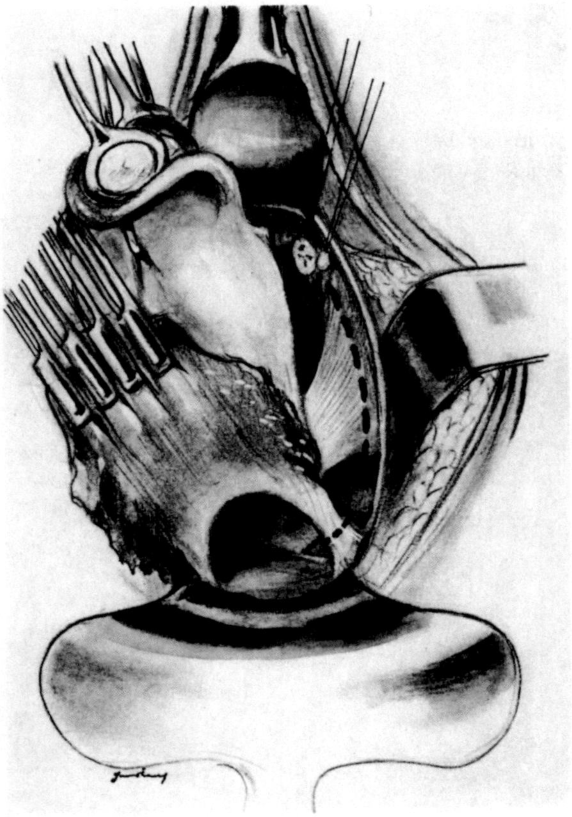

Abb. 153
Abtragungsstelle des Lig. sacrout. und des Lig. cardinale

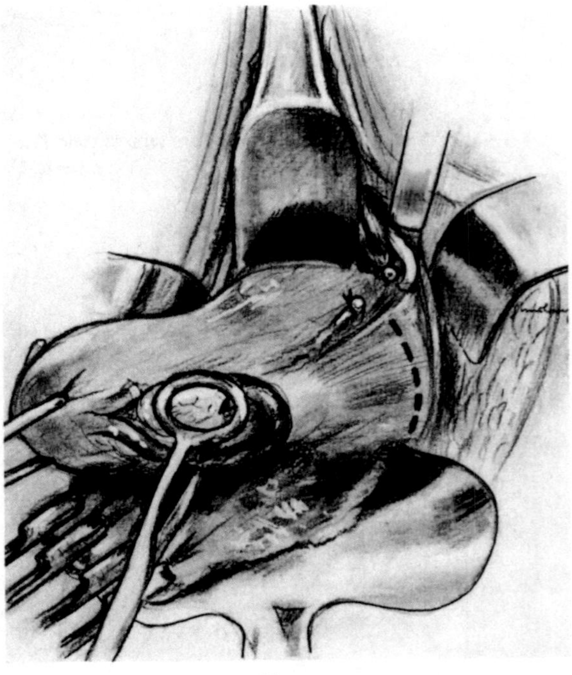

Abb 154
Absetzungsstelle des Lig. cardinale (Parametrium) strichliert angezeigt

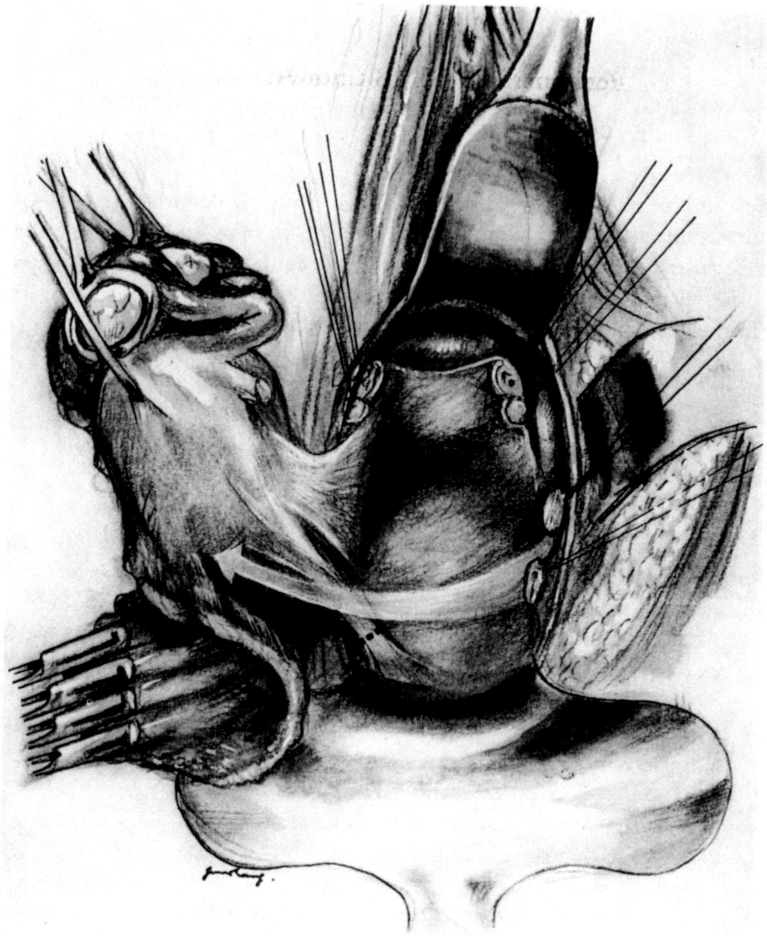

Abb. 155
Das links abgesetzte Genitale ist nach rechts gedreht; die Absetzungsstelle des Lig. sacrouterinum strichliert

Peritonealverschluß und Versorgung der Scheidenstumpfwunde

Der Peritonealverschluß ist eher leichter als bei der einfachen Uterusexstirpation und erfolgt wie bei dieser (Abb. 156). Ein Mitfassen der Ureteren ist nicht zu befürchten, weil sie ja freipräpariert sind. Die Wundversorgung erfordert besondere Aufmerksamkeit in den Bereichen freier Gewebsdurchtrennung. Nachdem man die Scheide in ähnlicher Weise wie bei der vaginalen Uterusexstirpation versorgt hat, wird ein Streifen in die rechte und linke Wundhöhle eingelegt. Eine Tamponade ist kaum je notwendig.

Naht des Schuchardtschnittes

Beim Versorgen des Schuchardtschnittes hat man auf zwei Punkte besonders zu achten. Erstens muß mit der obersten Scheidennaht der Levator oberflächlich mitgefaßt werden, damit kein Sekret von der oberen Wundhöhle in das Schuchardtwundgebiet fließen kann. Sodann sind die beiden Levatorlefzen exakt zu vernähen. Hierbei darf *weder das Rektum noch eine seiner Arterien mitgefaßt werden.* Auch die Fossa ischiorectalis ist mit durchgreifenden Nähten zu versorgen (Abb. 157).

Zusätzliche extraperitoneale Lymphonodektomie

Nach NAVRATIL E., und MITRA S. kann zusätzlich eine extraperitoneale Lymphonodektomie von zwei seitlichen Unterbauchschrägschnitten aus durchgeführt werden. Es gibt mehrere Arten der Schnittführung. Die von uns in der Abb. 158 gezeigte (ähnlich NATHANSON) erlaubt einen bequemen Zugang zu der A. und V. iliaca communis und den Gefäßen des kleinen Beckens. Die Obliquus-externus-Aponeurose wird vom Schambein aus in kranialer Richtung gespalten. Dann müssen der Musculus obliquus internus und transversus vom Peritoneum abgehoben und in derselben Richtung indiziert werden (Abb. 159). Das Peritoneum kann stumpf — am besten mit beiden Händen — von der Beckenschaufel abgehoben werden (Abb. 160). Der Musculus psoas ist nun zu sehen und nach weiterem Abschieben des Peritoneums auch die A. und V. iliaca. Die weitere Präparation erfolgt wie später bei der abdominalen Radikaloperationen geschildert (Abb. 161). Die Art. uterina wird schon bei der Lymphonodektomie unterbunden. Dies stellt eine Erleichterung für die nachfolgende SCHAUTA'sche Operation dar.

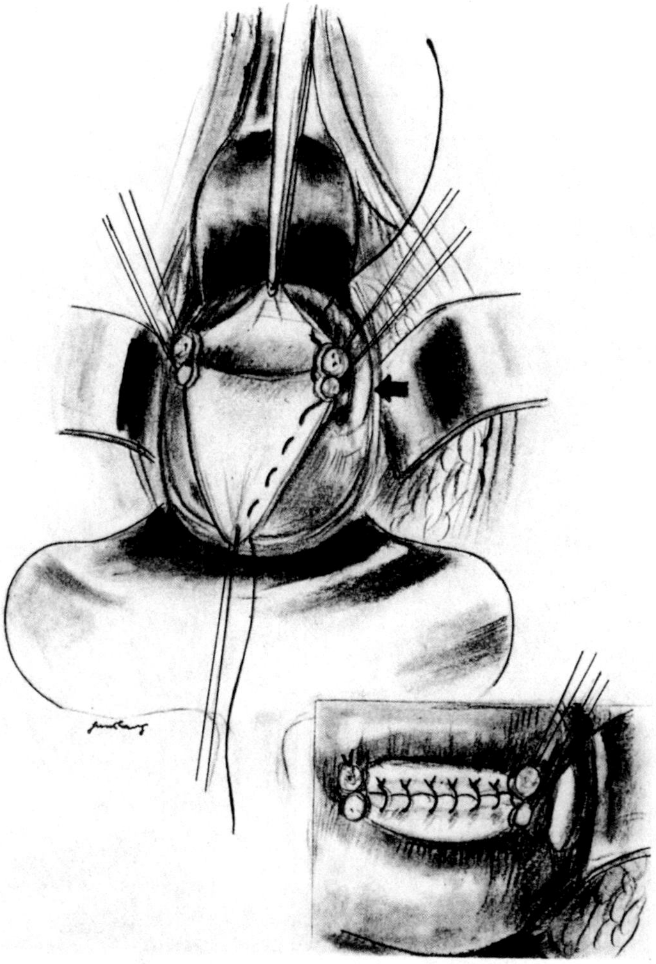

Abb. 156
Ecknaht links unter Extraperitonealisierung der Stümpfe. Eckbild: Verschluß der Peritoneums durch Einzelknopfnähte

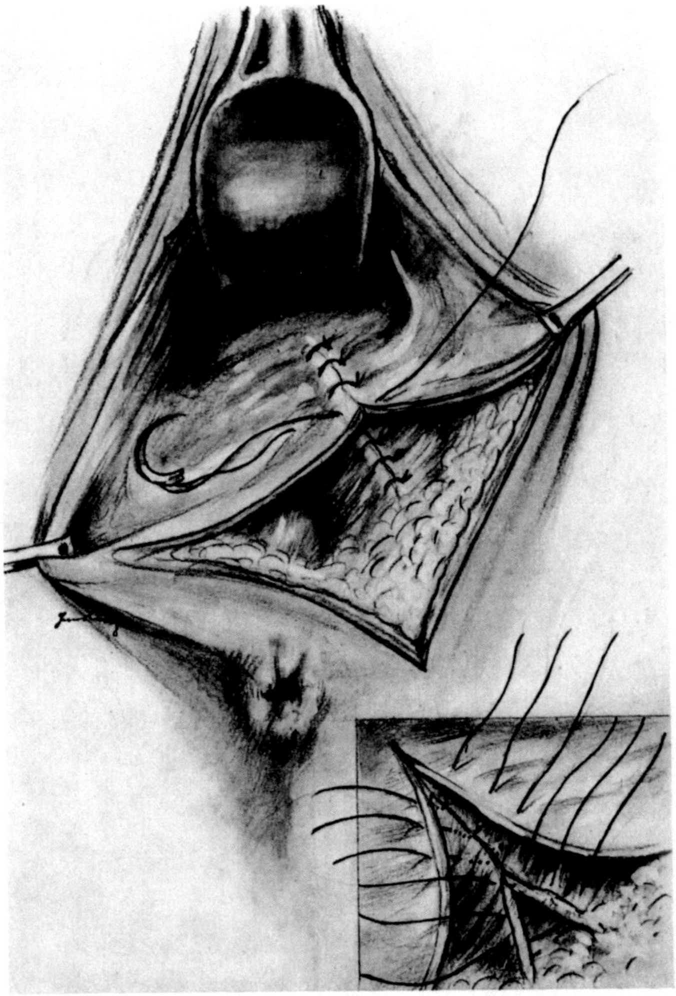

Abb. 157
Schichtweiser Verschluß des Schuchardtschnittes. Eckbild: Mitfassen des Levators im oberen Anteil der Wunde

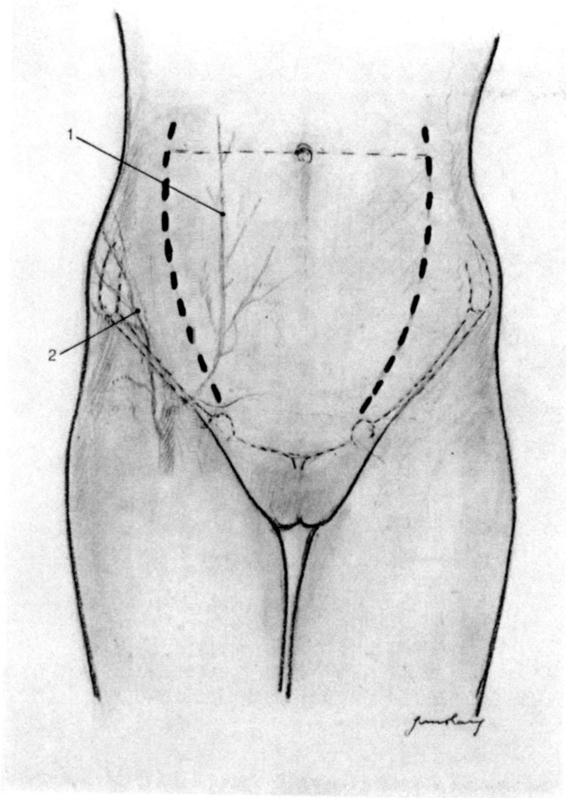

Abb. 158
Die Schnitte beginnen ca. zweifingerbreit über dem Leistenband nahe dem äußeren Leistenring. Sie ziehen bogenförmig lateral und kranialwärts bis in Nabelhöhe oder knapp darüber

1 = A. epigastr. sup.
2 = A. circumfl. il. sup.

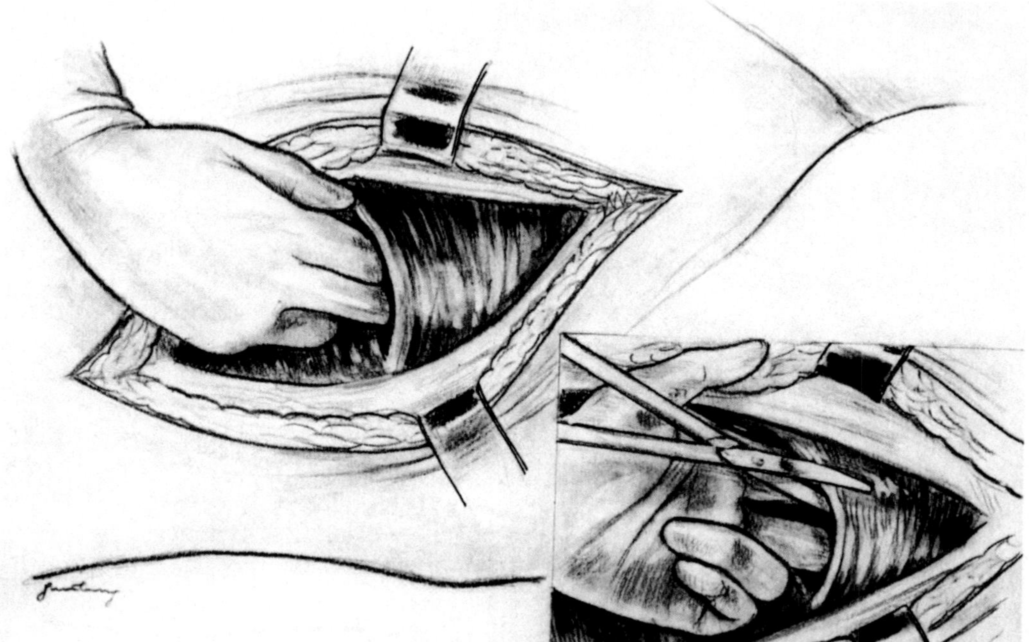

Abb. 159
Externusaponeurose gespalten. Der Musculus obliquus internus und Musculus transversus quer durchtrennt. Die Serosa wird mit dem Finger stumpf von der Hinterwand der Muskulatur abgedrängt und die beiden Muskel nach kranial und kaudalwärts gespalten

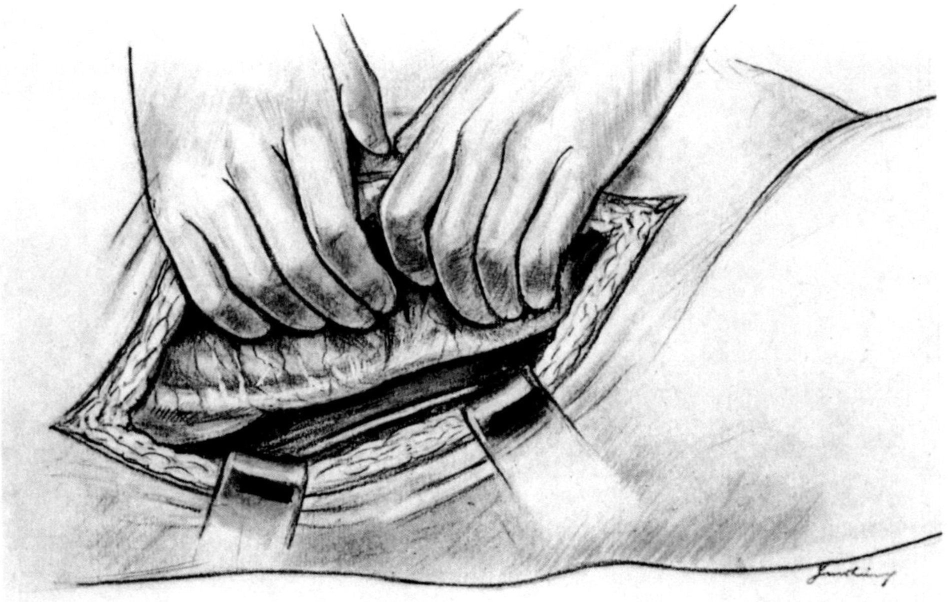

Abb. 160
Der Peritonealsack wird nun nach medial und kranial abgelöst. Der Ureter ist am Peritoneum erkennbar

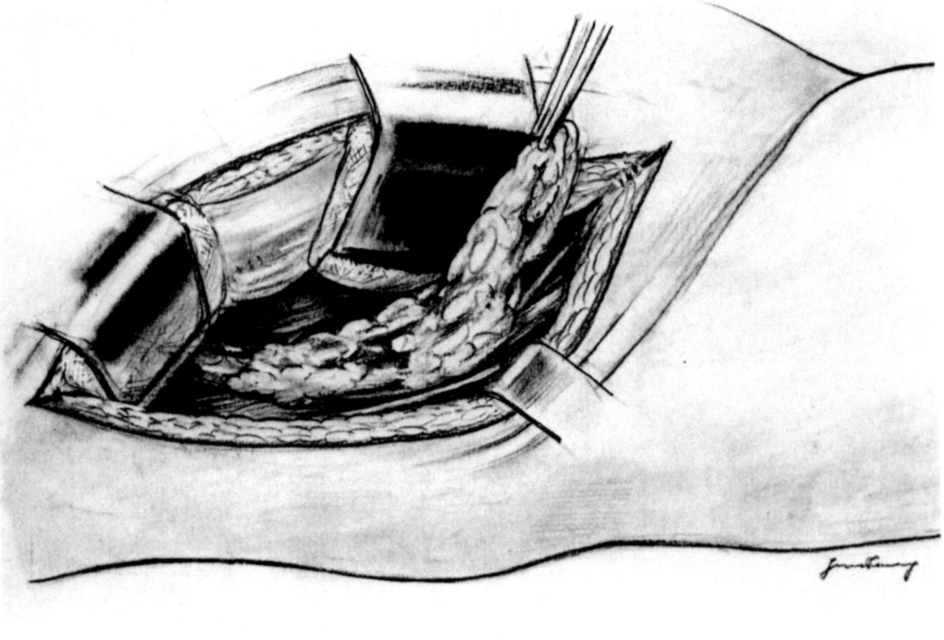

Abb. 161
Der Peritonealsack wird mit breiten Blättern medialwärts und kranialwärts gedrängt. Das Lymphknotenfettgewebe ist von den iliakalen Gefäßen zum Teil abpräpariert

Die abdominale Radikaloperation

Einleitung und allgemeiner Überblick

Im Gegensatz zur totalen Exenteration der Beckeneingeweide ist die sogenannte abdominale Radikaloperation des Kollumkarzinoms eine vom anatomischen Standpunkt relativ komplizierte Methode. Die Blase, das Rektum und die Ureteren müssen erhalten bleiben, während das Beckengewebe sowie ein Drittel der Scheide zu resezieren sind. Im übrigen ist das Lymphknotenfettgewebe (Abb. 162) auszuräumen. Das Hauptproblem in anatomischer Beziehung bildet die Schonung der Ureteren, weil sie relativ nahe der Zervix durch das Parametrium — wo sich das Karzinom ausbreiten kann — treten und über die Parakolpien sowie über die Scheide — auch nahe einer möglichen karzinomatösen Infiltration — die Blase erreichen. Was die großen Gefäße (Arteriae und Venae iliacae communes, externae und internae) betrifft, muß man sich vor Augen halten, daß karzinomatöse Lympknoten nahe an ihnen, zwischen ihnen und hinter ihnen liegen können (Abb. 163).

Es soll im Folgenden geschildert werden, welche Gewebe voneinander zu trennen sind, welche Spatien eröffnet werden müssen und, das muß immer wieder betont werden, wie die Topographie bei jedem Operationsschritt infolge des Zuges verändert wird.

Die Lymphonodektomie erfordert nur die Kenntnis der normalen und topographischen Anatomie. Sie kann — abgesehen von den Lymphknoten, die hinter den V. iliacae communes, hypogastricae (iliacae int.) und ihren Verzweigungen liegen — bei Anwendung der Isotopenmarkierung ziemlich vollständig durchgeführt werden (siehe Radioisotopenradikaloperation).

Da die Reihenfolge der einzelnen Operationsschritte bei den verschiedenen Methoden different ist, erscheint es notwendig, das Wesentliche, unter Berücksichtigung der topographischen Veränderungen durch die Traktion, kurz zu besprechen.

Die Unterbindung der Ligg. infund. pelv. (susp. ov.) und rotund. (teres uteri) erfolgt im Prinzip wie bei der abdominalen Hysterektomie. Die Darstellung der Fossa paravesicalis nach Latzko hat wesentliche Vorteile.

Wenn man nun als ersten Schritt die Lyphonodektomie durchführt, hat dies verschiedene Vorteile, auf die wir später hinweisen werden. Vom pathologisch-anatomischen Standpunkt kann es Ausnahmen geben, z. B. wenn auf Grund der Zystoskopie eine Infiltration der Blase nicht ausgeschlossen werden kann. Es erscheint dann opportun — wie es auch bei der Original-Wertheim-Methode gehandhabt wird — zuerst das Blasenperitoneum zu inzidieren und den Versuch zu machen, die Blase abzupräparieren.

Als zweiter Schritt wird vielfach die Blase bis über den oberen Teil der Scheide hinaus abpräpariert und auch seitlich kaudal von den Ligg. vesicouterina ein Stück vom Parakolpium separiert (Abb. 164). Man kann aber diese Blasenabpräparation auf einen späteren Zeitpunkt verschieben. Die Ureterpräparation erfolgt beim Original-Wertheim als nächster Operationsakt, bei den modernen radikalen Methoden wird der Ureter vorderhand am medialen Blatt des Lig. latum belassen. Die Art. uterina kann am Kreuzungspunkt über dem Ureter oder wie bei den radikaleren Verfahren an der Hypogastrica (Iliaca int.) unterbunden werden.

Beim Original-Wertheim wurde nach Abpräparieren des Rektums vom Rektumpfeiler dieser mit dem Parametrium gemeinsam abgeklemmt, in neuerer Zeit allerdings auch — nach Darstellung der Fossa pararectalis — getrennt vom Lig. cardinale (Abb. 162). Bei den radikaleren Verfahren wird dies immer in dieser Weise durchgeführt. Manche eröffnen auch das Spatium retrorectale und räumen es aus. Das Parametrium (web) wird isoliert unterbunden. Sodann oder schon vorher muß die Blase — nach Abpräparieren des Ureters vom hinteren Blatt des Lig. latum und Unterbindung des Lig. vesicouterinum — vom Parakolpium abpräpariert werden. Dieser Akt ist einer der schwierigsten, wie im folgenden beschrieben wird.

Falls das Douglasperitoneum nicht schon vorher inzidiert wurde, geschieht dies jetzt. Das Rektum wird von der Vagina und von den deszendierenden Rektumpfeilern (Fortsetzung der Ligg. sacrouterina) abpräpariert. Eine Unterbindung oder freie Durchtrennung ist nun in radikaler Weise möglich.

Die Abklemmung der Parakolpien nahe dem Beckenboden und die Durchtrennung der Scheide zwischen oberem und mittlerem Drittel erfolgt nun als letzter Akt.

Unter den verschiedenen Möglichkeiten, das Kollumkarzinom radikal zu operieren, soll nur auf die heute meist geübten und als Standardmethoden anerkannten Operationsarten, deren anatomische Grundlagen und Unterschiede eingegangen werden. Neben der von Wertheim aus mehreren historischen Vorarbeiten (Freund und Schüler, Ries, Rumpf, Clark u. a.) subsumierten und zum größten Teil neu konzipierten Originalmethode ist die erweiterte Radikaloperation von Latzko, Okabayashi und Meigs zu nennen, deren Basis ebenfalls die Wertheimsche Originalmethode darstellt. Diese Operationen sind wieder mehrfach modifiziert worden.

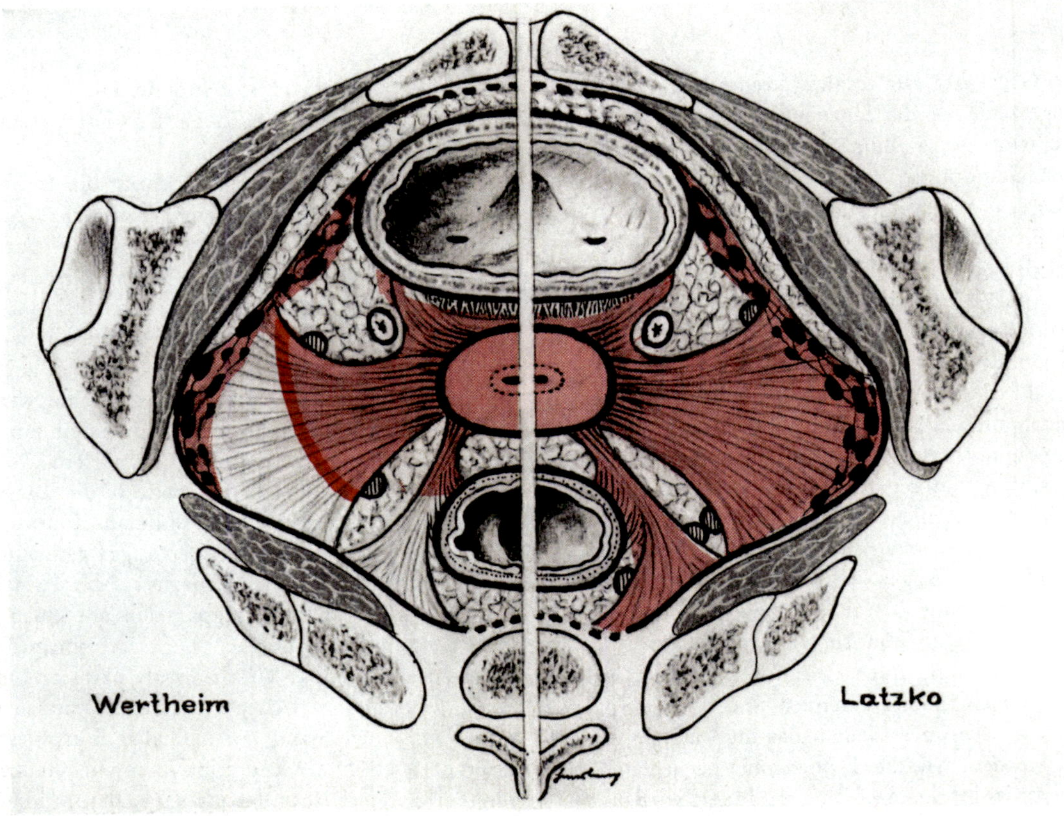

Abb. 162

Bindegewebshalte- und Haftapparat des inneren Genitales, Lymphknoten und Bindegewebsspalten, bzw. -räume des kleinen Beckens. Links jene Gewebsanteile, die bei der Originalmethode nach Wertheim, rechts die Anteile, die bei der abdominalen Radikaloperation nach Latzko und ihren Varianten abgesetzt werden.

Retinaculum uteri mit Pars ant. med. et post.
Synonyma: Pars ant. = Lig. vesico-uterinum (rot)
Pars med. = Lig. cardinale Mackenrodt = Lig. transversum uteri (rechts rot, links rot und grau)
Pars post. = Lig. sacro-uterinum (rechts rot, links rot und grau)

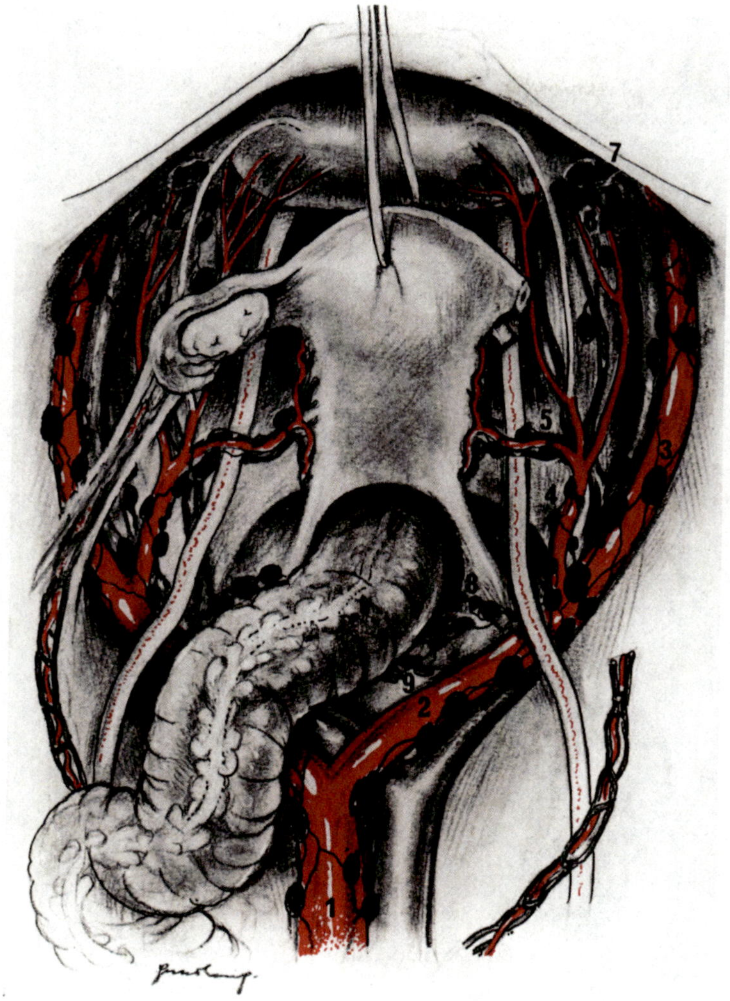

Abb. 163
Lokalisation der Lymphknoten des kleinen Beckens

1 = Lnn. aortici
2 = Lnn. iliaci communes
3 = Lnn. iliaci externi
4 = Lnn. iliaci interni (hypogastrici) (Lnn. glutaci caudales befinden sich dorsal und kaudal von den Hypogastricagefäßen, sind daher nicht sichtbar)
5 = Lnn. uterini
6 = Lnn. obturatorii
7 = Lnn. Rosenmülleri
8 = Lnn. sacrales
9 = Lnn. promontorii (subaortici)

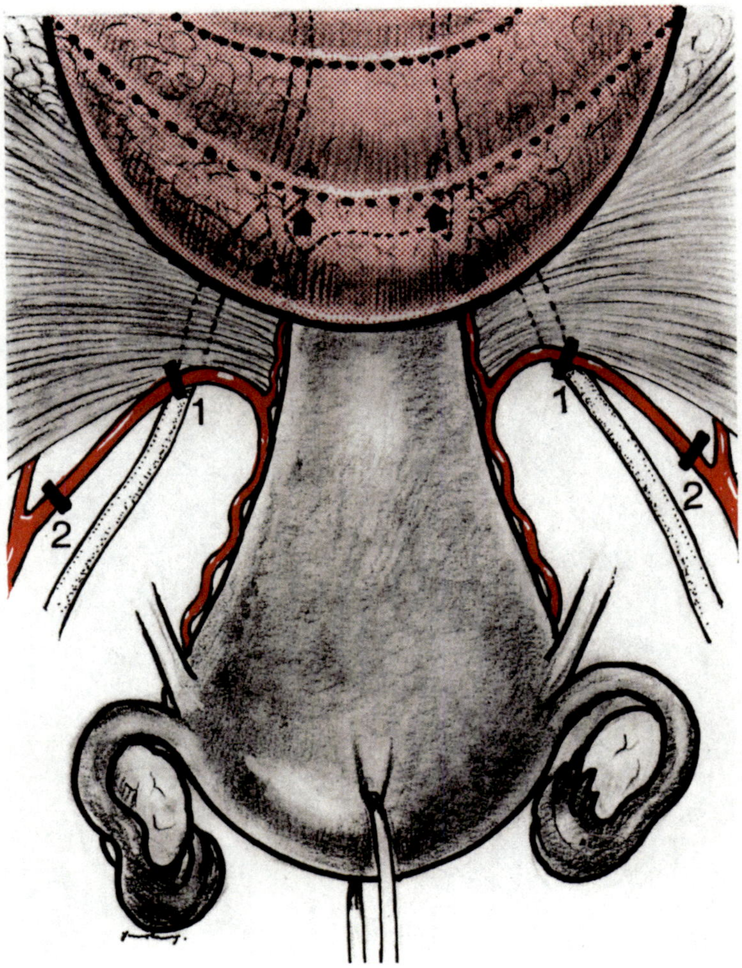

Abb. 164
Durch den Kranialzug des Uterus wird der obere Anteil des Parametriums höher gezogen, wodurch ein leichter innenkonvexer Verlauf des Ureters in Höhe der A. ut. entsteht. Das Abpräparieren der Blase (schematisch im gefüllten Zustand in zwei Schritten gezeigt, s. Pfeile). Die Etappen der Abpräparation punktiert eingezeichnet. Wichtig das Überlappen des Parakolpiums durch die Blase. Unterbindungsstelle der A. uterina. 1. bei Wertheim 2. bei Latzko

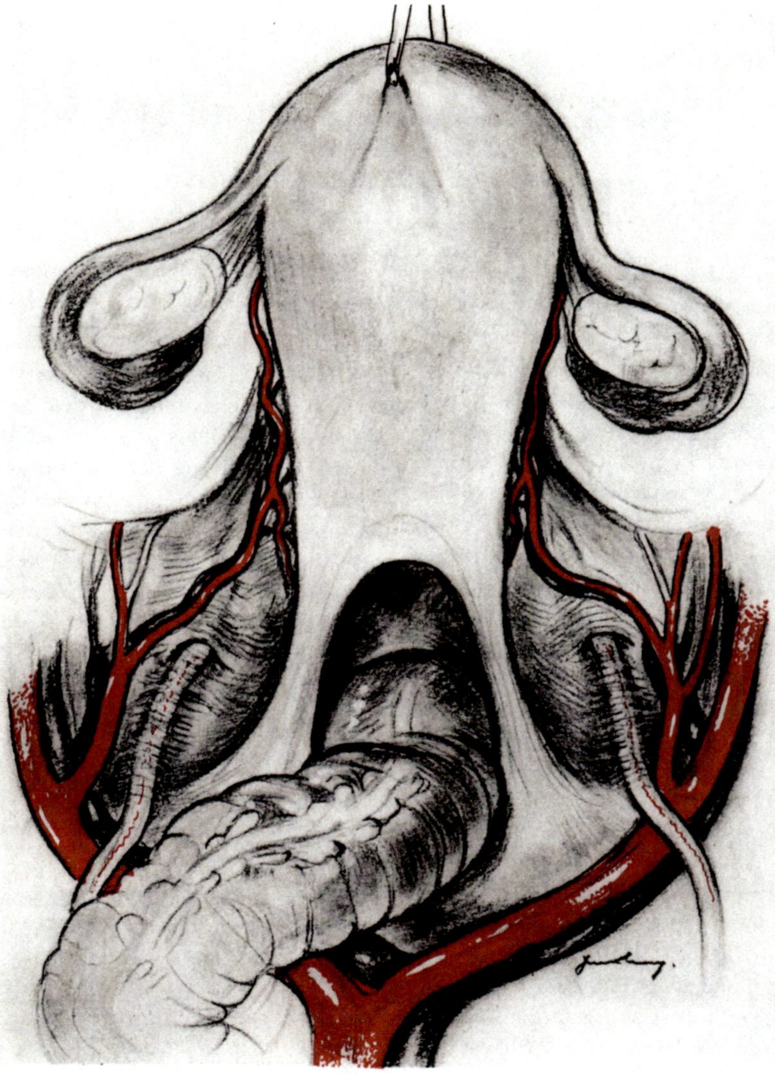

Abb. 165
Eintrittsstelle des Ureters in das Lig. Mackenrodt, wo die Tunnelbildung beginnt. Das Peritoneum des Lig. latum wurde aus didaktischen Gründen weggelassen

Die Originalmethode nach WERTHEIM und die Unterschiede gegenüber den erweiterten Verfahren

Nach Abpräparieren der Blase sowie Unterbinden der Ligg. infund. pelv. (susp. ov.) und rotund. (teres uteri) wird der Ureter dargestellt und an seiner medialen Seite zwischen A. uterina und dem tiefer gelegenen Parametrium ein Tunnel gebildet (Abb. 165). Die A. uterina kann durch diesen Tunnel hindurch — also an ihrer Ureterkreuzungsstelle gemeinsam mit dem Lig. vesicouterinum — unterbunden werden. Anschließend erfolgt die Präparation des Ureters nach lateral. Sodann wird er seitwärts vom Paragewebe abgelöst, der Douglas inzidiert und das Rektum von der Vagina und den Rektumpfeilern abgetrennt. Nach weiterem Abpräparieren von Blase und Ureter über das Paragewebe lateralwärts kann dieses medial vom Ureter abgeklemmt und durchtrennt werden. Das Präparat wird nach Zirkumzision der Vagina zwischen mittlerem und oberem Drittel abgetragen. Die Lymphonodektomie pflegt bei tastbaren Drüsen meist nach Entfernung des Genitales vorgenommen zu werden. Bei der *Operation nach* LATZKO-OKABAYASHI-MEIGS hingegen wird nach Unterbindung und Durchtrennung des Lig. infund. pelv., Darstellung der Fossa paravesicalis nach LATZKO sowie Unterbinden und Durchschneiden des Lig. rotund. zuerst die Lymphonodektomie durchgeführt. Die A. uterina soll nahe ihrem Abgang aus der A. hypogastrica (iliaca int.) unterbunden werden. Hernach wird der Ureter mit seiner Scheide (Adventitia) vom hinteren Blatt des Lig. latum abpräpariert, bei MEIGS jedoch vorderhand daran belassen. Anschließend werden die Fossae pararect. dargestellt und der mediale Anteil der A. uterina uteruswärts über den Ureter hinwegpräpariert, so daß sie schließlich am Präparat verbleibt. Die Blase wird nunmehr (oder nach MEIGS schon am Beginn der Operation) abgelöst und das Lig. vesicouterinum mit oder ohne Ureterkanalbildung unterbunden und durchtrennt, das Lig. card. (web) sodann dargestellt und lateral vom Ureter abgeklemmt. Nach Inzision des Douglas und Abpräparieren des Rektums von der Vagina und von den Rektumpfeilern erfolgt nach MEIGS und OKABAYASHI erst jetzt die Ablösung des Ureters vom hinteren Blatt des Lig. latum und anschließend die Abklemmung des Parakolpiums mit Absetzen des Präparates von der Scheide.

Der wesentlichste anatomische Unterschied zwischen der Originalmethode nach WERTHEIM und der erweiterten nach LATZKO-OKABAYASHI-MEIGS besteht in folgenden Punkten:

1. Bei ersterer wird das Parametrium medial vom Ureter, bei der zweiten meist lateral davon abgeklemmt.

2. Beim Original-WERTHEIM wird die A. uterina an der Kreuzungsstelle mit dem Ureter unterbunden, beim LATZKO-MEIGS und seinen Modifikationen nahe ihrem Abgang aus der A. hypogastrica (iliac. int.). Letzteres tun aber auch manche Operateure, die sich im übrigen der Original-WERTHEIM-Methode bedienen. Andererseits konzedierte MEIGS, daß bei seiner Methode zur Schonung des Ureterastes der A. uterina diese nach Säuberung auch an der Kreuzungsstelle unterbunden werden kann.

3. Die Lymphonodektomie (s. u.) wird bei der erweiterten Radikaloperation immer am Beginn durchgeführt. Vorteile: siehe unten.

4. Nach LATZKO ist die Unterteilung und Stielung des Paragewebes und damit eine ausgiebigere Resektion desselben möglich.

Ad 1.: Wenn man das Parametrium lateral vom Ureter abklemmt, kann die Abtragung in jedem Fall knapp an der Beckenwand erfolgen. Es gelingt wohl auch beim Original-WERTHEIM, den Ureter soweit nach lateral zu präparieren, daß man das Paragewebe nahe der Beckenwand abklemmen kann. Der Ureter wird aber dann in seinem distalen Anteil meist genauso von allen Seiten abgelöst (wenn man nicht das später geschilderte Parureterverfahren anwendet), so daß damit ein Vorteil der Original-WERTHEIM-Methode wegfällt.

Wegen der Blutversorgung des Ureters soll bei beiden Methoden darauf geachtet werden, die Adventitia um den Ureter und etwa 1—2 cm seines dorsalen und ventralen Bindegewebsblattes (Mes-, Par- oder Adureter) zu belassen (Abb. 166—168). Damit werden die längsverlaufenden Begleitgefäße des Ureters geschont. Ihre Schonung stellt eine operativ-anatomische Prophylaxe der Ureternekrosefistelbildung dar (HALTER und PLATZER).

Ad 2.: Mit der A. uterina werden auch Lymphwege und eventuell kleine uterine Lymphknoten mitentfernt.

Ad 3.: Die Lymphonodektomie wird heute auch von der Mehrzahl der Operateure bei der Original-WERTHEIM-Methode zusätzlich durchgeführt, meist nach Entfernung des Genitalpräparates.

Vorteile der primären Lymphonodektomie

a) Durchtrennen der Lymphwege im Gesunden b) Erkennen von verwachsenen karzinomatösen Lymphknoten, die eine Radikaloperation unmöglich machen c) bessere Darstellungsmöglichkeit der Bindegewebsräume und der Parametrienansätze.
Ad 4.: Die Aufgliederung der einzelnen Züge des Paragewebes gestattet seine Stielung und damit sein radikaleres Absetzen an der Beckenwand. So wird — WERTHEIM selbst hat dies zugegeben (Zbl. 43: 716, 1919) — mehr Paragewebe gewonnen.

Methodisch bestehen außerdem — wie schon angedeutet — zwischen den beiden Hauptmethoden und ihren Varianten wesentliche Unterschiede hinsichtlich der Reihenfolge der operativen Schritte und damit der einzelnen topographisch-anatomischen Situationen.

Anatomische Modifikation der Original-WERTHEIM-Operation zur Vermeidung urologischer Schäden

Nach Inzidieren des Blasenperitoneums (Abb. s. o. bei abdominaler Hysterektomie) wird die Blase wie bei der einfachen abdominalen Hysterektomie — soweit es ohne Blutung gelingt — abpräpariert. Nach Unterbindung des Lig. infund. pelv. (Abb. s. bei Hysterektomie) kann durch Separieren des zarten Bindegewebes zwischen den beiden Blättern des Lig. latum der Ureter auf dem hinteren Blatt des Peritoneums sichtbar gemacht werden. Findet man ihn bei adipösen Patientinnen nicht sofort, dann ist es günstig, das hintere Blatt des Lig. latum kranialwärts parallel zum Lig. infund. pelv. vorsichtig zu spalten. Dadurch gelangt man direkt zum Ureter. Dieser Schnitt erleichtert auch das Aufsuchen von Lymphknoten auf der A. iliaca communis und ermöglicht ein Abtasten und Einstellen der paraaortalen Lymphknoten (Abb. 163). Das Lig. rotundum wird nach Unterbindung abgesetzt und die bindegewebige Matrix des Lig. latum ziemlich weit lateral kaudalwärts inzidiert, bis man an den uterinen Gefäßstrang gelangt.

Fehler und Gefahren siehe bei abdominaler Hysterektomie und beim LATZKO und seinen Modifikationen.

Präparation des Ureters

Veränderungen der Topographie des Ureters siehe Abbildung 164.

Beim Original-WERTHEIM wird der Ureter vom hinteren Blatt des Lig. latum lateralwärts präpariert und sodann weiter nach vorne bis zur Kreuzungsstelle mit der A. uterina verfolgt.

Seit 1958 wurde an der I. Univ.-Frauenklinik Wien die Ureterpräparation in folgender Weise ausgeführt (die Fistelfrequenz sank damit schlagartig von 7,3 % auf 1 %, bei K.G.OBER auf <1 %). Methodik: das Peritoneum des hinteren Blattes wird mit einer Pinzette gespannt (Abb. 167, 168). Das weniger elastische, manchmal etwas gelbliche Bindegewebsblatt des Ureters (ursprünglich als Mesureter bezeichnet) retrahiert sich um etwa 1 cm und wird gefaßt. Zwischen diesem und dem Peritoneum findet sich feines Bindegewebe. In dieser Schichte wird der Mes(Par-)ureter mit der Schere teils scharf, teils stumpf, vom Peritoneum abpräpariert (Abb. 167, 168). Die Scherenspitze gelangt schließlich bis zur Beckenwand. Der Mesureter (Parureter, Adureter) mit dem Ureter wird nun auch kranial- und kaudalwärts vom Peritoneum separiert. Vorne (kaudal), wo der Ureter ins Parametrium eintritt, ist er weniger gut sichtbar. Man kann hier eine konkave Falte erkennen, hinter der er verschwindet (Abb. 165, 168).

Zwischen dieser konkaven Falte und dem Ureter (also medial von ihm) muß man mit der gebogenen Schere eingehen und ihn zart lateralwärts drücken (Abb. 168).
Es ist dies der Beginn des Ureterkanals. Die konkave Falte wird bis zum uterinen Gefäßbündel gespalten (Abb. 168 Ecke), der künstlich gebildete Kanal erweitert, bis er für den Finger durchgängig ist. Es ist nun günstig, den Uterus wieder kranialwärts zu ziehen und die Blase weiter von der Zervix und Vagina abzupräparieren. Auch seitlich, kaudal vom Lig. vesicouterinum, muß die Blase vom Parakolpium abgelöst werden (Abb. 169). Geht man nun wieder mit dem Finger (oder einer krummen Klemme) in den Ureterkanal ein und krümmt die Fingerspitze medial- und kranialwärts (Abb. 170), dann liegt auf ihr nur mehr eine dünne Schichte gefäßlosen Bindegewebes (kaudal von einem Bogen venöser Gefäße des Vesikouterinligamentes). Diese gefäßlose Bindegewebsmembran kann man über der Fingerspitze mit einer anatomischen Pinzette leicht eröffnen und einen Faden unter Leitung des Fingers mittels Déchamps (Abb. 171) durch den Ureterkanal ziehen. Aus den oben angeführten Gründen ist es zweckmäßiger, die Art. uterina zu säubern und aus dem vom Faden umschlungenen Gefäßbündel zu sondern. Das Gewebe auf der A. uterina, das manchmal Lymphknoten enthält, wird medialwärts präpariert und verbleibt schließlich am Präparat (Abb. 171 Ecke). Die A. uterina kann gesondert über der Kreuzungsstelle (mit dem Ureter) (in fortgeschrittenen Fällen auch am Abgang von der A. hypogastrica i. e. iliac. int.) ligiert werden (Abb. 172). Man muß nun noch die kaudalen Abschnitte des Lig. vesicouterinum, die auch Gefäße enthalten können, ligieren. Dabei ist darauf zu achten, daß kein Parakolpium mit in die Umstechung genommen wird. Die weitere kaudale Fortsetzung des Lig. vesicouterinum (Lig. vesicovaginale nach Latzko), i. e. der sagittale Bindegewebspfeiler, ist eine gefäßlose Membran und kann nach Präparation von beiden Seiten her frei durchtrennt werden (Abb. 173).

Fehler und Gefahren

1. Falsche Schichtpräparation im Bereiche des sogenannten Mes-(Par-, Ad-)ureters und damit Verletzung der Längsgefäße (Abb. 174a).
2. Gefährdung des Ureters durch laterale Isolierung von der Blase (Abb. 174b).
3. Ligaturen im Bereiche der Ureterscheide.

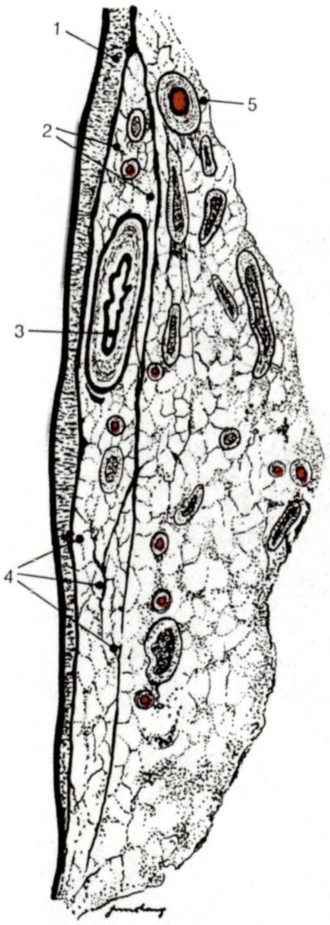

Abb. 166
Horizontalschnitt. Lupendarstellung von Ureter und Parureter

1 = feines Bindegewebe zwischen Peritoneum (li) und Parureter (re)
2 = ventraler Parureter
3 = Ureter
4 = dorsaler Parureter
5 = A. uterina

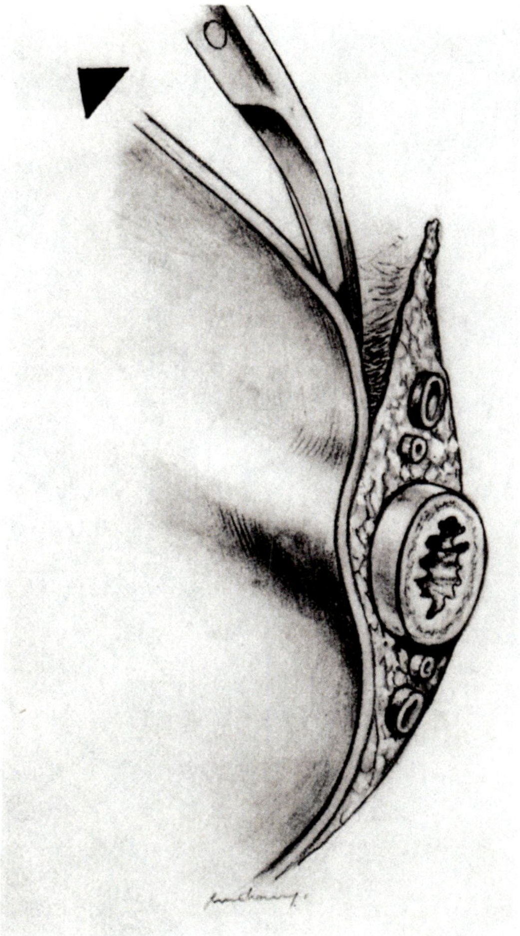

Abb. 167
Schema nach Abb. 166. Eindringen in die richtige Schichte (zwischen Peritoneum und Parureter)

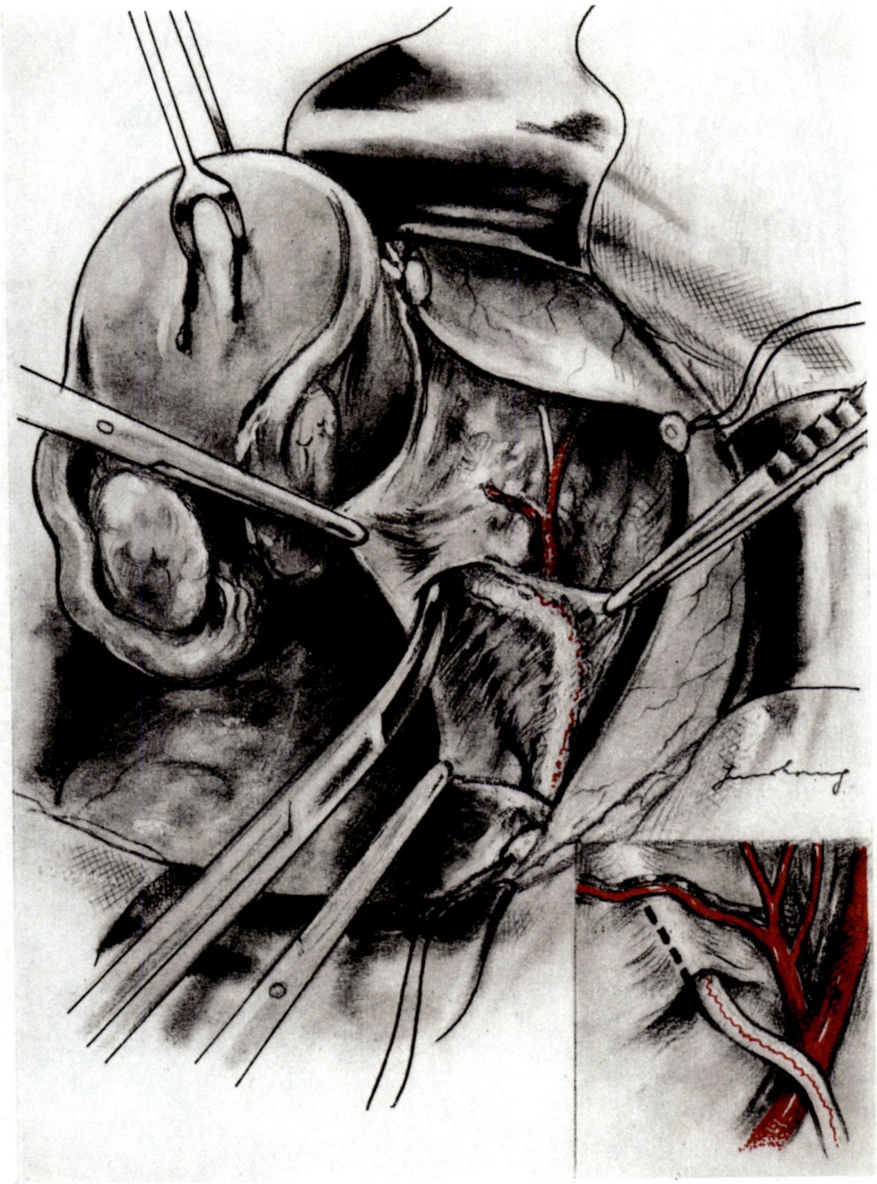

Abb. 168
Ureter und Parureter zum Teil vom Peritoneum abpräpariert. Die konkave Falte, hinter der der Ureter verschwindet, muß (Eckbild: strichlierte Linie) bis zu den Uterinagefäßen durchschnitten werden

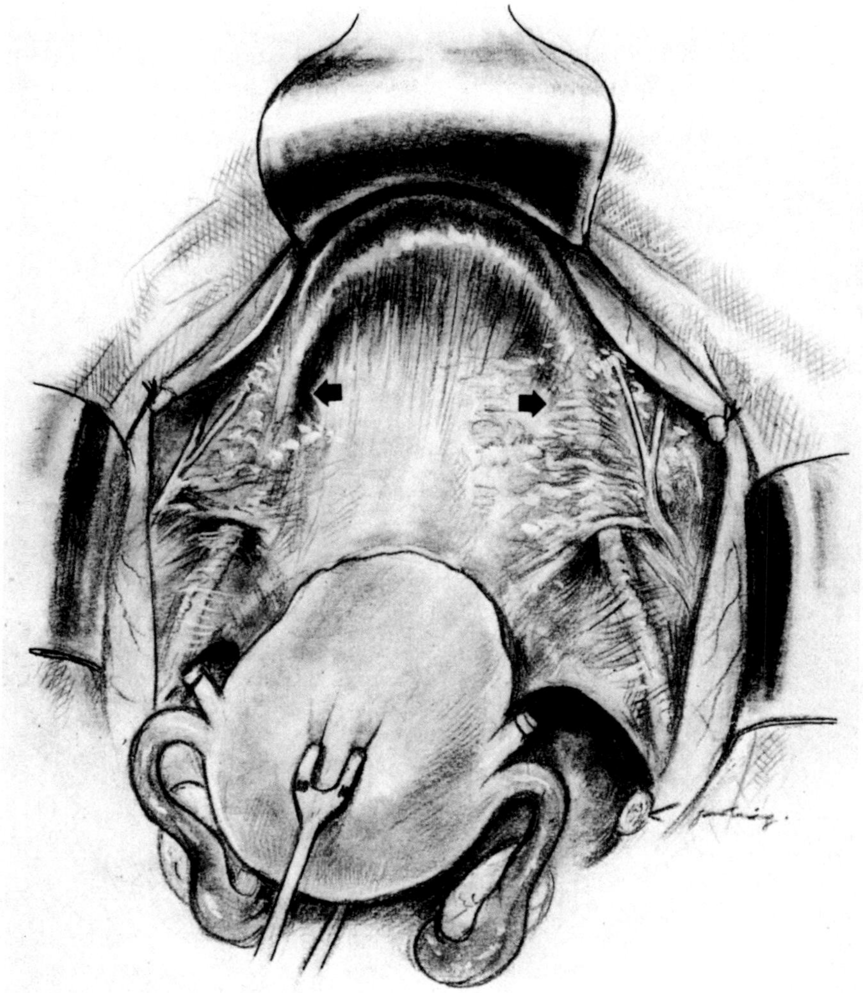

Abb. 169
Die perivesikalen Fasern der schon etwas abpräparierten Blase straffen sich. Die Pfeile deuten an, daß die Blase kaudal vom Lig. ves. ut. seitlich über das Parakolpium abzupräparieren ist. Der Ureter tritt unter der Art. uterina im Ligamentum vesicout. nach vorne

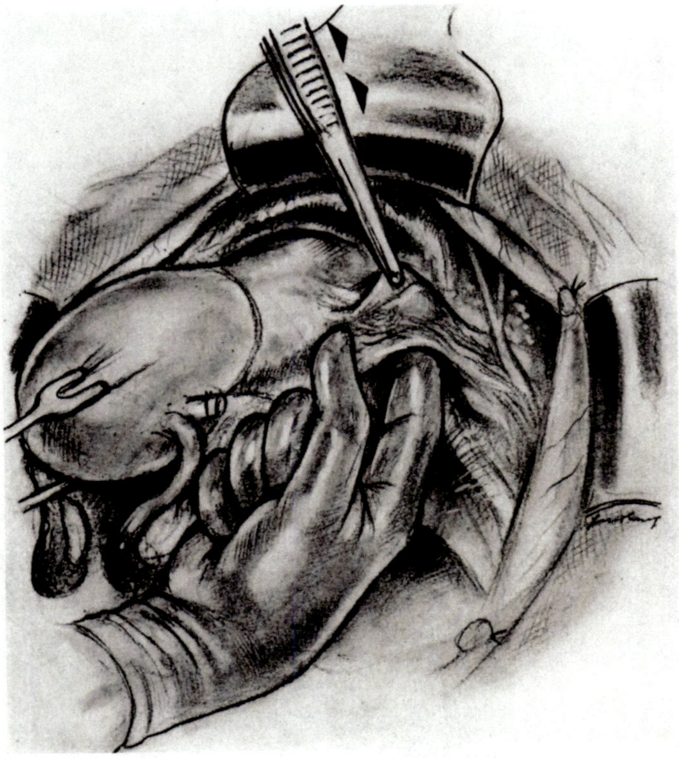

Abb. 170
Eingehen in den künstlich erweiterten Ureterkanal medial vom Ureter. Die Pinzette faßt gefäßloses Gewebe unter dem Blasenpfeiler, zieht es lateralwärts (Pfeile) und eröffnet es

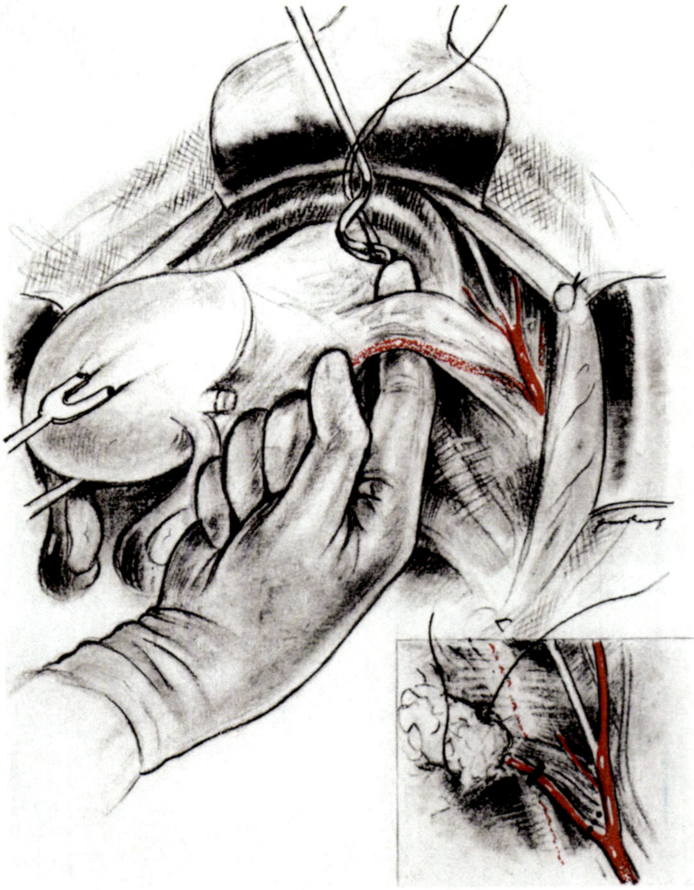

Abb. 171
Durchziehen eines Fadens im Ureterkanal. Auf dem Finger liegen das Lig. ves. ut. und die Art. uterina. Eckbild: Die A. hypogastrica (iliaca int.) und die A. uterina wurden gesäubert, das Lymphknotenfettgewebe medialwärts gegen den Uterus zu präpariert. Mögliche Unterbindungsstellen der isolierten A. uterina. Mit dem freiliegenden Faden wird dann das Lig. ves. ut. allein unterbunden

Abb. 172

Der ventrale Parureter wurde nach medial gegen das Peritoneum gezogen, um die anatomische Situation der möglichen Unterbindungsstellen der A. uterina nach Freipräparieren der A. iliaca int. und der Chorda deutlicher darzustellen

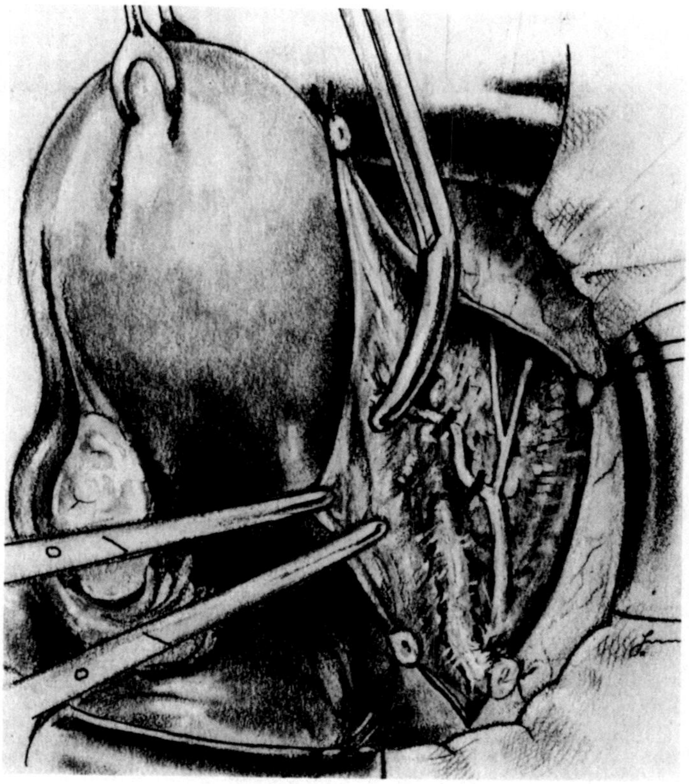

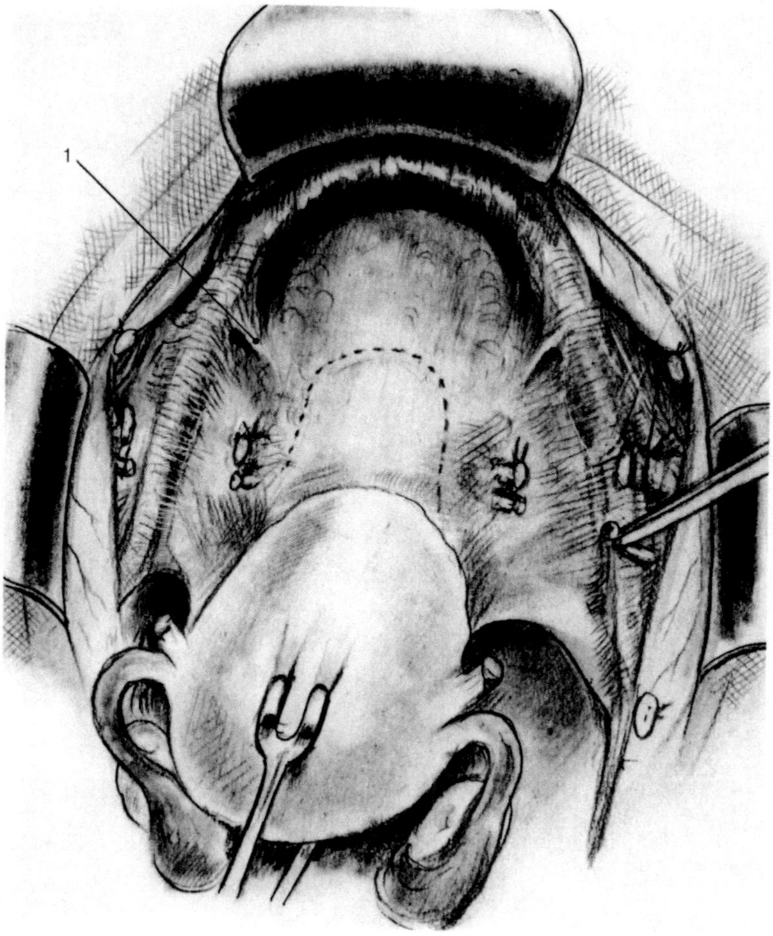

Abb. 173

Die A. uterina und das Lig. ves. ut. sind unterbunden. Die kaudale Fortsetzung des Blasenpfeilers, eine gefäßlose Membran, muß beim weiteren Abpräparieren der Blase vom Parakolpium noch durchtrennt werden

1 = kaudale Fortsetzung des Blasenpfeilers

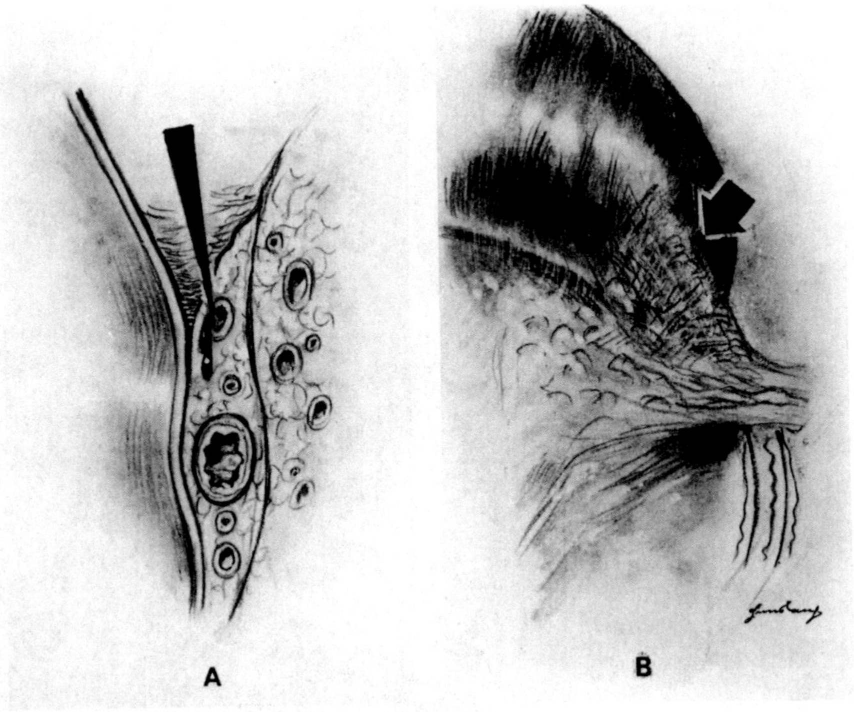

Abb. 174
A) Verletzung eines Längsgefäßes im Parureter. B) Gefahr für Uretergefäße bei lateralem Eingehen zwischen Blase und Ureter. Die Unterbindung des Lig. ves. ut. ist noch nicht erfolgt

Eröffnung des Douglas und Abpräparieren des Rektums

Etwa 2 cm unterhalb der Fixationsstelle des Douglas an der Zervix wird eine dünne Falte des Peritoneums hochgehoben und indiziert (Abb. 175). Damit gelangt man in das feine, spinnwebartige Gewebe zwischen Rektum und Scheidenwand. Die Präparation kann teils scharf, teils stumpf ziemlich weit kaudalwärts fortgesetzt werden. Die Vagina ist an ihren reichlichen Venen, das Rektum meist am perirektalen Fett erkennbar (Abb. 175). Nun wird das Peritoneum über den Sakrouterinligamenten gespalten. Das Rektum kann am besten mit einer Pinzette gefaßt und von den Rektumpfeilern separiert werden. Es findet sich auch hier zartes (meist fetthältiges) Bindegewebe. Wenn man dieses sorgfältig durchschneidet, bzw. mit der leicht geöffneten Schere in dieser Schichte das Rektum medialwärts drückt, dann stellen sich gefäßlose, meist Fett enthaltende Pfeiler dar, die man mit Hilfe der geschilderten Präparation zu Membranen verdünnen und durchschneiden kann. Auf diese Weise gelingt es, ohne Blutung bis zum M. levator ani, den man an seiner roten Farbe erkennt, vorzudringen.

Fehler und Gefahren

1. Die Ablösung erfolgt entweder zu nahe an der Scheide oder zu nahe am Rektum (nicht aber im feinen Bindegewebe zwischen beiden Organen). Die Folgen sind:

a) Blutung aus dem vaginalen Venenplexus und zu geringe Radikalität.

b) Blutung aus Rektal-(Haemorrhoidal-)gefäßen sowie eventuelle Läsion der Darmwand.

2. Auch Präparation zu nahe an der Basis der Rektumpfeiler oder im pararektalen Fett führt zu Blutungen.

Weiteres Abpräparieren von Blase und Ureteren

Da sich zwischen der Adventitia des Ureters und dem Parakolpium, wie zwischen Blase und Parakolpium, kurzfaseriges, feines Gewebe findet, kann in dieser Schichte ohne wesentliche Blutung präpariert werden. Am günstigsten ist es, die Adventitia des Ureters an seiner Unterseite mit feinzähnigen Pinzetten anzuheben (Abb. 176). Dadurch werden die beschriebenen Fasern gestrafft und sind leicht zu durchschneiden, ebenso die Fasern zwischen dem subureteralen Blasenanteil (Blasenzipfel) und dem Parakolpium. Diese Präparation läßt sich fast bis zur Beckenwand fortsetzen. Sie wird durch eine Vene gestoppt, die auf beiden Seiten knapp am Parureter ligiert werden kann (Abb. 176 Ecke). Dann ist es möglich, das Parametrium und Parakolpium direkt an der Beckenwand abzusetzen. Die Scheide wird in gewünschter Höhe (am besten, nachdem man einen Schillertest am Beginn der Operation durchgeführt und Kocherklemmen 2 cm im Gesunden gesetzt hatte) vorne inzidiert und angeklemmt. Das Präparat wird über seitlich gesetzten krummen Klemmen abgetragen.

Fehler und Gefahren

1. Verletzung der Ureterbegleitgefäße.

2. Blutung aus dem Parakolpium.

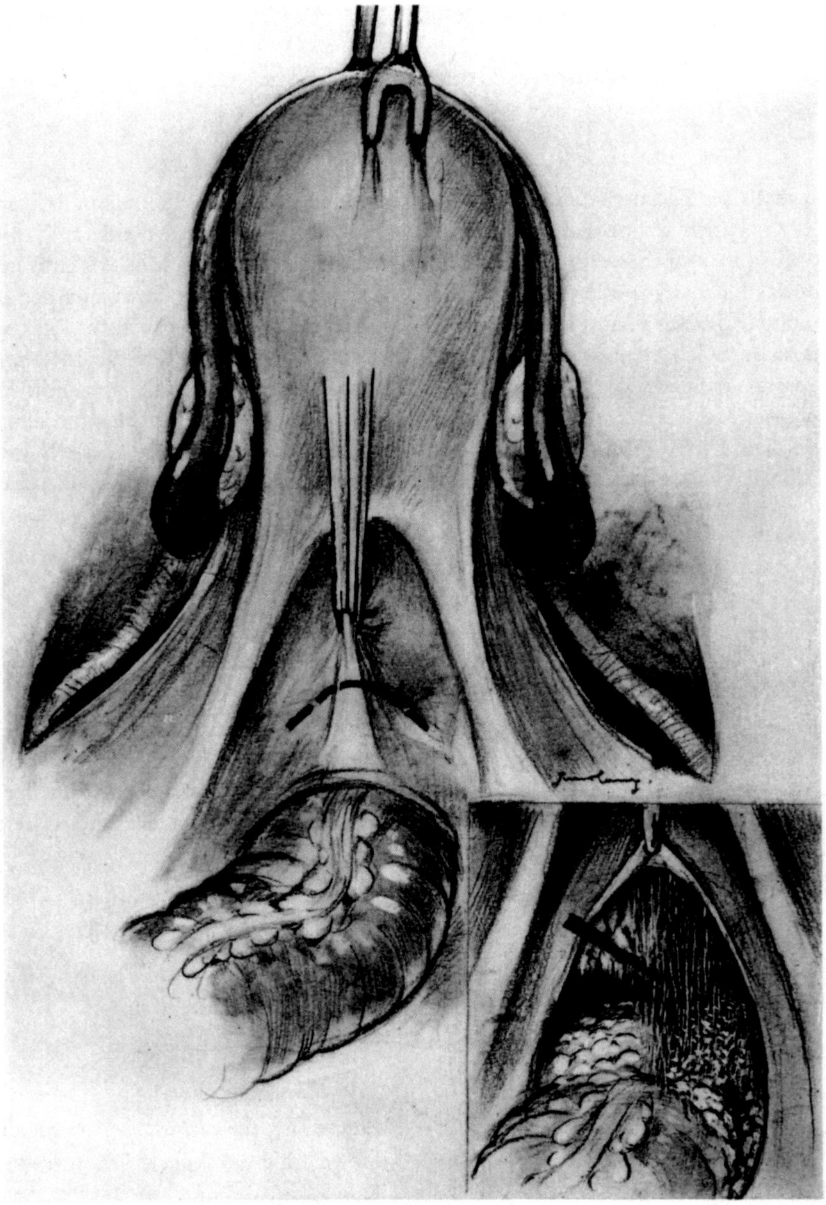

Abb. 175
Durchtrennungsstelle des Douglasperitoneums. Eckbild: Die feinen Bindegewebsfasern zwischen Scheidenfaszie und perirektalem Fettgewebe sind links schon zum Teil durchtrennt. Der Pfeil deutet die richtige Präparationsschicht an. Lateral ist der Rektumpfeiler mit seinen feinlappigen Fetteinlagerungen zu sehen, medial das groblappige Fett der Rektumfaszie. Dazwischen die richtige Trennungsschicht

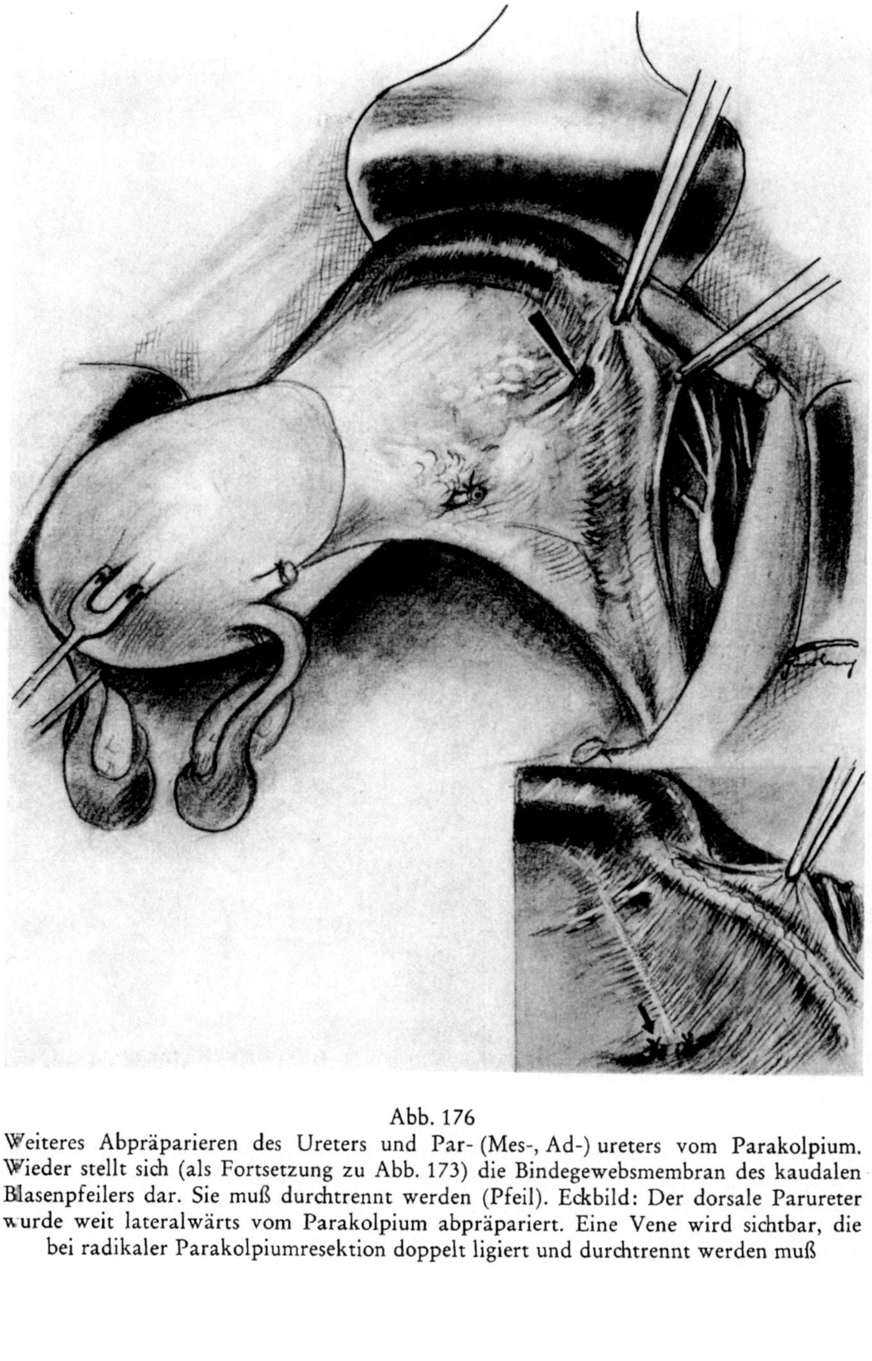

Abb. 176
Weiteres Abpräparieren des Ureters und Par- (Mes-, Ad-) ureters vom Parakolpium. Wieder stellt sich (als Fortsetzung zu Abb. 173) die Bindegewebsmembran des kaudalen Blasenpfeilers dar. Sie muß durchtrennt werden (Pfeil). Eckbild: Der dorsale Parureter wurde weit lateralwärts vom Parakolpium abpräpariert. Eine Vene wird sichtbar, die bei radikaler Parakolpiumresektion doppelt ligiert und durchtrennt werden muß

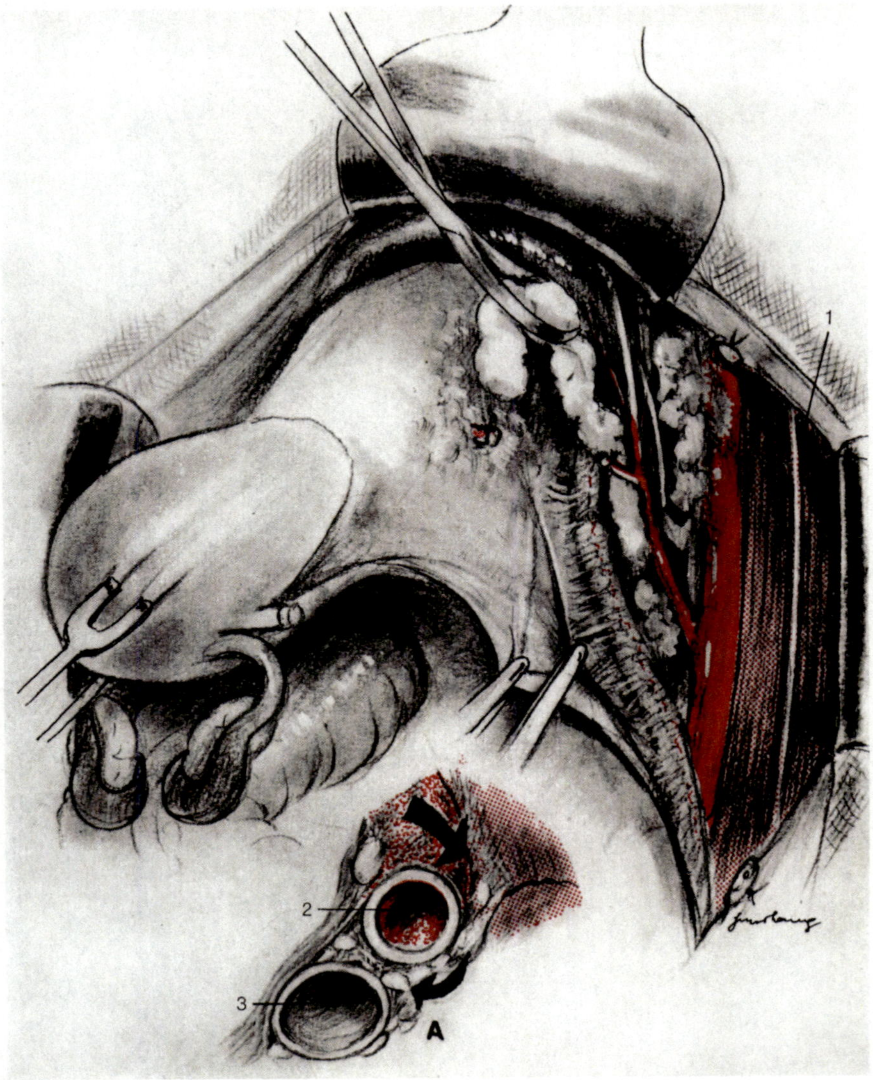

Abb. 177
Die Lyphonodektomie wurde im Bereiche der Iliaca externa-Gefäße (bei A demonstriert) und des Psoas schon durchgeführt. Der Par-(Ad-)ureter wurde gegen das hintere Blatt des Lig. latum zu verlagert und die Lymphonodektomie gegen die Fossa obturat. zu fortgesetzt

1 = N. genitofemoralis
2 = A. iliaca externa
3 = V. iliaca externa

Lymphonodektomie

Falls die **Lymphonodektomie** nicht schon am Beginn erfolgte, wird sie nun durchgeführt.

Die Lymphknotenpräparation beginnt am M. psoas. Sie kann auch vor Absetzen des Uterus — vor oder nach der Ligatur der Uteringefäße — vorgenommen werden. Das ganze Bindegewebe — Fett- und Lymphknoten — wird medial gegen die A. iliaca externa abpräpariert. Auf dem M. psoas und auf der Arterie werden Äste des N. genitofemoralis sichtbar, die, wenn möglich, geschont werden. Über der Arterie wird das Bindegewebe gespalten (Abb. 177 A). Das lateral liegende Gewebe soll seitwärts und kaudal im Zusammenhang mit dem vom Psoas getrennten abpräpariert werden, das medial liegende dagegen medianwärts, wobei man sich knapp an die Arterienwand halten muß. In derselben Weise verfährt man bei der Vene. Das Lymphknotenfettgewebe kann nach LATZKO im Zusammenhang mit dem Präparat bleiben oder nach Regionen getrennt entfernt werden.

Nach vorne zu wird die Entfernung des Lymphknotenfettgewebes entlang der Arteria und Vena iliaca externa sowie zwischen ihnen bis zum Ursprung, bzw. Einmündung der A. und Vena epigastrica inferior nahe der Stelle, an der das Lig. rotundum in den Inguinalkanal eintritt, fortgesetzt (Abb. 178). In diesem Bereich kann der Rosenmüller'sche Lymphknoten stumpf isoliert und entfernt werden (Abb. 178 Ecke). Anastomosen mit den Obturatorgefäßen können dieses Vorgehen gefährden. Die lateral und ventral von den Epigastrikagefäßen entspringenden, bzw. einmündenden Arteriae und Venae circumflexae ilium prof. werden auch manchmal zur Ansicht kommen.

Ein kleiner Venenast, der nicht selten von kaudal her an die Vena iliaca externa herantritt, ist zu unterbinden. Seltener mündet eine Vena uterina direkt in die Vena iliaca externa. Auch sehr feine Venenäste vom M. psoas werden beobachtet. Die Präparation wird bis zum N. obturat. in die Tiefe fortgesetzt. Dabei hält man sich knapp an die Beckenwand. Auch über dem N. obturat. muß das Drüsenfettgewebe gespalten, unter ihm durchgezogen und entfernt werden (Abb. 179).

Dann wird entlang der A. iliaca communis bis nahe zur Bifurkation der Aorta vorgedrungen. Um dies zu erleichtern, spannt man den medialen Peritonealrand unter Rücksichtnahme auf den Ureter. Wenn man zum Abgang der A. hypogastrica (iliac. int.) gelangt, muß der Ureter nach medial gezogen werden. Das kleine Uretergefäß, das 1 cm unterhalb dieser Stelle aus der A. hypogastrica (iliac. int.) entspringt, soll man erhalten (Abb. 179, 180). Das Drüsenfettgewebe wird nach vorne zu über die A. hypogastrica (iliac. int.) abpräpariert. Man gelangt nun ohne Schwierigkeit zum Abgang der Chorda umbilicalis und der A. uterina, die bei schon erfolgter Entfernung des Genitalpräparates nur mehr als Stumpf vorhanden ist. Diese Gebilde können nicht mit anderen verwechselt werden, weil die übrigen Gefäße mehr in der Tiefe liegen. Die A. uterina zieht nach medial vorne, die Chorda nach lateral vorne (Abb. 179). Etwas peripher von der Einmündung der Vena hypogastrica (iliac. int.) tritt oft eine kleine Vene in die Vena iliaca externa.

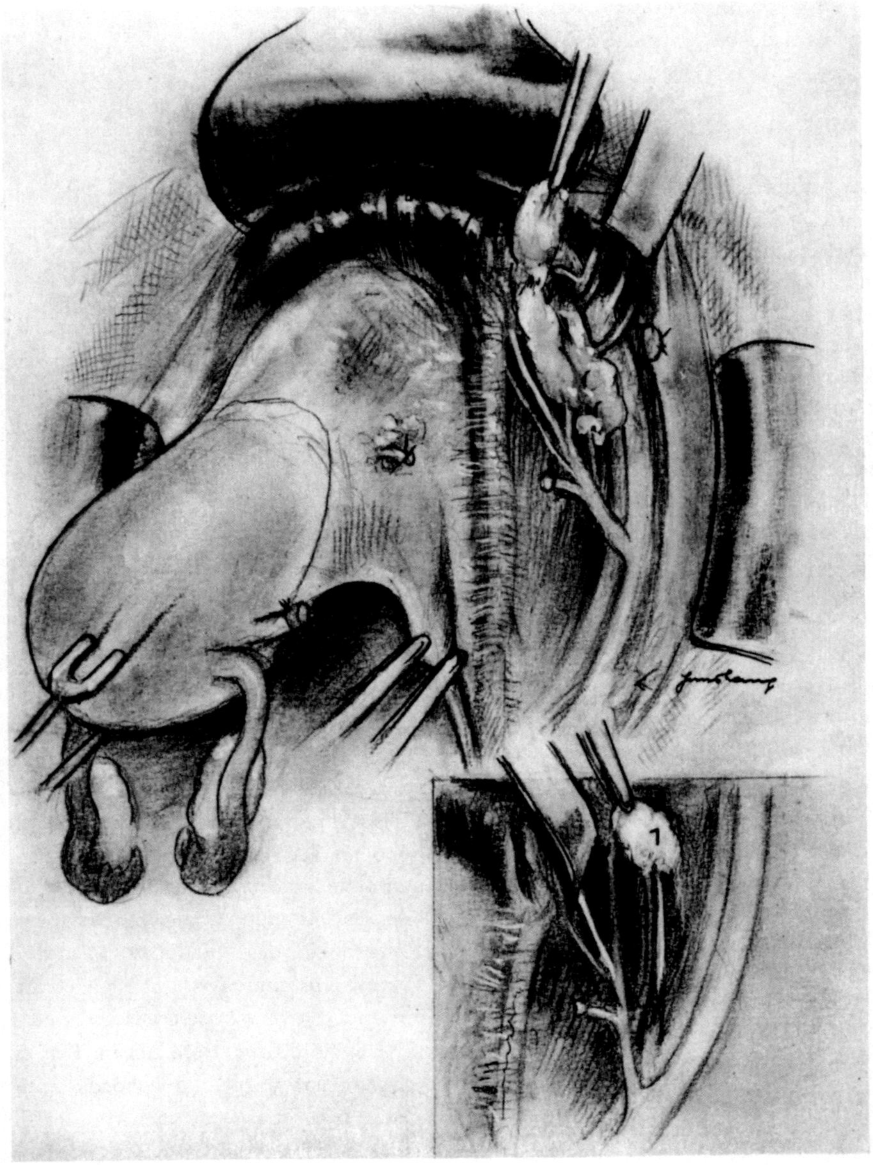

Abb. 178
Lymphonodektomie. Das Lymphknotenfettgewebe wird nach vorne zu über die Iliakalgefäße, die Chorda und Fossa obturat. präpariert. Eckbild: Rosenmüller'scher Knoten (1)

Die genauere anatomische Situation ist folgende

Die A. hypogastrica (iliac. int.) teilt sich meist in zwei große Äste, einen dorsalen, der gewöhnlich nicht sichtbar wird und einen ventralen. Als erster Zweig entspringt aus dem ventralen Ast, eventuell schon aus dem Hauptstamm, die Chorda art. umbil., die eine oder mehrere (meist zwei) Arteriae vesic. sup. (cran.) enthält (Abb. 179). Die ventrale dieser Arterien, die in der Chorda nach vorne verläuft, kann man mit dieser erhalten. Dies gilt auch für die dorsale Arterie, die kaudal von der Chorda abzweigt und mit dieser in einem Bindegewebsblatt liegt (Abb. 180). Ein Zug an der Chorda bringt die Oberfläche der Blase besser zur Darstellung. Der ventrale Ast der A. hypogastrica (iliaca int.) gibt die A. uterina und eine oder mehrere Arteriae vaginales ab, von denen eine auch als A. vesicalis inferior an die Blase herantreten kann (Abb. 179).

Eine (oder zwei) Uterinvenen, die beim Original-Wertheim mit der A. uterina unterbunden werden, münden etwas vor dem Ursprung der A. uterina in einen vorderen Ast der Vena hypogastrica (iliaca int.).

Die Arteriae und Venae obturat. können unterbunden werden, die Venen natürlich doppelt. Damit fällt aber auch die Blutversorgung des Femurkopfes durch die aus der A. obturat. entspringende A. femoris capitis weg. Diese Unterbindung ist im übrigen aber für die Ausräumung der Fossa obturatoria nicht nötig, weil man das tiefer gelegene Drüsenfettgewebe meist auch ohne Verletzung dieser Gefäße entfernen kann. Die Ausräumung der Fossa obturat. führen wir in der Art durch, daß wir die Chorda mit zwei Instrumenten nach medial ziehen. Dadurch spannt sich das Bindegewebsblatt der Chorda an (Abb. 180). Nachdem unter dem N. obturat. die Obturatorgefäße und medial davon der vesikovaginale Plexus sichtbar geworden sind, wird das Lymphknotenfettgewebe über diesem Plexus und vom gespannten Bindegewebsblatt der Chorda entfernt. Bei dieser Art der Präparation sind, wenn überhaupt, nur wenige Ligaturen erforderlich. Wenn man nach dem Vorschlag von Navratil und Reiffenstuhl bis zum Plexus lumbalis vordringen will, dann ist auf Gefäße zu achten, die quer über diesen hinwegziehen. Manchmal gelingt es auch ohne deren Unterbindung, diesen Raum lateral von den großen Gefäßen bis auf den Plexus zu säubern. Wenn der Verdacht besteht, daß sich noch Lymphknoten neben oder unter den Hauptstämmen der A. und V. hypogastrica (iliaca int.) befinden, dann muß man diese unterbinden. Peripher müssen hierbei die beiden Hauptstämme der Venen getrennt ligiert werden. Sind diese Stämme aber kurz, dann muß man sogar die in sie mündenden Gefäße, wie die V. glut. inf., die V. pudenda int., V. vaginales etc. einzeln unterbinden. Vorne ist die schrittweise Unterbindung des Plexus pud. vesicalis erforderlich.

Wenn sich im Becken suspekte Lymphknoten finden, dann ist es zweckmäßig (s. oben), auch die A. und V. iliaca communis bis zur Aorta zu säubern (am Beginn der Operation tastbare paraortale Lymphknoten sind zu entfernen und einem Gefrierschnitt zuzuführen). Seit Einführung der Radioisotopenradikaloperation an der I. Universitäts-Frauenklinik Wien sind wir bei Zurückbleiben radioaktiven Gewebes gezwungen, dieses im Bereiche der A. und V. iliacae communes wie auch im kaudalen Bereich der Aorta zu entfernen (siehe Anhang).

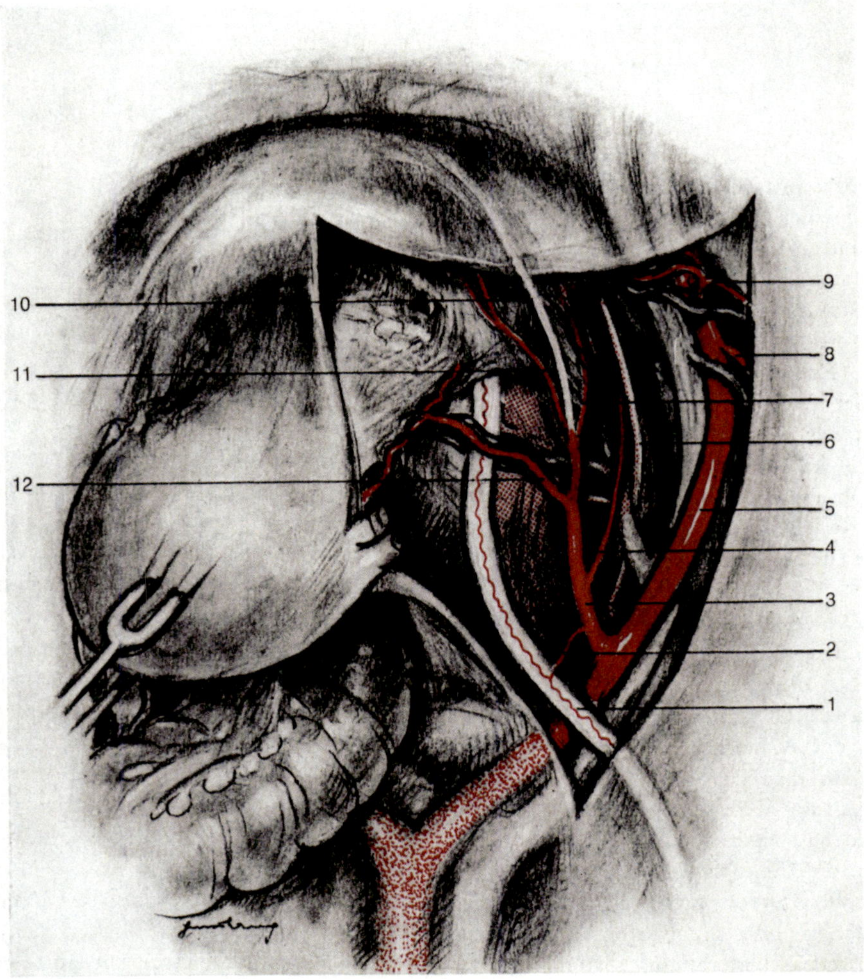

Abb. 179
Topographisch-anatomische Übersicht der Gebilde des kleinen Beckens ohne Lymphknotenfettgewebe. Der Ureter ist, um sein ventrales Längsgefäß zu zeigen, ohne Par-(Ad-)ureter dargestellt

1 = Ureter mit Aa. uretericae
2 = A. ureterica
3 = A. iliaca interna (a. hypogastrica)
4 = A. obturatoria
5 = A. iliaca externa
6 = N. obturatorius
7 = A. vesicalis caudalis (inf.)
8 = A. circumflexa ilium profunda
9 = A. epigastrica caudalis
10 = Chorda a. umbilicalis
11 = A. vesicalis cranialis (sup.)
12 = A. uterina

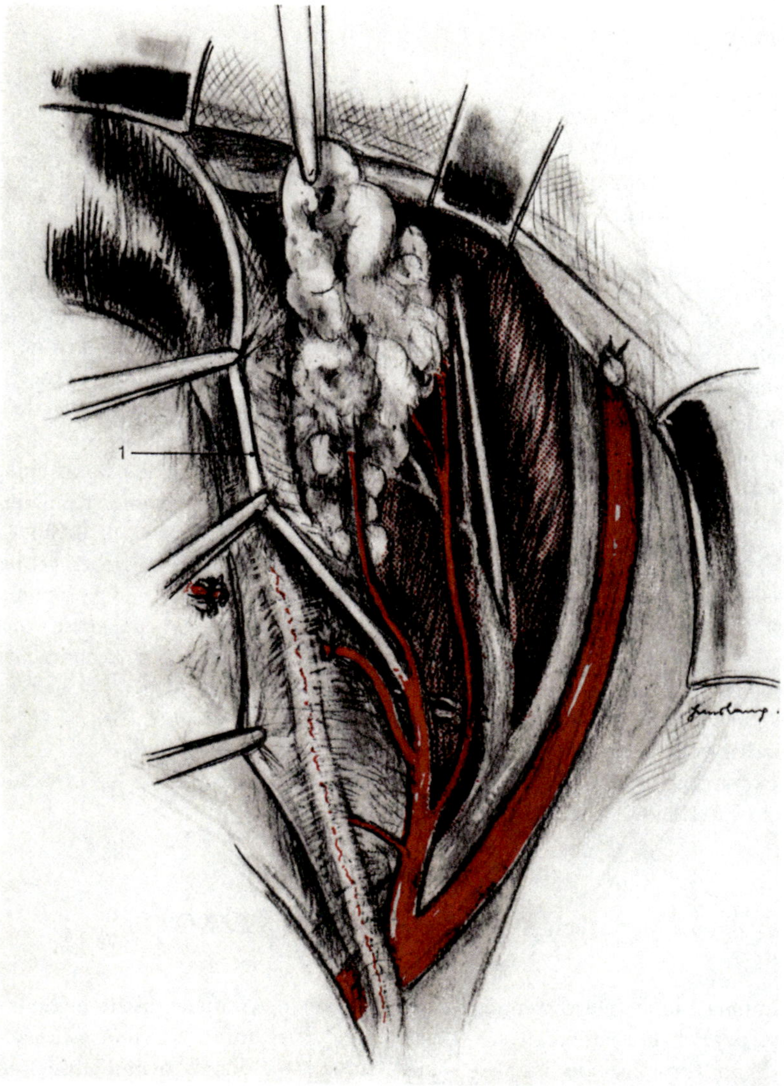

Abb. 180
Anspannen der Chorda und Abpräparieren des restlichen Lymphfettgewebes vom Bindegewebsblatt der Chorda. Arteriae vesicales craniales, die hier verlaufen, geben einen Ureterast ab
1 = Chorda

Die erweiterte abdominale Radikaloperation nach LATZKO und ihre Varianten

(OKABAYASHI, MEIGS, Universitäts-Frauenkliniken Wien u. a.)

Nachdem die prinzipiellen Unterschiede gegenüber der Originalmethode von WERTHEIM schon am Beginn dieses Kapitels erwähnt wurden, bleibt den folgenden Ausführungen ihre genauere anatomische Untermauerung vorbehalten. Der Hauptunterschied besteht in der Gliederung der drei Hauptzüge des Paragewebes. Dies gelingt am leichtesten

1. durch die primäre Lymphonodektomie
2. durch Darstellung der zwischen den Hauptzügen des Halte- und Haftapparates des inneren Genitales zu findenden Bindegewebsräume (Abb. 6, 162).

Nach Erfüllung dieser Punkte ist vorne das Lig. vesico-utero-vaginale nach LATZKO-SCHIFFMANN (der sagittale Bindegewebspfeiler nach AMREICH), das Lig. cardinale MACKENRODT (web nach MEIGS) und das Lig. sacro (recto-)uterinum isoliert. Der Vorteil dieser Maßnahme ist die leichte Auffächerung und gesonderte Absetzung der einzelnen Paragewebsanteile, was insbesondere bei den dorsalen und lateralen eine sichere Unterbindung fördert. Ohne dieses Vorgehen ist letzteres erschwert, da diese Gewebszüge 1. zum Teil in verschiedenen Ebenen liegen und 2. breitbasig an der Beckenwand entspringen, an Uterus und Vagina aber in einer schmäleren Zone inserieren (LATZKO und SCHIFFMANN) (Abb. 6, 162). Je besser die Separation des Paragewebes gelingt, desto weiter an der Beckenwand ist seine Absetzung möglich.

Im Prinzip wurde diese Methode zuerst von LATZKO beschrieben und dann mehrfach modifiziert, z. T. mit Kenntnis, z. T. in Unkenntnis der Originalmethode von LATZKO. Bei den Modifikationen ist die Reihenfolge der operativen Schritte unterschiedlich (OKABAYASHI, MEIGS, NAVRATIL, NOVAK, NATSUME u. a.).

Originalmethode nach LATZKO

Nach Unterbindung und Durchtrennung der Ligg. infund. (susp. ovarii) und rotund. (teres uteri) erfolgt die Lymphonodektomie, ähnlich wie oben beschrieben. Damit wird diese, zum Unterschied von der Original-Wertheimmethode, an den Beginn der Operation gestellt. Infolgedessen sieht man den Abgang der Uterina von der Hypogastrica (Iliaca int.) und ihre Unterbindung am Ursprung ist möglich. Nunmehr wird der Ureter bloßgelegt.

Jetzt erfolgt die Ablösung der Blase von der Zervix und dem oberen Teil der Vagina. Anschließend wird der parametrane Anteil des Ureters isoliert, indem Teile des Lig. vesicouterinum (Lig. vesicale laterale nach LATZKO) scharf durchtrennt werden. Die Massenligatur von Lig. ves. ut. und A. uterina nach WERTHEIM wird vermieden. Es erscheinen derbe Bindegewebszüge, die von der Blase zum untersten Abschnitt der Zervix und der Vagina (nach AMREICH zum Parakolpium und Parametrium) ziehen (Lig. vesico-vaginale nach LATZKO). LATZKO: „Drückt man die Blase seitlich im Bereiche dieser Bindegewebszüge kräftig weg, so erscheinen dieselben gegen den Beckenausgang zu lockerer; bei gut genährten Frauen sieht man zwischen ihnen einen Fettpfropf durchscheinen. An dieser Stelle bricht man mit einem kleinen Stieltupfer ein und gelangt dadurch in einen Hohlraum (LATZKO'sche Grube) (Abb. 181), der nach unten durch den Levator ani begrenzt ist! (Abb. 182)." (Später wurde diese paravesikale Grube schon vor oder nach Unterbindung des Lig. rotund. [teres ut.] dargestellt, siehe unten). Anschließend erfolgt die Unterbindung und Durchtrennung des Lig. vesico-vaginale knapp am Ureter, der hier nicht aus seiner Verbindung gelöst wird. LATZKO: „Das Peritoneum des Douglasschen Raumes wird hierauf durchtrennt, das Rektum in der Mitte, besonders zu beiden Seiten weit abgelöst." Während der in seinem pelvinen Anteil aus allen Verbindungen befreite Ureter zur Seite gehalten wird, dringt ein Finger lateral vom Lig. sacrouterinum bis zur vorderen Kreuzbeinfläche vor. Nach Durchtrennung des Rektumpfeilers wird das seitliche Paragewebe sichtbar. Das Lig. MACKENRODT ist nun isoliert und wird, wie später auch MEIGS angab, von der seitlichen Beckenwand abgesetzt. Anschließend wird auch das Parakolpium vom Beckenboden abgetragen. Die Absetzung des Präparates von der Scheide erfolgt wie bei der Originalmethode nach Wertheim.

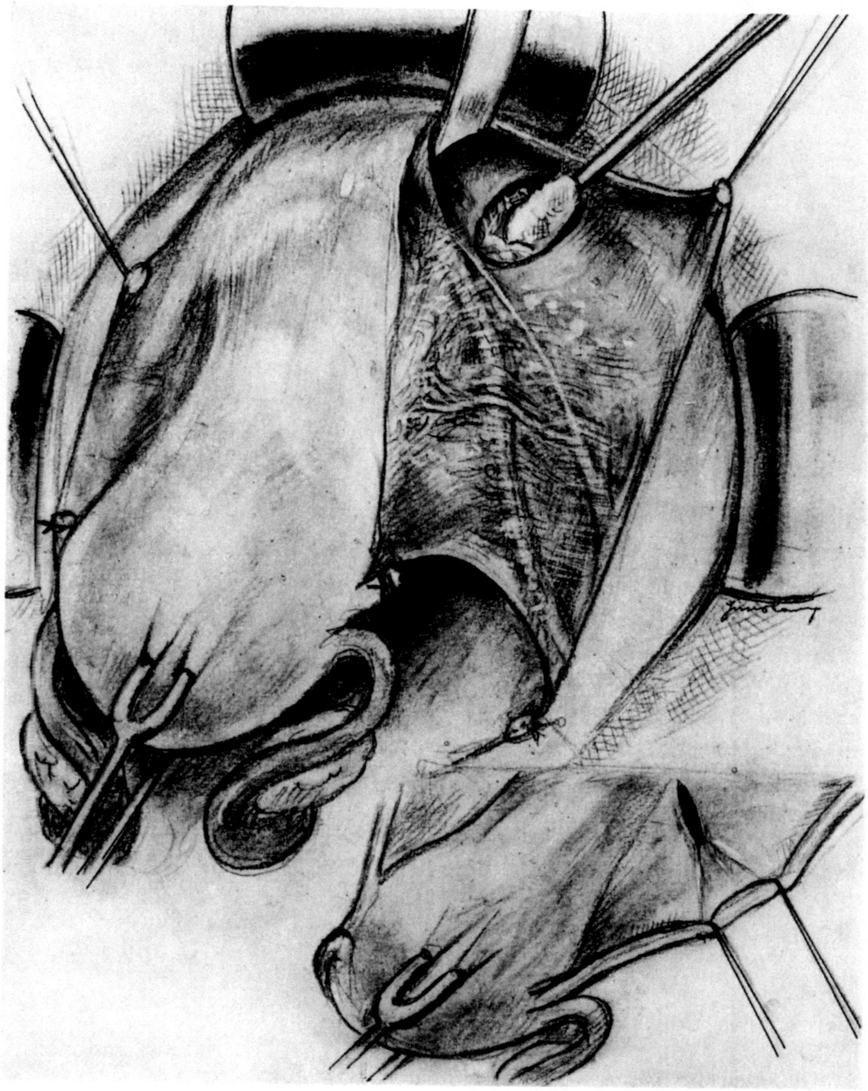

Abb. 181
Nach Unterbindung des Lig. infund. pelv. (susp. ovarii) und des Lig. rotund. (teres uteri) wird die Fossa paravesicalis (LATZKO) darstellt. Aus didaktischen Gründen sind die Verzweigung der A. iliaca interna und der Ureter angedeutet. Eckbild: Technik der I. Univ.-Frauenklinik Wien zur Darstellung der Fossa paravesicalis: nach doppelter Unterbindung des Lig. teres uteri Hochziehen desselben. Über der angespannten Peritonealfalte Inzision. Von dieser Stelle erfolgt dann die weitere Darstellung wie oben.

Modifikation an den Universitäts-Frauenkliniken Wien

Das Prinzip unseres Vorgehens besteht in der primären Absetzung jener Teile des Haft- und Halteapparates, die am knöchernen Becken inserieren. Durch diese Maßnahme wird das Genitale so mobil, daß das restliche Beckenbindegewebe (Lig. vesicouterinum, deszendierender Rektumpfeiler) leichter und damit radikaler zu resezieren ist.

I. Lymphonodektomie, Isolierung des Lig. MACKENRODT und des pelvinen Ureters

Nach Unterbindung und Durchtrennung des Lig. infund. pelv. (susp. ov.) und Spaltung des Peritoneums bis zum Lig. rotundum (teres ut.) wird dieses doppelt unterbunden und nach Kranialzug der Ligaturfäden das Blasenperitoneum 2—3 cm vor der Unterbindung schräg indiziert (Abb. 181 Ecke). Bei weiterem Zug an den Ligaturfäden gelingt es sehr *leicht* in die Fossa paravesicalis von lateral her vorzudringen, und zwar u. E. besser als nach vorangegangener Abpräparation der Blase und Durchtrennung des Lig. rotund. (teres ut.), weil der normale Situs durch den Zug des letzteren erhalten bleibt. Nach zuerst scharfer und dann stumpfer Durchtrennung des subperitonealen und tiefer gelegenen Bindegewebes bricht man an dessen silbrig schimmernder Basis in einen Raum ein, der meist von Fettgewebe erfüllt ist (LATZKO'sche Grube) (Abb. 181, 182). Dieses Vorgehen wird durch mediale Verziehung der Blase mittels vorderen Blattes unterstützt.

Der Beckenboden mit dem Levator ani und dem daraufliegenden paravaginalen Gefäßplexus (cave!) wird sichtbar (Abb. 182). Jetzt ist einerseits das laterale Paragewebe vorne, andererseits die Blase seitlich klar abgegrenzt. Das Lig. rotund. (teres ut.) wird zwischen den Ligaturen durchtrennt und das darunterliegende Bindegewebe medialwärts präpariert.

Nach gleichem Vorgehen kontralateral schließt sich die Lymphonodektomie im wesentlichen wie oben beschrieben an. Wir halten es für *notwendig*, daß nach Säuberung der Arteria und Vena iliaca ext. diese voneinander separiert werden, um zwischen diesen befindliches Gewebe zu entfernen. Dieses zeigt bei der Radioisotopenoperation eine relativ hohe Radioaktivität (es wurden Werte bis zu 80 000 Impulse bei 0,2 g Gewebegewicht gemessen). Weiterhin gelingt es, direkt am Pecten ossis pubis das Lymphknotenfettgewebe der Fossa obturat. in seinem lateralen Bereich zu mobilisieren (Abb. 182, 183).

Hernach wird die weitere Lymphonodektomie — wie bei der Originalmethode beschrieben — fortgesetzt, nur wird das Bindegewebsblatt des Lig. umbilicale laterale entfernt, letzteres aber erhalten (Abb. 183). Damit ist das Gefäßsystem des kleinen Beckens und die paravesikale Fossa zum Großteil freigelegt. Die Art. und Vena uterina werden an ihrem Abgang, bzw. ihrer Einmündung unterbunden und durchtrennt (Abb. 183). Der uterusnahe Uterinastumpf wird median bis zum Ureter und über diesen hinweg präpariert (Abb. 184). Dies ist deshalb oft schwierig, weil die Art. uterina sowohl am Ureter als auch lateral von ihm am Parametrium fixiert ist. Außerdem kann auch ein unter dem Ureter durchziehender zweiter Uterinaast ein über den Ureter Hinwegpräparieren erschweren (Abb. 184, B). Jetzt erfolgt die stumpfe Darstellung des Bindegewebsraumes hinter dem Lig. cardinale MACKENRODT (Spatium pararectale).

Anschließend wird der Ureter unter Erhaltung des Par-, bzw. Adureters vom Peritoneum (hinterem Blatt des Lig. latum) abgelöst (Abb. 185).

Fehler und Gefahren

1. Gefäßverletzungen:

a) Vena iliaca externa und interna an ihrer Vereinigung, wenn sich dort eine adhärente Drüse befindet.

b) Arteria und Vena obturatoria bei brüsker Ausräumung der Fossa obturatoria.

c) Arteriae und Venae epigastricae caudales, bei stumpfer Exstirpation des Rosenmüller'schen Lymphknotens; lateral: A. und Ven. circumflexae ileum profundae.

d) Plexus paravaginalis, bei zu weit medialer Präparation der Latzko'schen Gruben.

2. Nervenverletzungen:

a) Nervus obturatorius, wenn man die Teilung des Lymphfettgewebes der Fossa unterläßt und dieses in toto zu entfernen versucht.

b) Nervus genito-femoralis.

Die Verletzung beider Nerven bleibt ohne wesentliche Folgen.

3. Verletzung der Blase, wenn der Versuch, die Fossae paravesicales darzustellen, zu weit medial unternommen wird.

4. Verletzung des Ureters, bzw. seiner Scheide und damit der longitudinal verlaufenden Gefäße, wenn

die Ureterpräparation nicht, wie oben beschrieben, durchgeführt wird.

II. Absetzung des hinteren und seitlichen Parametriums und Parakolpiums, Abpräparation des Rektums von der Vagina

Unter anteriorem Zug des Uterus wird auch das noch nicht von der Vagina und Zervix gelöste Sigma-Rektum vom Sakrum weggezogen (Abb. 186). Dadurch spannt sich der obere Rand des Lig. sacrouterinum an seiner Kreuzbeininsertion an. Wird nun zwischen Sakrum und Darm das Peritoneum parallel und medial vom oberen Rand des Sakrouterinligamentes inzidiert (Abb. 186), so gelangt man mit geschlossener Schere leicht in den hinteren und seitlichen Teil des Spatium retrorectale, andererseits lateral vom Sakrouterinligament in das Spatium pararectale (PEHAM-AMREICH, PERNKOPF) (Abb. 187).

Dringt man nun im retrorektalen Raum parallel zur Darmwand — medial zu — vor, so wird das Lig. sacrouterinum an seinem sakralen Ursprung gestielt dargestellt (Abb. 187). An seiner Basis kann das Ligament lateralwärts mit der Schere unterfahren (Abb. 188) und nach Abklemmen abgesetzt werden. Damit ist aus dem Spatium retrorectale und pararectale ein Raum geworden und die Hinterwand des Lig. Mackenrodt (web) erscheint noch ausgedehnter dargestellt (Abb. 189).

(Fortsetzung des Textes S. 144)

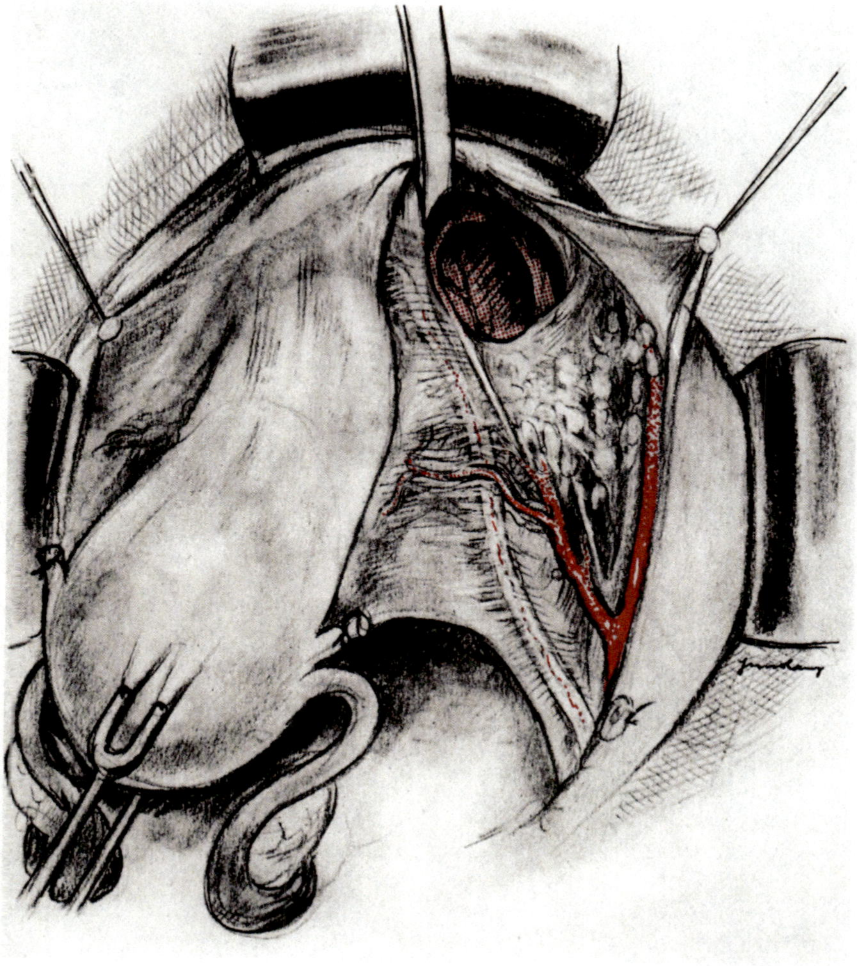

Abb. 182
Die LATZKOsche Grube ist mit ihrem muskulären Grund (Levator) und den paravaginalen Venen dargestellt

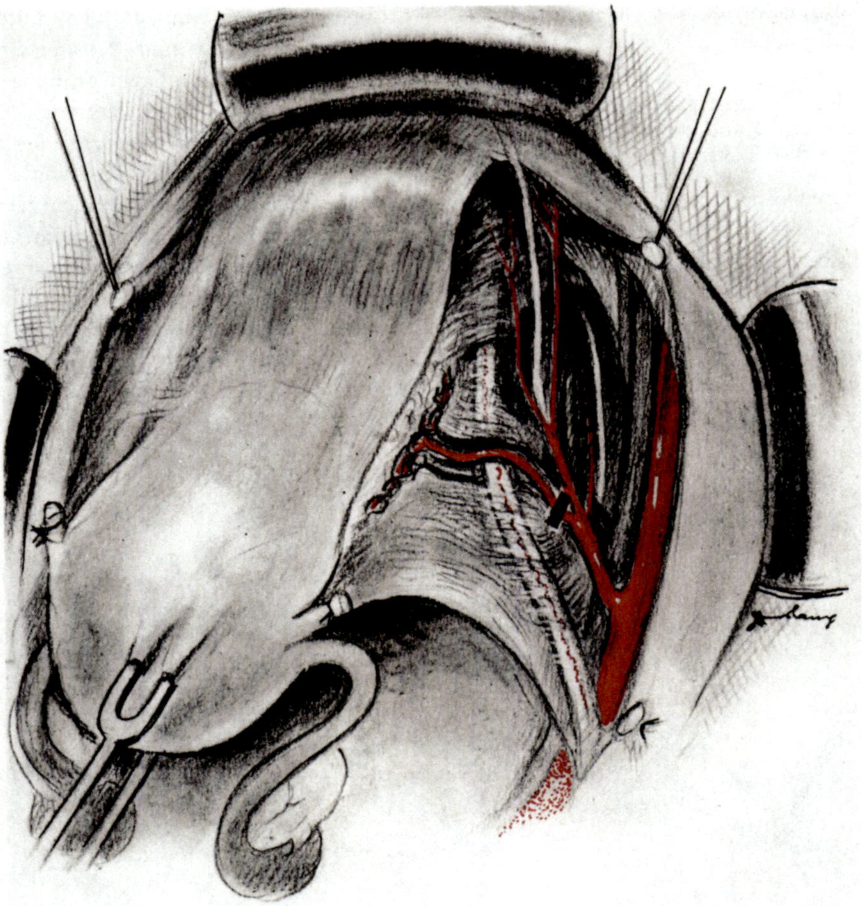

Abb. 183
Durchtrennungsstelle der Uteringefäße

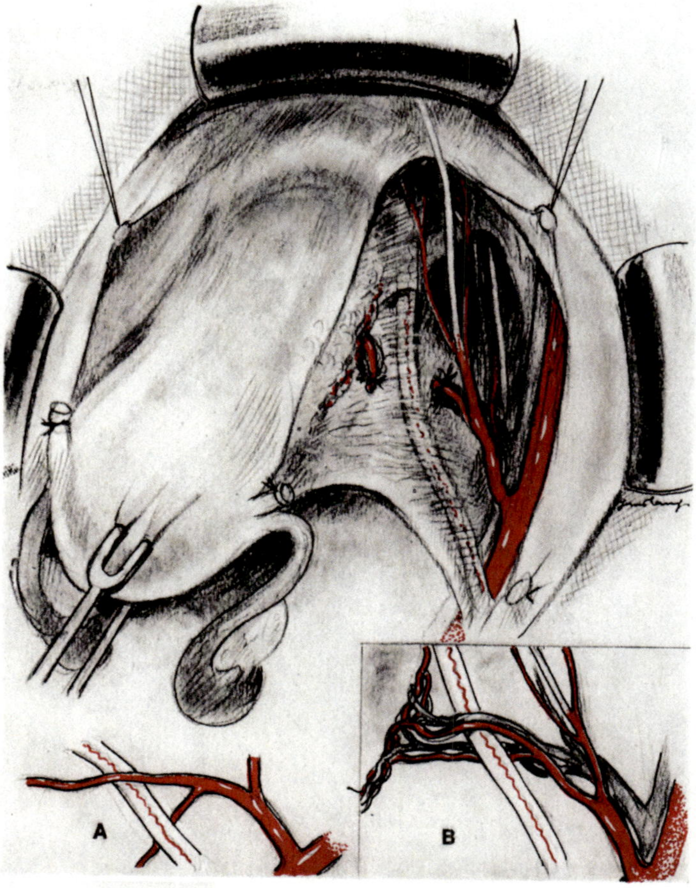

Abb. 184
Der mediale Uterinastumpf über dem Ureter hinwegpräpariert. Eckbilder: B) Gefäßanomalie der Uterinagefäße: obere und untere Arteriae und Venae uterinae getrennt durch den Ureter. A) Eine Art. vaginalis entspringt häufig aus der Art. uterina vor der Kreuzungsstelle

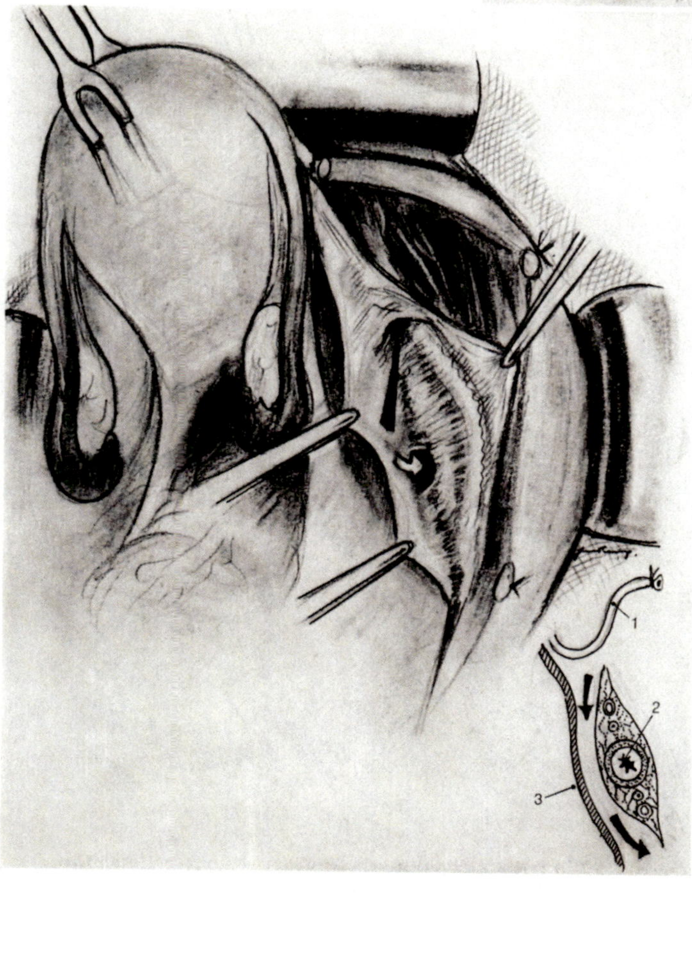

Abb. 185
Nach Ablösung des Adureters vom hinteren Blatt des Lig. latum wird er in 1—2 cm Entfernung vom Ureter durchbohrt. Eckbild: die Freilegung von Ureter und Adureter bei hochgeschlagenem medialen Uterinastumpf schematisch gezeigt

1 Uterinastumpf
2 Ureter mit Adureter
3 Peritoneum

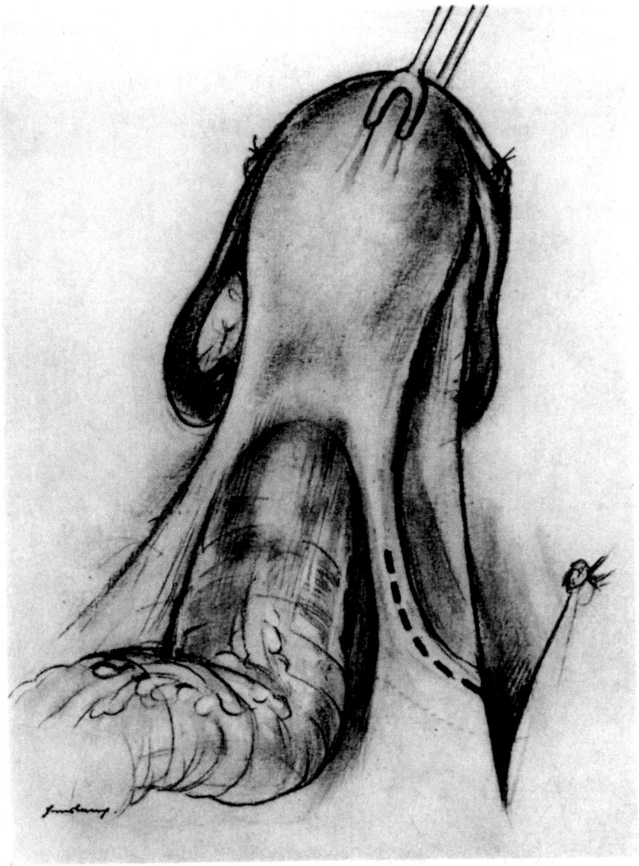

Abb. 186
Durch den Zug nach vorne oben spannt sich die Kreuzbeininsertion des Sakrouterinligamentes (SUL) an. Die Inzisionslinie am Peritonealüberzug ist markiert

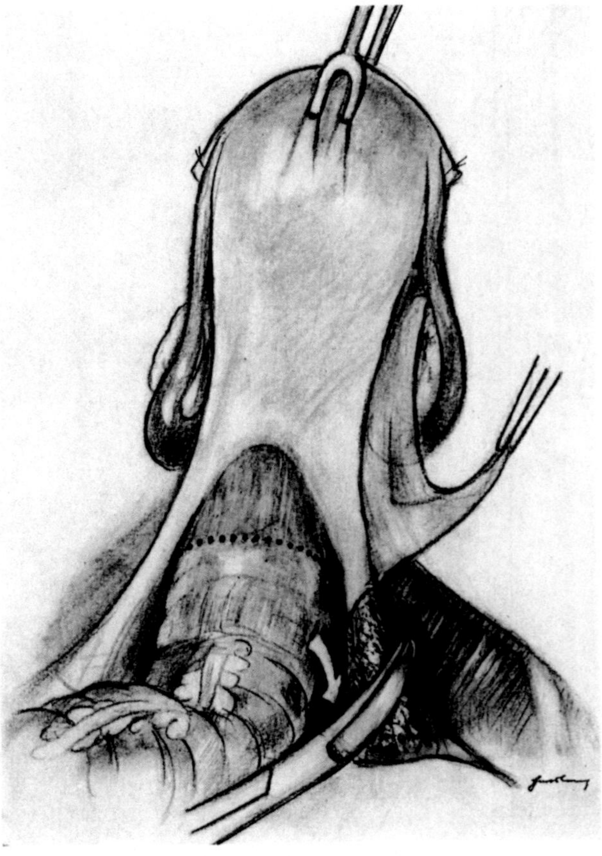

Abb. 187
Der Pfeil deutet das Eindringen in den retrorektalen Raum an. Die Scherenspitze ist in den Pararektalraum eingedrungen. Der spätere Inzisionsverlauf des Douglasperitoneums punktiert

Abb. 188
Das SUL (der kraniale Abschnitt des Rektumpfeilers) wird unterfahren und am Kreuzbeinansatz abgeklemmt

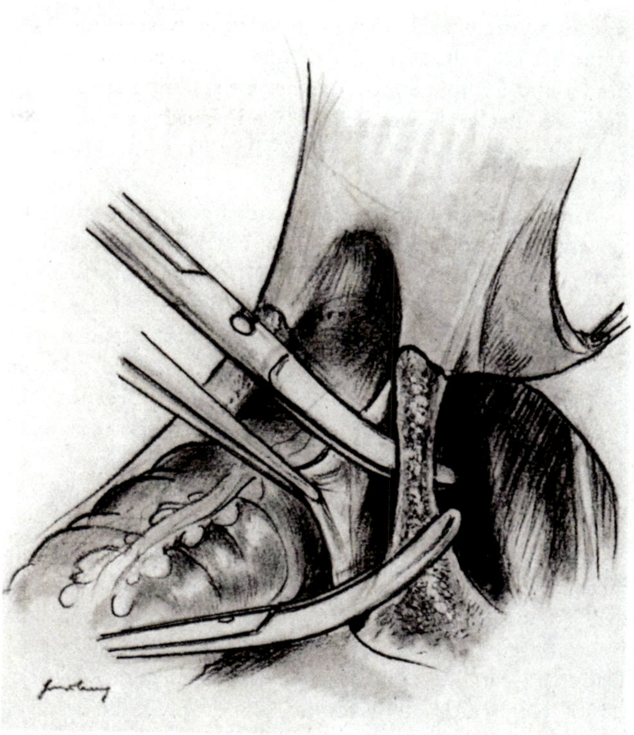

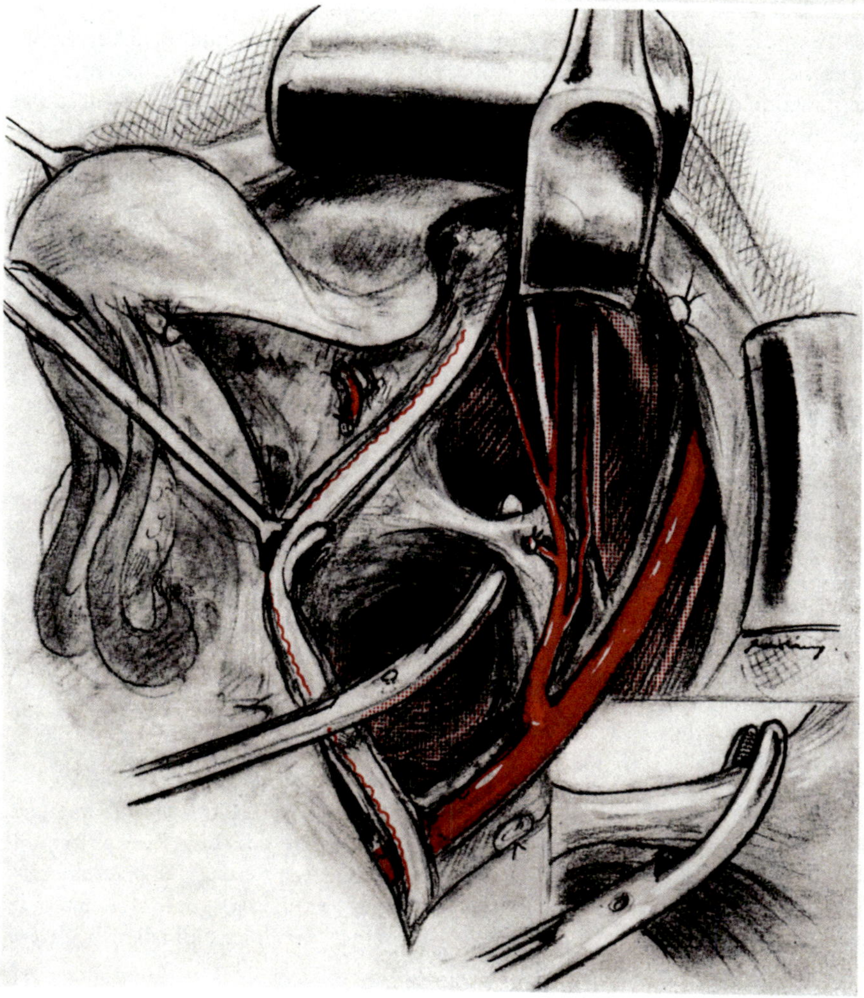

Abb. 189
Der mit dem Par-(Ad-)ureter bedeckte Ureter wird nach medial verzogen. Die Fossa paravesicalis und pararectalis sind durch das Ligamentum cardinale getrennt. Dieses wird nun mit einer krummen Klemme vorsichtig unterfahren, so daß (Eckbild) der obere Abschnitt abgeklemmt werden kann

Wenn die Ligg. sacrout. an ihrem Ursprung abgesetzt werden, so kommt der gesamte retrorektale Raum oft von selbst zur Darstellung. Er enthält zartes Binde- und Lymphgewebe, welches meist ohne Schwierigkeiten entfernt werden kann. Dadurch ist das Rektum vom Sakrum abgelöst (Brunschwig, Navratil).

Anschließend gelingt es leicht, das seitliche Paragewebe bis zum Beckenboden etagenweise abzuklemmen und zu unterbinden, wobei wir die Ligatur (Abb. 189, 190) der Umstechung — wegen der Gefahr des Anstechens von knochennahe verlaufenden Gefäßen — vorziehen. Ist auch der seitliche Anteil des gesamten Paragewebes beiderseits abgesetzt, wird das Präparat sehr mobil und läßt sich erheblich hochziehen, was der restlichen Präparierarbeit (Rektum, Blase, Vesikouterinum) zugutekommt. Nach querer Inzision des Douglasperitoneums bis zu den lateralen Schnitträndern des Peritoneums oberhalb der Ligg. sacrout. ist es jetzt leichter, das Rektum zuerst von der Vagina und seitlich weit dorsalwärts von den Rektumpfeilern abzupräparieren (Abb. 187, 191). Dadurch — und durch die bereits nach Absetzung des „web“ (Lig. cardinale) erfolgte größere Mobilität des Genitales — können die kaudalen Abschnitte der Rektumpfeiler (kaudale Fortsetzung der Sakrouterinligamente) besser dargestellt, isoliert und radikaler abgesetzt werden. Es ist nun möglich, das Rektum bis zu jeder gewünschten Tiefe von der Scheide zu trennen.

Fehler und Gefahren

Verletzungen: (Abb. 192)

1. Gefäße:

a) Rektal-(Haemorrhoidal-)Gefäße, die bei zu knapper Präparation am Rektum machmal primär unterbunden werden müssen.

b) Gefäße am Sakrum, deren Blutstillung besonders schwierig ist, bei Darstellung des Spatium retrorectale.

c) Gefäße der seitlichen Beckenwand, wobei Läsionen der Venen, die dort häufig keine Klappen haben, schwer zu beherrschen sind,

α) bei zu knapper Absetzung

β) bei Umstechungen.

2. Rektum: beim Abklemmen eines Rektumpfeilers, bei ungenügender Isolierung (Abb. 192c).

3. Ureter: bei ungenügender Abschirmung durch die Assistenz.

III. Abpräparation der Blase, Darstellung des Ureters in seinem prävesikalen Anteil und Absetzen des Lig. vesicouterinum

Ähnlich wie beim Douglas wird das median verbliebene Blasenperitoneum zwischen den Latzko'schen Gruben inzidiert (Abb. 193) und die Blase unter Durchtrennung des zarten perivesikalen Bindegewebes von der Zervix und Vagina so weit als erforderlich abgelöst (Abb. 195). Vorne, gegen den Blaseneintritt des Ureters zu, trachtet man, eine Art lateralen Konus von Gewebe um den Ureter zu erhalten (ähnlich dem Dächlein von Novak) (Abb. 195). Vorerst muß allerdings der mediale Anteil der A. uterina über den Ureter hinwegpräpariert werden, so daß er mit den ihm anhaftenden Lymphgefäßen und eventuellen kleinen Lymphknoten am Präparat verbleibt (Abb. 185 Ecke). Nicht so selten wird diese Maßnahme durch eine von der Art. uterina vor der Überkreuzung des Ureters nach kaudal zu abzweigende Arterie erschwert. Diese muß vor ihrer Durchtrennung unterbunden und anschließend mit dem Hauptast der Art. uterina über den Ureter uteruswärts hinwegpräpariert werden (Abb. 184a). Uterine Venen werden gesondert unterbunden. Der beschriebene Halbkonus am Uretereintritt besteht aus dem lateralen Anteil des Lig. vesicouterinum, dem Lig. vesicovaginale und aus der Ureterscheide. Es ist günstig, die mediale Hälfte des Ureterkanals zu sondieren. Auf diese Weise kann das Lig. vesicouterinum knapp am Ureter unterbunden und durchtrennt werden.

Hierauf müssen die Blase und der Ureter von dem schon abgesetzten Parakolpium, das mit einer Klemme lateral gespannt werden kann, abgelöst werden (Abb. 194, 195). Hierbei zeigt sich gelegentlich, daß noch am Beckenboden Parakolpium durchtrennt werden muß.

Das Präparat wird jetzt — in ähnlicher Weise wie beim Original-Wertheim beschrieben — abgesetzt.

Fehler und Gefahren

1. Gefäßverletzungen:

a) Arteriae und Venae vesicales superiores und deren Äste, bei freier Durchtrennung des Lig. vesicouterinum.

b) A. und V. vesicalis inferior und vaginaler Venenplexus, bei Ablösung der Blase und des Ureters vom Parakolpium.

2. Blasenverletzung:

a) median, beim Abpräparieren nach vorangegangenen Operationen (Sectiones, Kolporrhapie u. a.) und bei entzündlichen Infiltrationen.

b) subureteraler Blasenzipfel, beim Abklemmen der Parakolpien ohne vorangegangene Separierung von der Blase (s. Abb. 195 Ecke).

3. Verletzungen des Ureters und seiner Scheide:

a) bei freier Durchtrennung der lateral das Ureterknie deckenden Fasern des Lig. vesicouterinum, ohne vorherige stumpfe Sondierung des Ureterkanals.

b) bei Ligaturen im Bereich der Ureterscheide: eventuelle Verletzung der longitudinalen Begleitgefäße.

Abb. 190
Schema der Abklemmung des Paragewebes (Ligamentum cardinale und Parakolpium) in Abschnitten. Die Abtrennung erfolgt in kraniokaudaler Richtung. (Zwecks Unterbindung ist die Spitze der Klemme frei)

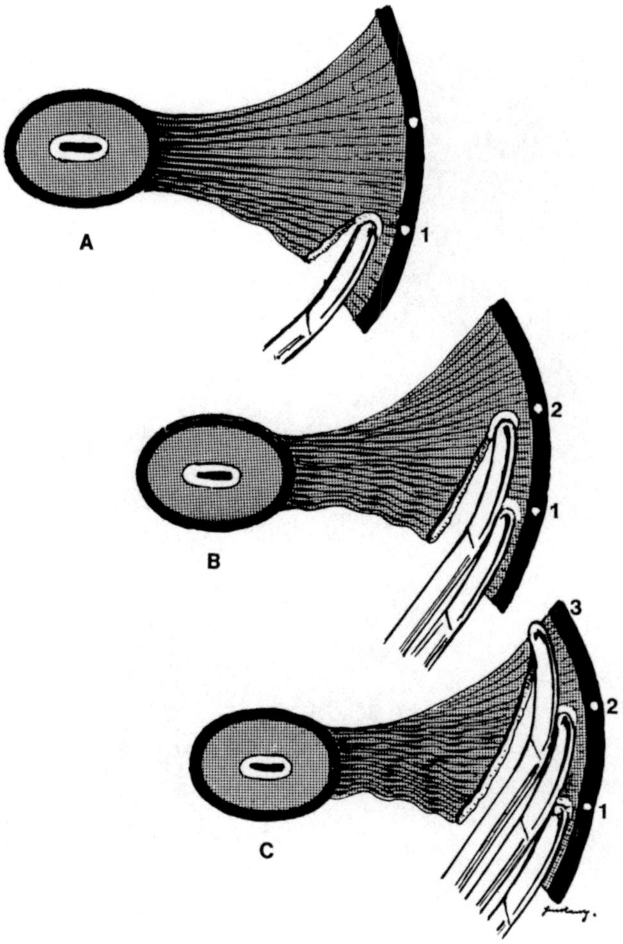

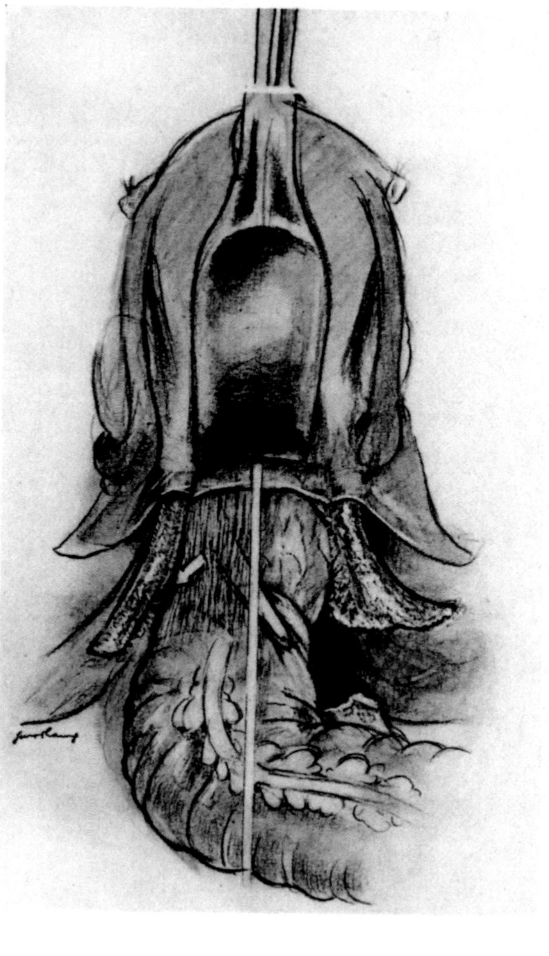

Abb. 191
links: Das SUL bereits abgesetzt. Der Pfeil deutet die Ablösungsstelle des Rektums vom deszendierenden Rektumpfeiler an (vergleiche auch mit Abb. 187, 188)
rechts: Die Abtrennung des deszendierenden Rektumpfeilers bereits erfolgt

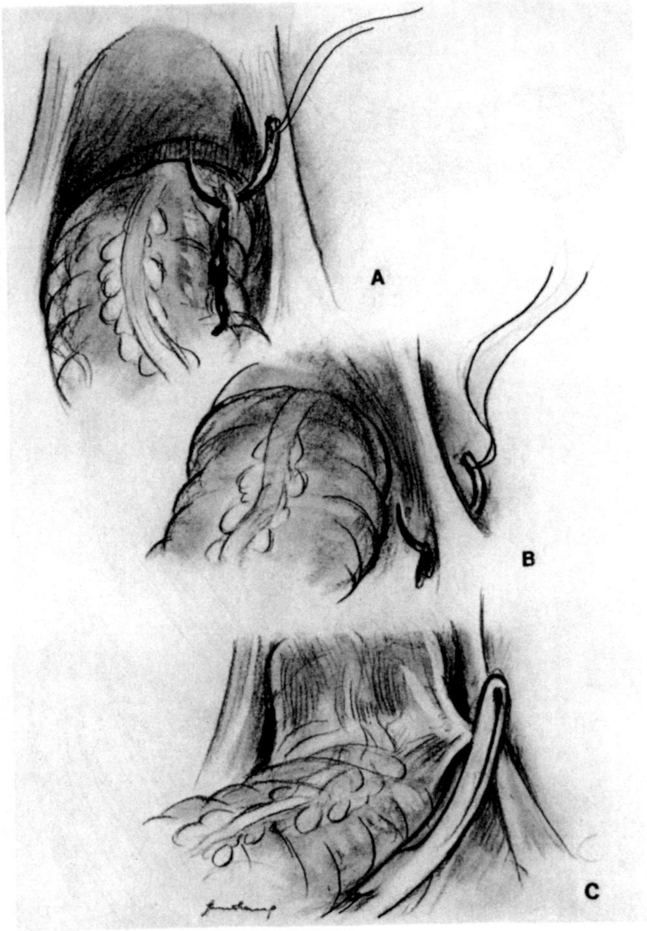

Abb. 192
A: Anstechen eines Rektalgefäßes
B: Blutung aus einer Vene bei Umstechung des Rektumpfeilers
C: Mitfassen des Rektums bei ungenügendem Abpräparieren

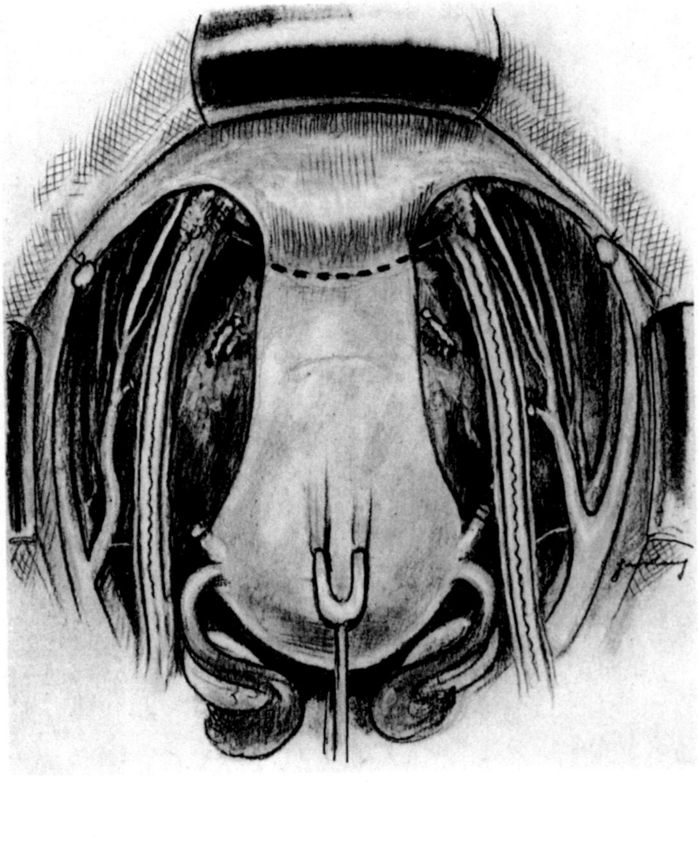

Abb. 193
Das median verbleibende Blasenperitoneum wird inzidiert (strichliert)

Abb. 194
Der laterale Gewebskonus am Eintritt des Ureters in die Blase ist sichtbar (siehe auch Abb. 195). Weiteres Abpräparieren der suburetalen Fortsetzung des Vesikouterinligaments (Lig. vesicovaginale = deszendierender Blasenpfeiler)

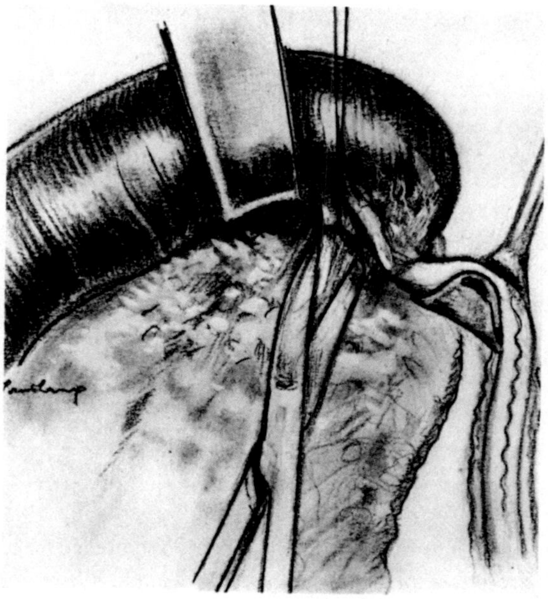

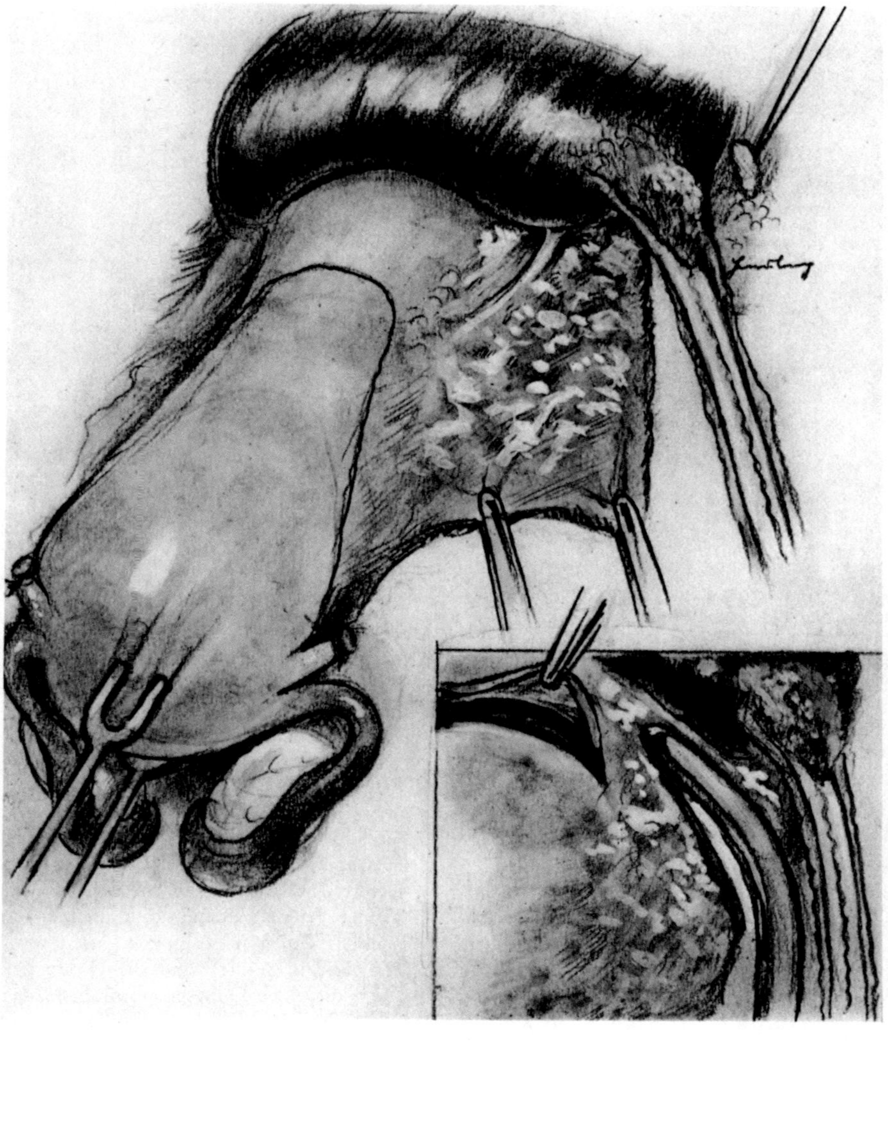

Abb. 195
Weiteres Abpräparieren der Blase und des Ureters vom gespannten Paragewebe. Die kaudale Fortsetzung des Vesikouterinligaments ist als gefäßlose Membram (deszendierender Blasenpfeiler) sichtbar
Ecke: Absetzen des Präparates durch Anlegung von Klemmen an den Parakolpien. Durchtrennung derselben sowie der Scheide

Peritonealisierung

Die Peritonealisierung erfolgt ähnlich wie bei der einfachen Exstirpation des inneren Genitales. Sie soll ein allseits spannungsloses Peritonealdach garantieren. Ist dies nicht möglich, muß das Sigma, bzw. Mesosigma gemäß der Technik von LATZKO mit dem Blasenperitoneum vereinigt werden. Dieses Vorgehen hat den Vorteil, daß das Operationsgebiet gegenüber dem Darmkonvolut durch das Sigma sicher abgedeckt ist (Abb. 196) und die Wundhöhlen zum Teil ausgefüllt werden.

Radikale Scheidenresektion

Bei der Notwendigkeit einer erweiterten Scheidenresektion, die das usuelle Maß von einem Drittel überschreitet, pflegt man eine Scheidenmanschette von vaginal her zu bilden, ähnlich wie bei der vaginalen Radikaloperation. Nach Bildung der Scheidenmanschette, wobei sich die Umstechung der restierenden Scheidenwand empfiehlt, wird die abdominale Radikaloperation angeschlossen. Der Vorteil dieses Verfahrens besteht darin, daß die gewünschte Ausdehnung der Scheidenresektion garantiert ist.

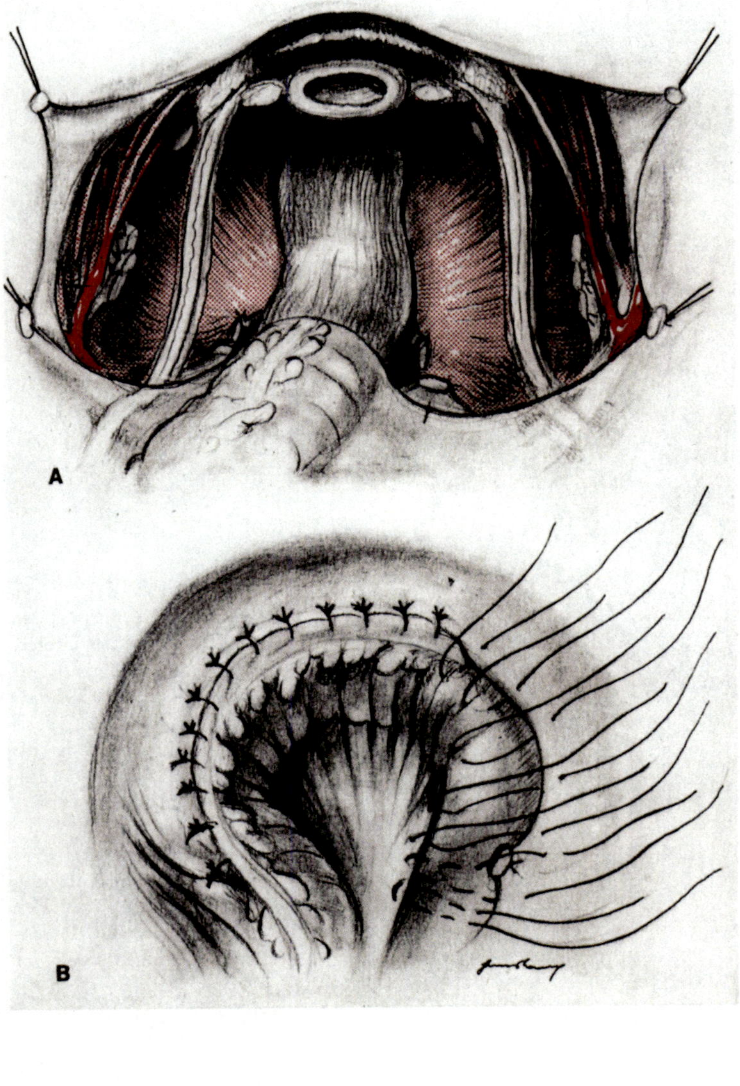

Abb. 196
A: Situs im kleinen Becken nach erfolgter Absetzung des Präparates
B: Sigmadeckung des Operationsgebietes nach LATZKO. Links und etwas über die Medianebene nach rechts ist das belassene Peritoneum mit der Taenie vereinigt. Rechts muß, um eine Knickung des Sigmas zu vermeiden, das Blasenperitoneum mit dem Mesosigma vernäht werden. Rechts kranial sind die Nähte gezeigt, die einen Dünndarmprolaps in das Operationsgebiet verhindern

ANHANG

Die Radioisotopen-Radikaloperation des Uteruskarzinoms

von
E. Gitsch

Außer den regionären Lymphfilterstationen finden sich auch entlang und zwischen den großen Gefäßen des Beckens, zum Teil auch hinter ihnen, Lymphstränge und -knoten. Diese vollständig zu entfernen, galt bisher als unmöglich. Bei der radikalen Entfernung des inneren Genitales bietet besonders die Vena iliaca interna mit den in sie einmündenden Gefäßen für die komplette Lymphonodektomie ein fast unüberwindliches Hindernis.

Aus diesem Grunde wurde schon seit längerer Zeit versucht, die Lymphknoten mittels verschiedener Verfahren besser sichtbar zu machen. Sie wurden mit Kohlenstoffpartikeln oder durch Farbstoffinjektionen tingiert oder mittels Leuchtstäbchen während der Operation dargestellt (LUDVIK, W. u. H. KINDL, LUDVIK, W. persönliche Mitteilung). Die endolymphatische Lymphographie (ARVAY, N. J. u. D. PICARD, FUCHS, W. A., W. GERTEIS, R. HOHENFELLNER u. Mitarb., JANISCH, H. u. P. WAGENBICHLER) z. B. mit Lipiodol UF, hat etwas enttäuscht, da das Lymphgewebe der Fossa obturatoria nach REIFFENSTUHL u. a. nicht darstellbar ist. Außerdem hat die röntgenologische Darstellung der regionären Lymphknoten den Nachteil, daß im allgemeinen ein Vergleich zwischen prä- und intraoperativer Situation unmöglich ist. Zum Unterschied davon konnten wir mit Hilfe der Isotopendarstellung des Lymphfettgewebes mittels subkutaner Applikation von ^{198} Au colloidale über den prä- und postoperativen Vergleich hinaus auch zurückgebliebenes radioaktives Gewebe intra operationem orten und entfernen (E. GITSCH).

Im Rahmen dieses Anhanges ist es uns nur möglich, eine kurze Übersicht über das Wesen und den Zweck der an der I. Universitäts-Frauenklinik in Wien seit 1970 eingeführten Radioisotopen-Radikaloperation des Uteruskarzinoms mitzuteilen.

Die Verwendung der Radionuklide in der operativen Behandlung des Gebärmutterkarzinoms dient folgenden Zwecken: Durch die präoperative Markierung der regionären Lymphfettgewebsareale mit ^{198}Au colloidale ist während der Operation nach radikaler Entfernung des inneren Genitales einschließlich des Lymphfettgewebes die Suche nach zurückgebliebenem radioaktiven Gewebe mit der kleinen Eye Probe (Ionisationsdetektor von 3 × 3 × 3 mm, zur Messung von γ- und β-Strahlung) und angeschlossenem Labormonitor — beide Geräte von der Firma Picker — und/oder mit dem Detektor des Magna Picker Scanner III möglich. Hierdurch ist eine Erweiterung der bisher nie komplett möglichen Ausräumung der Lymphfettfelder durchführbar.

Durch diese quasi kontrolldiagnostische Maßnahme intra operationem wird die Lymphonodektomie vollständiger und damit — möglicherweise — der Therapieeffekt indirekt verbessert. Diese im folgenden zu beschreibenende Operation wurde als Typ I der Radioisotopen-Radikaloperation bezeichnet.

Typ I. Nach kompletter Voruntersuchung (intern, urologischer Status, einschließlich Pyelogramm und Isotopennephrogramm) wird ein subkutanes Depot von ^{198}Au colloidale, u. zw. 100 Mikro-Curie pro Extremität, zwischen erster und zweiter Zehe gesetzt. 10 bis 24 Stunden später führen wir mit dem Magna Picker Scanner III ein Beckenszintigramm durch (Abb. 197). In diesem kommen die vertikalen und horizontalen, inguinalen und für den Uterus regionären Lymphfelder einschließlich der obturatorischen — (überdeckt, aber intra operationem zu orten) — zur Darstellung und erlauben einen Überblick über Ausdehnung derselben und die Abflußbedingungen der Lymphe (Abb. 198). Dieser Applikationsmodus von radioaktivem Gold geht auf SHERMAN und TER POGOSSIAN sowie HULTBORN u. Mitarb. zurück. 10 bis 20 Stunden später wird die abdominale Radikaloperation mit obligater Lymphonodektomie durchgeführt. Anschließend erfolgt noch vor Schluß der Bauchdecken mit Hilfe der Eye Probe mit angeschlossenem Labormonitor die Ortung und Entfernung von noch restierendem radioaktiven Gewebe. Die Suche nach letzterem erfolgt dann, wenn der Zeiger der Skala (Ratemeter) eine Mindestimpulszahl von 500 cpm (counts per minute) überschreitet. Darunter liegende Werte können als Basisaktivität gewertet werden. Die Gammastrahlung der einzelnen Lymphfettareale wird sofort nach ihrer Exstirpation außerhalb des Körpers der Patientin, aber noch im Operationssaal von einer Assistentin gemessen und registriert. Mit Hilfe des nach dem Geigerprinzip arbeitenden Detektors werden nicht selten radioaktive Gewebsareale und Lymphonoduli hinter den großen Gefäßen lokalisiert und dann entfernt (Abb. 199). Ist das Becken bis zur Höhe der Aorta frei von höher aktiv markiertem Gewebe, wird die Operation beendet und sofort ein Lymphkontrollszintigramm des Operationsgebietes angeschlossen und mit dem präoperativen verglichen (Abb. 200). Bisher wurden 40 Kollumkarzinome nach Typ I operiert. Eine Zunahme der Komplikationen konnte bisher nicht beobachtet werden.

Typ II. Nach Setzung eines subkutanen Depots von 100 μ Ci ^{198}Au colloidale zwischen erster und zweiter Zehe wird — wie bei Typ I — 10 bis 24 Stunden später die Beckenlymphszintigraphie zu Orientierungszwecken durchgeführt. Meist am folgenden Tag wird 1 mCi ^{32}P (tri-N-Octyl-phosphat) gebunden an Lipiodol UF je untere Extremität endolymphatisch mit Hilfe der Perfusionspumpe (Lymphographie-Injektomat der Firma Siemens) appliziert. 14 bis 30 Tage später — also frühestens nach Ablauf einer ^{32}P-Halbwertszeit — wird zu kontrolldiagnostischen Zwecken ^{198}Au colloidale, wie oben, verabreicht, da das Gold von der Erstgabe seine Aktivität weitgehend eingebüßt hat. Gelegentlich wird bei dieser zweiten, unmittelbar präoperativen Goldverabreichung nur eine reduzierte Dosis von 75 µ Ci erforderlich sein. Diese Dosierung richtet sich nach der vorher mit dem Scanner zu messenden Gammaaktivität, die noch von der ersten Goldgabe stammt. 10 bis 24 Stunden nach der zweiten Applikation von ^{198}Au colloidale wird die zweite präoperative Beckenszintigraphie angeschlossen und nach weiteren 10 bis 20 Stunden die abdominale Radikaloperation durchgeführt. Bei der Lymphonodektomie werden nunmehr mit dem Detektor sowohl die Gamma-Aktivität (vom ^{198}Au colloidale stammend) als auch die β-Impulse (vom ^{32}P-Lipiodol-hältigen Gewebe) der einzelnen Lymphknotenfettareale gemessen, geortet und registriert.

Da wir bisher erst 25 Fälle nach dem Typ II operiert haben, ist dieser Operationsmodus wegen seiner Komplikationsmöglichkeit noch nicht rekommandierbar. Es wäre im Bereiche der Möglichkeit, daß wir hier mit einer erhöhten Zahl von urologischen Komplikationen zu rechnen haben, so daß dann diese Operation — sofern letztere im Rahmen des Tolerierbaren liegen — nur fortgeschrittenen Fällen vorbehalten werden sollte.

Während wir beim Typ I — durch Vervollständigung der Lymphonodektomie — nur einen indirekt therapeutischen Effekt zu gewärtigen haben, ist beim Typ II ein direkt therapeutischer zu erhoffen. Durch das Einwirken des β-Strahlers ^{32}P-Lipiodol wird 1. eine Stagnierung karzinomatöser Aktivitäten in später zu entfernendem Lymphfettgewebe angestrebt und 2. könnte in den regional höhergelegenen Bezirken (paraortal), die naturgegeben nicht mehr entfernt werden, eine blockadeähnliche Wirkung entfaltet werden.

Erst die 5-Jahresheilungen werden zeigen, ob die von uns eingeführten Radioisotopen-Operationstypen einen durch Resultate gesicherten Fortschritt in der Therapie des Uteruskarzinoms darstellen oder nicht. Da ihre Entwicklung auf anatomischen Grundlagen basiert, hielten wir uns gerade in diesem Rahmen zu ihrer auszugsweisen und kurzgefaßten Beschreibung für berechtigt.

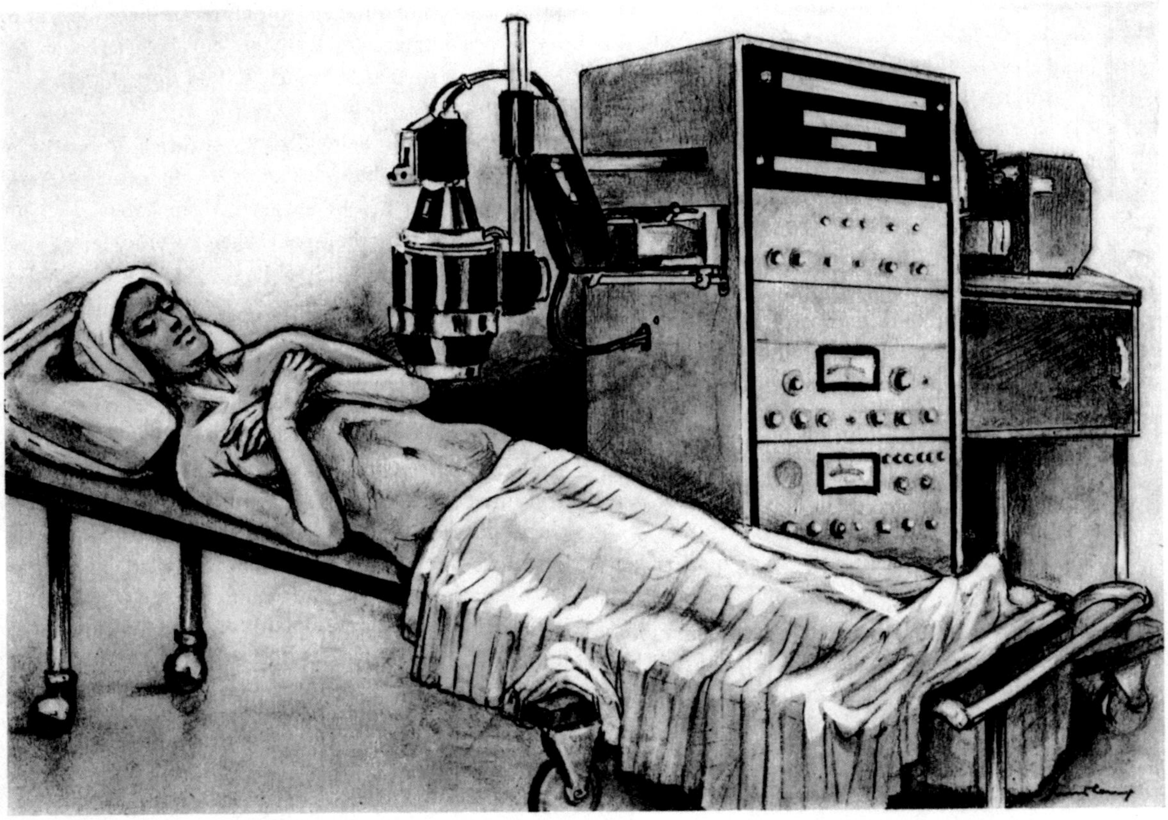

Abb. 197
Durchführung des praeoperativen Beckenlymphszintigramms mit dem Magna Picker Scanner III; diese erfolgt 10—24 Stunden nach einem subkutanen Depot von ^{198}Au colloidale, und zwar 100 Mikro-Curie zwischen erster und zweiter Zehe beiderseits

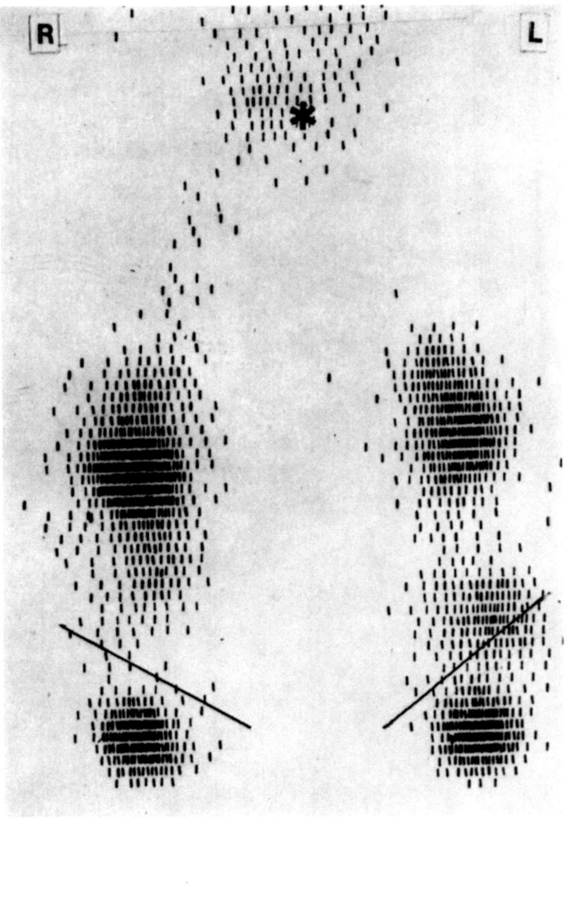

Abb. 198
Praeoperatives Beckenlymphgewebsszintigramm. In diesem kommt die Lymphknotenkette von inguinal bis paraaortal zur Darstellung und erlaubt einen Überblick über Ausdehnung derselben und eventuelle karzinom-metastatisch bedingte Abflußbehinderungen der Lymphe. Letzteres ist bei dieser Patientin nicht der Fall. Der Stern bedeutet die Lokalisation des Nabels, die beiden Schrägstriche rechts und links unten symbolisieren die Leistenbeuge

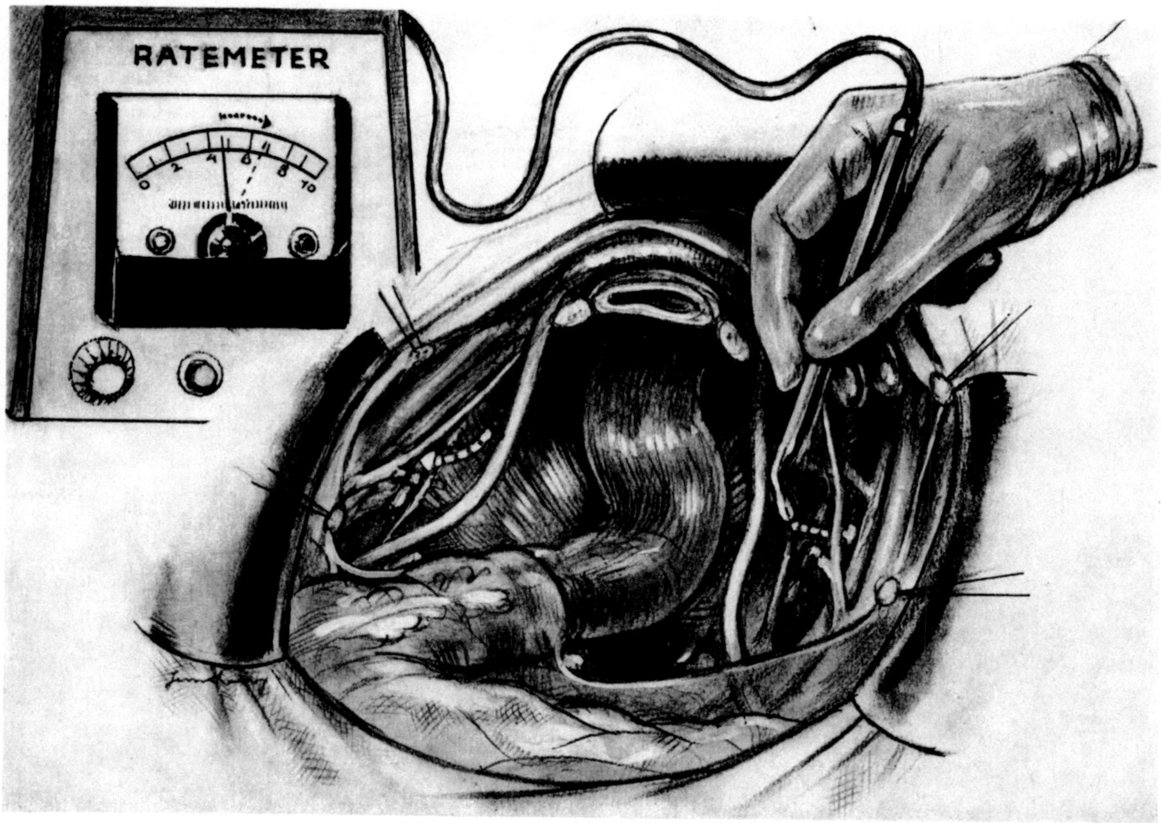

Abb. 199
Nach Abschluß der Entfernung des radikal exstirpierten inneren Genitales einschließlich der Lymphonodektomie, werden mit Hilfe des nach dem Geiger-Prinzip arbeitenden Detektors noch zurückgebliebene radioaktive Gewebsareale und Lyphonoduli meist hinter den großen Gefäßen, bzw. im Bereich der A. glutaea caud. (siehe weiße Pfeile) zunächst geortet und dann entfernt. Sooft der Zeiger im Ratemeter über 500 cpm beim Absuchen der Beckenwand bis über die Höhe der Aortenbifurkation ausschlägt, wird die Entfernung des noch zurückgebliebenen Lymphknotengewebes durchgeführt. Erst wenn kein Ausschlag im Ratemeter über 500 cpm erfolgt, gilt die Radioisotopenoperation als beendet. Nach Einbringung der Redon-Drainage und Bildung des Peritonealdaches werden die Bauchdecken geschlossen

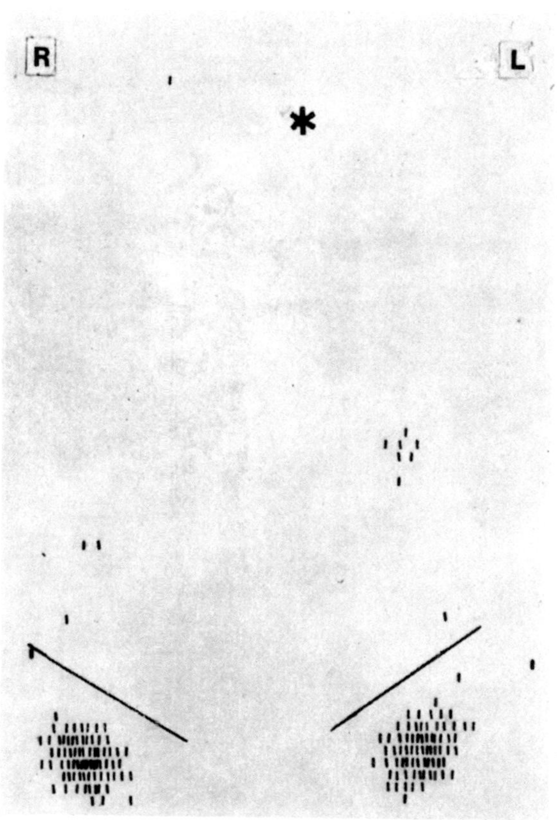

Abb. 200
Lymphkontrollszintigramm durchgeführt, unmittelbar post operationem. Dieses zeigt im Vergleich zur Abb. 198 (prae operationem) das Abdomen im wesentlichen frei, nur die inguinalen Drüsen noch dargestellt. Der Stern bedeutet die Lokalisation des Nabels, die beiden Schrägstriche rechts und links unten symbolisieren die Leistenbeuge

Schrifttum

A

ALDRIDGE, A. H. and R. S. MEREDITH: Complete abdominal hysterectomy. Amer. J. Obstet. Gynec. *59* (1950), 743.

AMREICH, I.: Klinik und operative Behandlung des Uteruskarzinoms, in Seitz-Amreich, Biologie und Pathologie des Weibes, Bd. IV, 783. Urban & Schwarzenberg, Berlin 1955.

AMREICH, I.: Grenzen und Aussichten der operativen Behandlung des Kollumkarzinoms. Geburtsh. u. Frauenheilk. *9* (1949), 873.

AMREICH, I.: Die vaginale Operationskunst. Arch. Gynäk. *178* (1950), 44.

AMREICH, I.: Die vaginale Karzinomoperation, in T. Antoine, Klinische Fortschritte, Gynäkologie. Urban & Schwarzenberg, Wien 1954.

AMREICH, I.: Operative Behandlung des Kollumkarzinoms. Geburtsh. u. Frauenheilk. *3* (1941), 301.

AMREICH, I.: Operative Behandlung des Gebärmutterkrebses. Wien. klin. Wschr. *12/13* (1942), 224 und 248.

AMREICH, I.: Über die derzeitigen Ergebnisse der Karzinomtherapie des weibl. Genitales. Paracelsus, Sonderh. f. kons. u. chir. Therapie, 1952.

AMREICH, I.: Das Lymphknotenproblem bei Operation und Bestrahlung des Kollumkarzinoms. Wien. med. Wschr. *1* (1957), 6.

ANTOINE, T.: Die abdominale Radikaloperation des Kollumkarzinoms. Klinische Fortschritte, Gynäkologie. Urban & Schwarzenberg, Wien 1954.

ANTOINE, T.: Gynäkologische Operationslehre, in B. Breitner, Chir. Operationslehre, Bd. III, 2. Urban & Schwarzenberg, Wien 1957.

ANTOINE, T.: Surgical Approach to Cervical Carcinoma and the Problem of Lymphadenectomy. J. Int. Coll. Surg. *29* (1958), 620.

ANTOINE, T., A. H. PALMRICH und L. STOCKINGER: Anatomie der Wertheim-Operation. Farbfilm 1960 (SHB-Film, Wien).

ARTNER, J. und A. SCHALLER: Die Wertheimsche Radikaloperation. Wilhelm Maudrich, Wien 1968.

ARVAY, N. J., D. PICARD: La lymphographie (étude radiologique et clinique des voies lymphotiques normales et pathologiques). Masson & Cie., Paris 1963.

B

BAER, J. L.: Hysterectomy, the evolution of the american attitude. Amer. J. Obstet. Gynec. *68* (1954), 423.

BALL, Th. L.: Gynecologic Surgery and Urology. Mosby Comp., St. Louis 1957.

BENSON, R. C.: Surgical complications of vaginal hysterectomy. Surg. Gynec. Obstet. *106* (1958), 527.

BONNEY, V.: A Textbook of Gynaecological Surgery. Cassell, London 1952.

BOUWDIJK BASTIAANSE, M. A., van: The Schauta Operation, in J. Meigs, Surgical treatment of cancer of the cervix, p. 284. Grune & Stratton, New York 1954.

BOUWDIJK BASTIAANSE, M. A., van: Cancer of the body of the uterus. J. Obstet. Gynaec. Brit. Emp. *59* (1952), 611.

BRUNSCHWIG, A. und E. ROESLER: Die chirurgische Behandlung des Zervixkarzinoms im Memorial Center New York. Erster Fünfjahresbericht. Geburtsh. u. Frauenheilk. *17* (1957), 1.

BRUNSCHWIG, A. and W. W. DANIEL: The surgical treatment of cancer of the cervix uteri. Amer. J. Obstet. Gynec. *75* (1958), 881.

BRUNSCHWIG, A. and W. W. DANIEL: The surgical treatment of cancer of the cervix. Amer. J. Obstet. Gynec. *82* (1961), 60.

BRUNSCHWIG, A. and A. I. MURPHY: The rationale for radical panhysterectomy and pelvic node excision in carcinoma of the corpus uteri. Amer. J. Obstet. Gynec. *68* (1954), 1482.

BUMM, E.: Operative Gynäkologie. Bergmann, München 1926.

C

Carter, F. B.: Radical hysterectomy with bilateral dissection of the pelvic nodes, in Meigs: Surgical treatment of cancer of the cervix, p. 139. Grune & Stratton, New York 1954.

Clark, J. G.: A more radical method of performing hysterectomy for cancer of the uterus. Bull. Johns Hopk. Hosp. *6* (1895), 120.

Corning, H. K.: Lehrbuch der topographischen Anatomie. J. F. Bergmann, München 1931.

Counseller, V. S. and J. S. Welch: Technique of vaginal hysterectomy for myoma uteri. In Clinical Obstetrics and Gynecology, Vol. I/2, p. 475. Hoeber/Harper & Brothers, New York 1958.

D

Döderlein, G.: Die Wertheimsche Operation. (Verh. dtsch. Ges. Gynäk. München 1954) Arch. Gynäk. *186* (1955), 408.

F

Fauvet, E.: In K. G. Ober und H. Meinrenken, Gynäkologische Operationen in: Allgemeine und Spezielle Chirurgische Operationslehre. Springer-Verlag Berlin, Göttingen, Heidelberg, New York 1964.

Freund, W. A.: Bemerkungen zu meiner Methode der totalen Uterus-Exstirpation. Zbl. Gynäk. *2* (1878), 497.

Freund, W. A.: Über die Methoden und Indikationen der Totalexstirpation des Uterus speziell in bezug auf die Behandlung des Uteruskarzinoms. Beitr. Geburtsh. Gynäk. (Hegar) *1* (1898), 343.

Freund, W. A.: Eine neue Methode der Exstirpation des ganzen Uterus. Sammlung klin. Vorträge *133* (Gynäkologie, Nr. 41).

Fuchs, W. A.: Lymphographie und Tumordiagnostik. Springer-Verlag Berlin, Heidelberg, New York 1965.

G

Gerteis, W.: Lymphographie und topographische Anatomie des Beckenlymphsystems. Beil.-Heft z. Z. Geburtsh. Gynäk. *165* (1966).

Gisel, A.: Zur Nomenklatur der Ureterscheide, Mitteilung in der Sitzung d. Österr. Ges. f. Gyn. u. Geb., 12. 12. 1967.

Gitsch, E.: Prophylaxe und Therapie postoperativer Komplikationen nach gynäkologischen Laparotomien durch Langzeit-Cholinesterase-Hemmung. Wilhelm Maudrich, Wien 1965.

Gitsch, E.: Die Radioisotopenoperation in der Gynäkologie. Wien. klin. Wschr. *82* (1970), 727.

Gitsch, E. und E. Golob: Urologische Komplikationen nach erweiterter abdominaler Radikaloperation des Zervixkarzinoms. (Verh. dtsch. Ges. Gynäk. Hannover 1966) Arch. Gynäk. *204* (1966), 33.

Greenhill, J. P.: Surgical Gynecology. The Yearbook Publ. Inc., Chicago 1952.

Grünberger, V.: Behandlungsergebnisse des Kollumkarzinoms an der I. Univ.-Frauenklinik Wien unter besonderer Berücksichtigung der Schauta-Amreichschen Methode. Wien. klin. Wschr. *61* (1949), 517.

H

Halban, J.: Gynäkologische Operationslehre. Urban & Schwarzenberg, Berlin-Wien 1952.

Halban, J., J. Tandler: Anatomie und Ätiologie der Genitalprolapse beim Weibe. Wilhelm Braumüller, Wien und Leipzig 1907.

Halter, G.: Zur operativen Therapie des Kollumkarzinoms. Wien. med. Wschr. *32/33* (1952), 621.

Halter, G. und W. Platzer: Die Blutversorgung des Ureters in Beziehung zu den verschiedenen Methoden der Ureterpräparation bei der Radikaloperation des Kollumkarzinoms. Ber. III. Weltkongreß Gynäk. Geburtsh. Wien 1961, Bd. I, 59.

Heaney, N. S.: Vaginal hysterectomy-indications and techniques. Amer. J. Surg. *48* (1940), 284.

Held, E.: 1000 plastische Operationen. Gynaecologia *133* (1952), 257.

Högler, H. und K. Loew: Radical Vaginal Hysterectomy. J. Int. Coll. Surg. *29* (1958).

Hohenfellner, R., H. Janisch und W. Ludvik: Die Lymphographie bei malignen Erkrankungen des Urogenitalsystems. Geburtsh. u. Frauenheilk. *25* (1965), 298.

Howkins, J.: Shaw's Textbook of Operative Gynaecology. E. & S. Livingstone Ltd., Edinburgh and London 1968.

Hultborn, K. A., L. Larsson and I. Ragnhult: A study of the lymphdrainage of the lower limb with the use of the colloidal radiogold ^{198}Au. Acta radiol. *43* (1955), 139.

Husslein, H.: Zur Technik der erweiterten Wertheimoperation. 14th Bienn. Internat. Congr. Internat. Coll. Surg., 11.—16. 5. 1964, Wien (p. 447—449).

Husslein, H.: Husslein-Martius: Die gynäkologischen Operationen und ihre topographisch-anatomischen Grundlagen, IX. Aufl. Georg Thieme, Stuttgart 1971.

I

Iwata, M.: A new procedure for the clearance of intrapelvic lymph nodes at the time of abdominal panhysterectomy. Yokohama Med. Bull. *12* (1961), 163.

J

Janisch, H. und A. H. Palmrich: Gefäßschonende Ureterpräparation bei der Wertheimschen Operation. Geburtsh. u. Frauenheilk. *22* (1962), 1147.

Janisch, H. und P. Wagenbichler: Lymphographie, diagnostische und therapeutische Hilfsmethode? Wien. klin. Wschr. *80* (1968), 173.

K

Käser, O. und F. A. Iklé: Atlas der gynäkologischen Operationen. Georg Thieme, Stuttgart 1965.

Käser, O.: Morbidität und Mortalität der totalen Hysterektomie. Gynaecologia *140* (1955), 195.

Knaus, H.: Erfahrungen und Erfolge nach 600 Wertheimschen und Schautaschen Radikaloperationen. Wien. klin. Wschr. *64* (1952), 870.

Kraatz, H.: Die vaginale Radikaloperation beim Kollum- und Vaginalkarzinom, in F. Mikulicz-Radecki, Früherkennung und Behandlung des weiblichen Genitalkarzinoms. Enke, Stuttgart 1957.

L

Latzko, W.: Vorstellung einer Patientin und des zu ihr gehörenden Hysterektomie-Präparates. Mit einer Diskussionsbemerkung Wertheims. Wien. klin. Wschr. *8* (1895), 904.

Latzko, W. und J. Schiffmann: Klinisches und Anatomisches zur Radikaloperation des Gebärmutterkrebses (nach einem am 24. Juni 1919 gehaltenen Vortrag). Diskussionsbemerkungen, Weibel, W. und Wertheim, E. Zbl. Gynäk. *43* (1919), 715.

Ludvik, W.: Vitalfärbung von Lymphknoten mit Kohlenstoff. Acta chir. Austriaca *1* (1971), 1.

Ludvik, W. und H. Kindl: Präoperative Vitalfärbung von Lymphknoten im Rahmen der Lymphographie. Chir. Praxis *12* (1968), 1.

M

Mackenrodt, A.: Beitrag zur Verbesserung der Dauerresultate der Totalexstirpation bei Carcinoma colli. Zbl. Gynäk. *21* (1894), 157.

Mackenrodt, A.: Drüsenfrage und Rezidive bei der Totalexstirpation nebst Bemerkungen zu Schautas Arbeit: Die Berechtigung der vaginalen Totalexstirpation bei Gebärmutterkrebs. Mschr. Geburtsh. Gynäk. *19* (1904), 815.

Martius, H.: Die gynäkologischen Operationen, 7. Aufl. Georg Thieme, Stuttgart 1954.

Meigs, J. V.: Radical hysterectomy with bilateral pelvic lymph node dissections. A report of 100 patients operated on five or more years ago. Amer. J. Obstet. Gynec. *62* (1951), 854.

Meigs, J. V.: Carcinoma of the Cervix. — A Discussion. Ann. Surg. *143* (1956), 744.

Meigs, J. V.: The Wertheim Operation. In Progress in Gynecology, Vol. I. Grune & Stratton, New York 1946.

Meigs, J. V.: Radical Hysterectomy for Cancer of the Cervix with bilateral pelvic Lymphadenectomy (the so-called Wertheim Operation). In Progress in Gynecology, Vol. II. Grune & Stratton, New York 1950.

Meigs, J. V.: Surgical Treatment of Cancer of the Cervix. Grune & Stratton, New York 1954.

Mitra, S.: The Schauta operation. In Meigs, Surgical Treatment of Cancer of the Cervix. Grune & Stratton, New York 1954.

Mitra, S.: Eine neue Methode der erweiterten radikalen vaginalen Hysterektomie beim Kollumkarzinom. (Verh. dtsch. Ges. Gynäk., München 1952) Arch. Gynäk. *183* (1953), 486.

Morton, D. G.: Transabdominal lymph node dissection (Taussig). In Meigs, Surgical Treatment of Cancer of the Cervix, p. 296. Grune & Stratton, New York 1954.

N

Nathanson, J. T.: Retroperitoneal lymph node dissection (Taussig). In Meigs, Surgical Treatment of Cancer of the Cervix, p. 282. Grune & Stratton, New York 1954.

Navratil, E.: Surgery as current therapy of female genital tract cancer. Proc. Third Nat. Cancer Conf. Amer. Cancer Soc., Lippincott, Philadelphia 1957.

Navratil, E.: Die Schautasche Operation. Arch. Gynäk. *168* (1955), 394.

Navratil, E.: Radical vaginal hysterectomy. In Meigs, Surgical Treatment of Cancer of the Cervix. Grune & Stratton, New York 1954.

Navratil, E. und H. Kastner: Unsere Erfahrungen mit 977 Amreichschen Operationen bei der Behandlung des invasiven Zervixkarzinoms. Wien. med. Wschr. *47* (1966), 1012.

Nelson, J. H.: Atlas of radical pelvic surgery. Butterworths, London 1969.

O

Ober, K. G. und H. Meinrenken: Gynäkologische Operationen in: Allgemeine und spezielle chirurgische Operationslehre, begr. v. Martin Kirschner, 2. Aufl., IX. Bd. Springer-Verlag Berlin—Göttingen—Heidelberg—New York 1964.

Ober, K. G., C. Kaufmann und H. Hamperl: Carcinoma in situ, beginnendes Karzinom und klinischer Krebs der Cervix uteri. Geburtsh. u. Frauenheilk. *21*/3 (1961), 259.

Okabayashi, H.: Radical abdominal hysterectomy for cancer of the cervix uteri. Surg. Gynec. Obstet. *33* (1921), 335.

P

Palmer, R.: Diskussionsbeitrag zum Referat Hugier. Bull. Fédér. Soc. Gynéc. Obstét. Lang. franç. *9* (1957), 31.

Palmrich, A. H.: Neue Gesichtspunkte in der operativen Technik des Endometriumkarzinoms. Geburtsh. u. Frauenheilk. *28* (1968), 1122.

Palmrich, A. H.: Die Methode der Wertheim-Operation mit Lymphknotenentfernung an der I. Univ.-Frauenklinik Wien. Geburtsh. u. Frauenheilk. *21* (1961), 829.

Parsons, L. and H. Ulfelder: An Atlas of Pelvic Operations. Saunders, Philadelphia — London 1953.

Peham, H. v. und I. Amreich: Gynäkologische Operationslehre. Karger, Berlin 1930.

Pernkopf, E.: Topographische Anatomie. Urban & Schwarzenberg, Berlin und Wien 1943.

Purandare, B. N.: Extended abdomino-vaginal hysterectomy (modified Schauta's operation) with extraperitoneal lymphadenectomy for carcinoma of the cervix. J. postgrad. Med. *1* (1955), 70.

R

Rauscher, H. und J. Spurny: Ergebnisse der Wertheimschen Radikaloperation ohne und mit obligatorischer Lymphonodektomie. Geburtsh. u. Frauenheilk. *19* (1959), 651.

Reiffenstuhl, G.: Das Lymphsystem des weiblichen Genitales. Urban & Schwarzenberg, Wien 1957.

Reiffenstuhl, G.: Das Lymphknotenproblem beim Carcinoma colli uteri und die Lymphirradiatio pelvis. Urban & Schwarzenberg, München — Berlin — Wien 1967.

Reiffenstuhl, G.: Primäre Ergebnisse der vaginalen Uterusexstirpation an der Universitäts-Frauenklinik Graz 1948 bis 1954. Zbl. Gynäk. *46* (1958), 1800.

Richter, K. und W. Thiel: Über die anatomischen Grundlagen der Wertheimschen Radikaloperation in der Modifikation von Meigs. Geburtsh. u. Frauenheilk. *11* (1954), 970.

Ries, E.: Modern treatment of cancer of the uterus. Chicago med. Recorder *9* (1895), 284.

Rumpf: Demonstration: Vorgeschrittenes Carcinoma uteri durch Laparotomie exstirpiert. Verh. Ges. Geb. u. Gyn. v. 28. 6. 1895 zu Berlin. Z. Geburtsh. Gynäk. *33* (1895), 212.

Rüther, E.: Der heutige Stand der Hysterektomie und ihre intraisthmische Technik. Geburtsh. u. Frauenheilk. *17* (1957), 635.

S

Schauta, F.: Die erweiterte vaginale Totalexstirpation des Uterus bei Kollumkarzinom. Verlag Josef Safár, Wien — Leipzig 1908.

Shaw, W.: siehe Shaw's Textbook of Operative Gynaecology by John Howkins, E. & S. Livingstone Ltd., Edinburgh and London 1968.

Schuchardt, K.: Eine neue Methode der Gebärmutterexstirpation. Zbl. Chir. (1893), 1131.

Schuchardt, K.: Sollen wir das Carcinoma uteri paravaginal oder abdominal operieren? Verh. dtsch. Ges. Gynäk., Breitkopf & Härtel, Leipzig 1910.

Sherman, A. I. and M. Ter Pogossian: Lymphnode concentrative colloidal gold following interstitial injection. Cancer 6 (1953), 1238.

Spurny, J.: Die Ergebnisse der Radikaloperation nach Wertheim von 1947 bis 1950. Zbl. Gynäk. *42* (1955), 1669.

Stoeckel, W.: Die vaginale Radikaloperation des Kollumkarzinoms. Zbl. Gynäk. *52* (1928), 39.

Stoeckel, W.: J. Veit, Handbuch der Gynäkologie, III. Aufl., Bd. I, 1. Hälfte, 1930.

T

Tandler, J. und J. Halban: Topographie des weiblichen Ureters. Wilhelm Braumüller, Wien und Leipzig 1901.

Tapfer, S.: Typische gynäkologische Operationen, Urban & Schwarzenberg, München — Berlin 1956.

Tapfer, S.: Typische gynäkologische Operationen unter besonderer Berücksichtigung technischer Vorteile, 3. Aufl. Urban & Schwarzenberg, München 1961.

Tapfer, S.: Ergebnisse und Technik der vaginalen Radikaloperation des Gebärmutterhalskrebses an der Innsbrucker Frauenklinik. Zbl. Gynäk. *73* (1951), 643.

Tauber, R.: The chain suture in operative gynecology. Amer. J. Obstet. Gynec. *77* (1959), 314.

Taussig, F. J.: Iliac lymphadenectomy for group II cancer of the cervix. Amer. J. Obstet. Gynec. *45* (1943), 733.

Taylor, E. S., P. F. McCallin and R. H. Snow: Results of vaginal hysterectomy, immediately and two and one-half to seven years after operation. Amer. J. Obstet. Gynec. *68* (1954), 428.

Te Linde, R. W.: Operative Gynecology, 2nd. Ed. Lippincott 1953.

Te Linde, R. W.: Abdominal hysterectomy for uterine myomas. In Brewer and Hodgkinson, Clinical Obstetrics and Gynecology. Hoeber 1958.

W

Wagner, A. G.: Die Eingriffe an den weiblichen Geschlechtsorganen. In Kirschner, Operationslehre, Bd. V/I, Springer, Berlin 1933.

Weibel, W.: Die gynäkologische Operationstechnik. Springer, Berlin 1923.

WEIBEL, W.: 25 Jahre „Wertheimscher" Karzinomoperation. Arch. Gynäk. *135* (1929), 1.

WERNER, P. und J. SEDERL: Die Wertheimsche Radikaloperation bei Carcinoma colli uteri. Urban & Schwarzenberg, Wien — Innsbruck 1952.

WERTHEIM, E.: Die erweiterte abdominale Operation bei Carcinoma colli uteri. Urban & Schwarzenberg, Berlin 1911.

WERTHEIM, E.: Diskussion zu J. Waldstein: Endresultate der operativen Behandlung des Gebärmutterkrebses mit Krankenvorstellung. (Sitzung d. Geb.-Gyn. Ges. in Wien vom 20. 2. 1900) Zbl. Gynäk. *26* (1900), 674.

WERTHEIM, E.: Geb.-Gyn. Ges. in Wien, Sitzung vom 27. 3. 1900. Wertheim demonstriert drei Fälle von beginnendem Karzinom der Portio, resp. der Zervix, in welchen die regionären Drüsen bereits krebsig infiltriert waren und bei der Operation mitentfernt wurden. Zbl. Gynäk. *29* (1900), 767.

WERTHEIM, E.: Abdominale Totalexstirpation der Vagina. Vortrag, Geb.-Gyn. Ges. in Wien, 30. 10. 1900. Zbl. Gynäk. *52* (1900), 1393.

WERTHEIM, E.: Beiträge zur Ureterenchirurgie. Nach einem auf der Münchener Naturforscher-Versammlung gehaltenen Vortrag. Mschr. Geburtsh. Gynäk. *11* (1900), 438.

WERTHEIM, E.: Ein neuer Beitrag zur Frage der Radikaloperation beim Uteruskrebs (6 Tafeln und 60 Abbildungen). Arch. Gynäk. *65* (1902), 1.

WERTHEIM, E.: Überblick über die Leistungen der erweiterten abdominalen Operation beim Gebärmutterkrebs. Vortrag, gehalten in der k. u. k. Ges. d. Ärzte in Wien am 22. 6. 1906. Wien. klin. Wschr. *26* (1906), 787.

WERTHEIM, E.: Die erweiterte abdominale Operation bei Carcinoma colli uteri (auf Grund von 500 Fällen) Wien 1911. (The extended abdominal operation for carcinoma of the cervix.) Translated by Herman Grad, Amer. J. Obstet. Gynec. *66* (1912), 169.

WERTHEIM, E.: Diskussion zum Vortrag von W. Latzko und J. Schiffmann: Klinisches und Anatomisches zur Radikaloperation des Gebärmutterkrebses. Sitzung d. Geb.-Gyn. Ges. in Wien vom 1. 7. 1919. Zbl. Gynäk. *43* (1919), 716.

Y

YAGI, H.: Treatment of carcinoma of the cervix uteri. Surg. Gynec. Obstet. *95* (1952), 552.

Sachregister